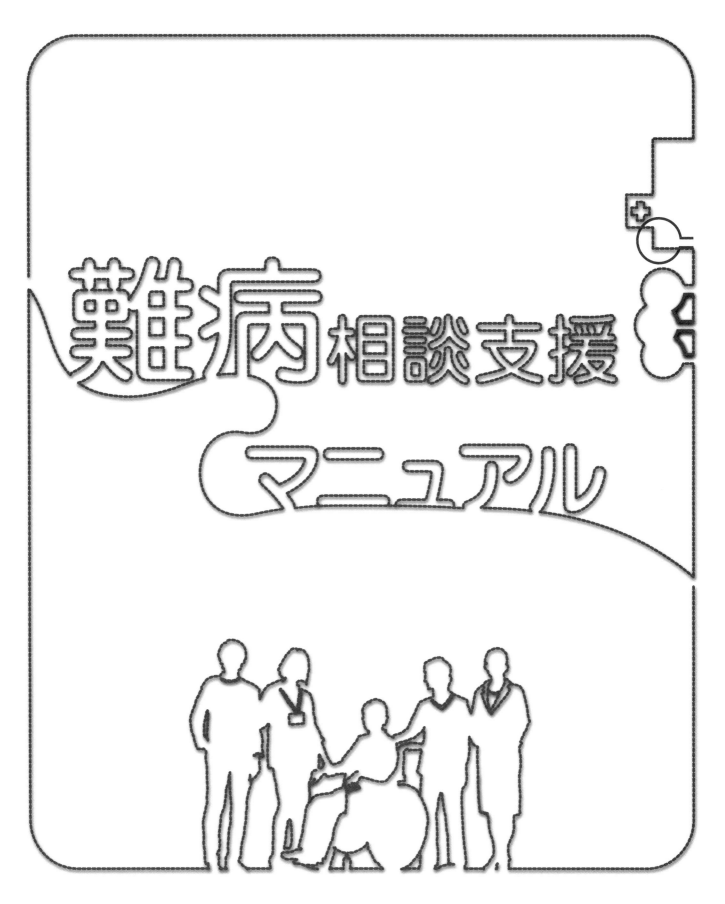

〈編著〉
新潟大学脳研究所　　　　　　　　西澤　正豊
群馬県難病相談支援センター　　　川尻　洋美
国立保健医療科学院　　　　　　　湯川　慶子

社会保険出版社

はじめに

　難病の相談支援は、難病の特性である"希少性""難治性""進行性・再燃性"のため、情報収集・経験の積み上げが困難で、長期にわたる療養への継続的な支援、進行や再燃のために変化する病状に応じて適切なアセスメントによる支援が必要とされます。

　2014年の難病法制定により、国の医療助成対象疾患である指定難病は300を超え、神経系、自己免疫系、先天性の疾患など、その一覧にはベテランの医師でも「聞いたことがない」と言うほどの疾患名が並んでいます。

　そのため、難病相談支援センターをはじめとする地域の相談支援窓口に「難病の相談をしたい」と相談があった際に、支援者がその疾患名を聞いてとまどうことがあっても不思議ではありません。多くの場合、支援者は疾患に関する情報が不十分か全くない状態で相談対応をしています。

　難病は、相談に至るまでの症状や治療、医療機関など疾患に関する情報は〈相談者から教えていただきながら〉相談者と一緒に悩み、問題解決に向けて情報収集し、考えていく、〈伴走者のような〉支援が中心となります。また、相談者に対してどのような支援が必要か、連携する支援機関はどこか、支援者としての役割は何かといった点を常に意識して相談を受ける必要があります。

　このように、難病の相談支援は、医療・保健・福祉分野の高い専門性を備えた支援者が希少な体験に、「共感」をキーワードに寄り添う相談支援と、「孤立感」「喪失感」の軽減が期待されるピア・サポートがそれぞれの役割を果たし、相互補完することで、相談者が自尊心を取り戻し、人生の様々な自己決定が行えるようになることを目的とします。

　以上の難病相談支援のあり方、目的を踏まえ、平成28年度の厚生労働省難治性疾患克服研究事業「難病患者の地域支援体制に関する研究」班での検討を重ねた結果、難病の相談支援のための初のテキストとして、本書が作成されました。

　作成にあたりましては、『がん専門相談員のための学習の手引き～実践に役立つエッセンス～（第2版）（国立がん研究センターがん対策情報センター）』および『ピア・サポーター編　～これからピア・サポートをはじめる人へ～（公益財団法人　日本対がん協会）』を引用参考文献としました。こちらに難病特有の内容を加えて、先行して出版された『難病法施行後の難病患者等ホームヘルパー養成研修テキスト（社会保険出版社）』から、制度や難病に関する基礎知識の部分を引用することで、難病に関する医学的知識や介護の注意点などの情報も提供することが叶いました。したがって、地域で難病の相談支援に携わる支援者の皆様に広く役立つテキストとして利用されることが期待されます。

　なお、本書の表紙は、麻の生地に刺繍を施しました。麻は、天然繊維の中でも最も強靭であり、しなやかであるという特性を持ちます。そして、刺繍には、stitch by stitch（一針ずつ着実に）という言葉もあるように難病という厳しい環境にある方を支える皆様に、強くしなやかに活動の歩みを進めて頂くことを願うものです。

2018年6月

難病患者の地域支援体制に関する研究班　研究代表者　西澤 正豊
同分担研究者　川尻 洋美
同協力研究者　湯川 慶子

目次

はじめに

第1章　難病の基礎知識　9

難病とは　10
難病法の概要（医療費助成制度含む）　11
1. 難病・指定難病の定義　11
2. 難病の診療体制（診断・治療）　11
3. 医療費の助成（特定医療費の支給）　12
4. 調査・研究　13
5. 療養生活環境整備事業　13
6. 難病対策地域協議会　14
7. 難病対策における保健医療福祉に関連した事業について（難病法以外の事業）　14

指定難病にはどんな病気があるのか　16
指定難病のなかで介護を必要とする疾病群　17
難病患者のケアの特殊性　19
1. 病気の理解と受け入れに寄り添うケア　19
2. 症状の変化（進行・変動）に合わせたケア　19
3. 長期療養により重度化・重複化する障害を支える多様な介護　19
4. 医療機関とのつながり　20
5. 家族に対するケア・家族とともに支える介護　20
6. 社会生活上の難しさへの対応　21
7. 地域の支援チームで連携して支える　21

難病患者を支える人・法律・制度　22
1. 難病患者を支える人　22
2. 難病患者を支える法律・制度　25

Column No.1　「生きる場所」としての福祉制度　／　27

第2章　代表的な疾患の概要　29

筋萎縮性側索硬化症（ALS）について　30
はじめに　30
1. ALSとはどんな病気でしょう？　30
2. ALSの症状は？　30
3. ALSの治療と医療処置は？　31
4. ALSの療養生活で留意する事柄は？　32

脊髄小脳変性症と多系統萎縮症 ... 33
- はじめに ... 33
- 1．SCD・MSA病型の分類と疫学 ... 33
- 2．孤発性の小脳失調症 ... 33
- 3．遺伝性の脊髄小脳変性症 ... 33
- 4．CAGリピート病と表現促進現象 ... 34
- 5．SCD・MSAの臨床的特徴 ... 34
- 6．SCD・MSAの診断 ... 35
- 7．SCD・MSAの治療とケアについて ... 35
- 8．SCD・MSAのリハビリテーション ... 36

Column No.2　クローン病　／ 37

多発性硬化症について ... 42
- はじめに ... 42
- 1．多発性硬化症とはどんな病気でしょうか？ ... 42
- 2．多発性硬化症の症状は？ ... 42
- 3．多発性硬化症の経過は？ ... 43
- 4．多発性硬化症はどのようにして診断しますか？ ... 43
- 5．多発性硬化症の治療は？ ... 44
- 6．多発性硬化症の療養上の注意は？ ... 44

Column No.3　医療トピックス　緩和ケア　／ 45

パーキンソン病について ... 47
- はじめに ... 47
- 1．パーキンソン病の概要 ... 47
- 2．パーキンソン病の主な症状 ... 47
- 3．パーキンソン病の診断と補助検査 ... 48
- 4．パーキンソン病の治療 ... 49
- 5．パーキンソン病の症状経過と支援 ... 49
- おわりに ... 50

Column No.4　医療トピックス　臨床試験　／ 51

筋ジストロフィーについて ... 53
- 1．筋ジストロフィーとは？ ... 53
- 2．病気の種類と特性について ... 53
- 3．各種症状に対する対応について ... 56

膠原病　〜エリテマトーデスについて〜 ... 57
- はじめに ... 57
- 1．膠原病について ... 57
- 2．エリテマトーデスについて ... 58
- おわりに ... 60

Column No.5　補完代替医療　／ 61

第3章　難病相談支援センターとは　　63

難病相談支援センターの歴史・経過 ... 64
1．難病相談支援センター設置の背景と新たな難病対策事業における位置づけ ... 64

難病相談支援センターの事業内容 ... 65
1．難病相談支援センターの事業内容 ... 65
2．難病相談支援センターの実態調査から ... 67

難病相談支援センターの役割 ... 68
1．難病法による新たな難病相談支援センターの役割とは ... 68
2．難病相談支援センターにおける相談支援とピア・サポートの未来 ... 69

難病相談支援センターに寄せられる相談と対応
～群馬県難病相談支援センターにおける事業実績の分析より～ ... 73
1．相談者と相談方法 ... 73
2．対象者の疾患と相談内容 ... 73

第4章　相談支援のための基礎知識　　77

相談支援者の役割 ... 78
1．相談者が自分自身で気持ちの整理ができるように支援する ... 78
2．ピア・サポートを通じて、難病による喪失感・孤立感が軽減するよう支援する ... 78
3．関係機関・患者会との連携 ... 78
4．難病に関する最新情報の収集と提供 ... 78
5．ピア・サポートへの支援 ... 84

保健所との連携 ... 86
1．「保健所」と連携して行う相談支援 ... 86
2．「難病対策地域協議会」における難病相談支援センターの役割 ... 90
3．保健師との連携 ... 91
4．保健所と難病相談支援センターと連携した支援事例 ... 93

患者会との連携 ... 95
1．患者会の3つの役割 ... 95
2．社会資源としての患者会 ... 96
3．患者会の活動 ... 97
4．患者会と支援者の連携 ... 101
5．患者会モットー：楽しくあること ... 103

第5章　相談支援の基本スキル　　105

相談支援とは 106
相談するということ・支援するということ 106

相談患者の心理の理解 108
1．難病患者・家族の心理の理解 108
2．健康に関わる「信念」について 110
3．関係性のなかに潜む悪循環について 111

相談支援のためのコミュニケーション 113
1．コミュニケーションするとは －思考する前提としてのコミュニケーション 113
2．コミュニケーションによって実現する事柄 －何をコミュニケーションするのか－ 113
3．意味を見出すコミュニケーション 114

Column No.6　　難病患者・家族の心理的援助　／　115

電話相談の受け方 119
1．相談の基本的な対応 119
2．電話相談の受け方の基本 119
3．相談者の孤立感に寄り添うことができるように心がけましょう 123
4．電話相談終了後に行うこと 124

面接相談の受け方 125
1．面接相談の準備 125
2．面接相談の終了のしかた 126

メール相談の受け方 127
メール相談の事例 127

相談業務における守秘義務と同意の取り方 128
個人情報の保護について 128
【参考資料1】　個人情報の取り扱いについて　／　129
【参考資料2】　個人情報 情報の取り扱いについての説明（電話相談の場合）　／　130
【参考資料3】　個人情報 情報の取り扱いについての説明（対面相談の場合）　／　130

相談を記録する意義と相談記録の書き方 131
1．相談記録の意義 131
2．相談記録の書き方の基本 131
3．相談記録例 132
4．相談データの活用と注意点 134

Column No.7　　相談記録の書き方
　　　　　　　　相談記録における倫理的責任と法的義務（個人情報保護と安全確保）　／　135

相談員のスキルアップと心のケア 139

Column No.8　　支援者のバーンアウトへの対処　／　141

相談支援のスキルアップ 142
1．時代や状況の変化への対応の重要性 142
2．難病の相談支援に必要なスキル 142

3．スキルアップのための研修 143
相談事例の検討 144
　　1．相談事例を検討することの意義 144
　　2．困難事例への対処方法 144
　　3．振り返りの必要性 145

第6章　難病の相談支援の実際　　147

はじめに　－難病の相談支援にあたって－ 148
　　人生とは自分の物語を創る過程 148
　　難病のために生じる問題、それによってつらいと感じること 149
　　難病の相談支援にあたって心がけること 150
　　難病の相談支援の検討 150
A．「診断未確定期」の相談事例 152
B．「診断確定直後期」の相談事例 163
C．「症状進行・悪化期」の相談事例 175
D．「病状安定期」の相談事例 181
Column No.9　　医療に関する相談支援
　　　　　　　　医療コミュニケーション（コミュニケーション一般）　／ 190
Column No.10　医療に関する相談支援
　　　　　　　　医療コミュニケーション（医師患者間コミュニケーション）／ 193

第7章　就労支援　　195

難病のある人の就労支援の特徴 196
　　1．社会の追い風 196
　　2．働くこと（就労）の意義 196
　　3．難病のある人の就労生活の実態 197
　　4．難病のある人の就労支援の捉え方 199
難病のある人の就労支援の実際 207
　　1．課題を職業プロセス全体で捉える 208
　　2．相談者の生活／人生の全体的目標 211
　　3．基本的な確認事項 212
　　4．無理なく能力を発揮できる仕事内容の検討 216
　　5．職場の理解や配慮の促進 221
　　　【参考資料4】　医師の意見書に関する様式例　／ 228
　　　【参考資料5】　職場情報提供書の様式例　／ 229

第8章　ピア・サポーターを養成し、ともに活動するために　231

ピア・サポーターについて ... 232
1. ピア・サポートとは ... 232
2. ピアならではの支援とは ... 232
3. 支えあいとしてのピア・サポート（ピア・サポートの定義） ... 234
4. ピア・サポートは「自分の物語」を模索するプロセス ... 235
5. 聴き手としてのピア・サポーター ... 235
6. 物語を語る／聴く場を育む ... 236
7. ピア・サポートの重要性と意義 ... 237

ピア・サポーター養成研修 ... 238

難病ピア・サポーター養成研修実施要項
（大学病院内に設置された難病相談支援センターの実施例） ... 239
1. 開催目的 ... 239
2. 募集人数 ... 239
3. 募集方法 ... 239
4. 会場・準備 ... 239
5. 基礎研修プログラム ... 240
6. 基礎研修プログラムの目的 ... 240
7. 応用研修プログラム ... 241
8. 応用研修プログラムの目的 ... 241
9. 修了後研修プログラム ... 242
10. 修了後研修プログラムの留意事項 ... 242
11. 研修会での個人情報の保護 ... 243

演習の進め方 ... 246

ピア・サポーターの活動の場 ... 266
1. 患者会とピア・サポート ... 266
2. ピア・サポーターの活動の場づくりへの支援 ... 266
3. ピア・サポーターのフォローアップ ... 267

第9章　全国の相談支援センターとのつながり　269

難病相談支援センターにおけるネットワークシステム構築の目的 ... 270
掲示板システム ... 271
相談票システム ... 272
1. 相談内容記録のためのフォーマット ... 272
2. 相談票の検索 ... 272
3. 相談記録の統計処理 ... 272

4．高度なセキュリティシステム *272*
　5．個人情報の取り扱い *273*
全国難病相談支援センター間ネットワークシステムの課題と展望
－相談票の全国共有と活用に向けて －（調査研究より）... *276*

第1章　難病の基礎知識

- 難病とは
- 難病法の概要（医療費助成制度含む）
- 指定難病にはどんな病気があるのか
- 指定難病のなかで介護を必要とする疾病群
- 難病患者のケアの特殊性
- 難病患者を支える人・法律・制度

難病とは

昭和47年に難病対策要綱が決定され、わが国における難病対策が始まりました。どのような疾患を難病とするか、すなわち難病の定義は対策をする上での基本となります。平成27年から施行された難病法の検討過程でも、難病をいかに定義するかが議論されました。そして、**表1**のように定義されました。この定義に当てはまる疾患は数千に及ぶといわれていますが、そのほとんどは極めて患者数が少ないため、よほどでないと介護の対象として認識されることがないと思われます。

表1　難病の定義

1	発病の機構が明らかでなく
2	治療方法が確立していない
3	希少な疾患であって
4	長期の療養を必要とするもの

難病法では、医療費助成の対象が一定の基準を満たす疾患に限定されました。これを指定難病といいます。疾患として診断基準が存在していること、一定以下の患者数であることが主要な項目であり、2017年4月には330疾病が指定難病とされています。一方、65歳以前から介護保険を利用できる介護保険における特定疾病があります。この範疇に入る難病患者の多くは、ADL障害が明らかで疾病としての障害度が重篤である場合が多く、患者が若い時期から支援者が関与する疾患は従前と変化していませんが、今後は疾患数が増加する余地が残っています。

さて、難病患者の生活支援として介護者が関わる時、必ず「心しなければならないこと」があります。難病患者は、定義からもわかるように、治療により病気を完治することはできず、身体的障害を抱えたままの生活を余儀なくされています。身体機能が改善したように見えても、薬剤などで症状をコントロールしているに過ぎず、いずれ身体症状の悪化をきたすことが予見されます。すなわち、生活の自立を図るようにリハビリテーションなども含めて支援するという介護保険本来の考え方とは一線を画すこととなります。医療サービスを適切に受けながら現状をいかに維持するか、今後の生活設計にあたりADLの低下をどのように勘案するか、在宅療養の困難度が増して継続が不可能となることを見越した療養計画をどのように考えるかなど、足元だけでなく先を見据えた関わり方に思考を変化させなければなりません。

平成27年1月1日から難病法が施行されて以来、難病患者を支援するための医療提供体制だけでなく、介護保険と障害者総合支援法を使った体制が整理されてきています。

難病法の概要（医療費助成制度含む）

昭和47年に「難病対策要綱」が策定されて以降、日本の難病対策は推進されてきました。約40年を経て、平成26年5月に「難病の患者に対する医療等に関する法律（以下、「難病法」という）」が成立し、これまで法律に基づかない予算事業として実施されてきた難病対策は法的根拠をもった制度として位置づけられました。

難病法の目的は、「難病の患者に対する良質かつ適切な医療の確保及び難病の患者の療養生活の質の維持向上を図り、もって国民保健の向上を図ること」です。

難病法の成立によって、医療費助成については国と都道府県が半分ずつ負担することが明記されました。さらに、国が難病の発症の機構・診断や治療方法に関する調査および研究を推進し、療養生活環境整備事業による保健医療サービス・福祉サービスなどを安定的に提供するしくみが示されました。

1．難病・指定難病の定義

難病法による「難病」の定義は、以下の通りです。

発病の機構が明らかでなく、かつ、治療方法が確立していない希少な疾病であって、その疾病にかかることにより長期にわたり療養を必要とすることとなるもの

「難病」のうち医療費助成（特定医療費の支給）の対象となる病気を「指定難病」といいます。「指定難病」とは、難病のうち「患者数が本邦において一定の人数に達しないこと」「客観的な診断基準（またはそれに準ずるもの）が確立していること」という条件に含まれる病気です。

2．難病の診療体制（診断・治療）

難病は、希少な病気であり、専門医や専門医療機関も限られています。体の不調や変化を感じてから「診断」が確定するまでに時間がかかったり、専門医療機関がみつかっても遠方で通院治療が難しいなどといった診療体制（診断・治療）の課題がありました。

難病法では、都道府県知事が「難病指定医」「協力難病指定医」を指定します。そして、指定難病の医療費助成の申請をはじめて行う際に必要な書類である「診断書（臨床個人調査票）」は、難病指定医が作成しなければなりません。また、診断後の治療や認定申請の「更新」に必要な診断書の作成については、難病指定医のほか「協力難病指定医」も行うことができます。すなわち、最初の診断と治療方針の決定は難病指定医による正確な診断と適切な治療が確保され、その後の通院や治療は協力難病指定医にかかって継続的な医療が受けられるようなしくみが整えられました。

また、難病の診療体制を構築するために、都道府県は難病医療拠点病院等を指定し、難病研究班や関連学会が連携する難病医療支援ネットワークの形成がすすめられます。

難病の診断・治療が受けられる医療機関および指定医に関する情報が、円滑かつ確実に患者に提供され、適切な時期に医療につながり、治療が継続的に受けられることが重要です。

3. 医療費の助成（特定医療費の支給）

　難病法の制定により「指定難病」の認定を受けた者は、諸手続きを経て医療費の助成（特定医療費の支給）を受けることができます。その要件は前述の通り、1）患者数が本邦において一定の人数に達しないこと、2）客観的な診断基準（またはそれに準ずるもの）が確立していることとされました。2017年4月時点の指定難病は330疾病であり、疾病ごとに認定基準として「重症度分類」が定められています。医療費の助成が受けられる者は、指定難病の診断を受けるだけでなく、重症度分類で一定の程度以上の状態である者に限られることになります。

　医療費助成の申請の流れを、**図1**に示します。医療費の助成を受ける際は、まず難病指定医による診断を受けて診断書（臨床個人調査票）を作成してもらい、必要書類を添えて都道府県の窓口に提出します。都道府県は、医療費助成が必要であると認める場合に支給認定し、患者に「医療受給者証」を交付します。「医療受給者証」の交付を受けた患者は、医療費総額の2割に相当する額と負担上限月額のいずれか低い額を医療機関に支払って、これを超える額は特定医療費として都道府県から助成されます（**表2**）。

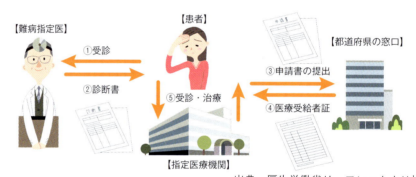

出典　厚生労働省リーフレットより抜粋

図1　難病医療費助成制度の申請の流れ

表2　医療費助成における自己負担上限額

階層区分	区分の基準（市町村民税）	自己負担上限額（月額）		
		一般	高額難病治療継続者※1	人工呼吸器等装着者※2
生活保護世帯	—	0円	0円	0円
低所得Ⅰ	非課税（世帯）本人収入：〜80万円	2,500円	2,500円	1,000円
低所得Ⅱ	非課税（世帯）本人収入：80万円超	5,000円	5,000円	
一般所得Ⅰ	課税以上7.1万円未満	10,000円	5,000円	
一般所得Ⅱ	7.1万円〜25.1万円未満	20,000円	10,000円	
上位所得	25.1万円以上	30,000円	20,000円	

※1　月ごとの指定難病の医療費総額が5万円を超える月が年間6回以上ある場合です。
※2　人工呼吸器などを装着している方の場合は、所得に関係なく一律1,000円となります。

出典　厚生労働省リーフレットより抜粋

申請および医療費助成を受けるための手続きや相談は、すでに症状のある患者にとって困難な場合もあります。また、医療費助成の対象は重症度分類による一定の症状を有する者に限られますが、症状の進行や変動が的確に見極められて、適切なときに適切な支援が受けられることが必要です。

4．調査・研究

国は、難病の患者に対する良質かつ適切な医療の確保を図るための基盤となる難病の発病の機構、診断および治療方法に関する調査や研究を推進しています。調査研究の事業として、「難治性疾患政策研究事業」と「難治性疾患実用化研究事業」があり、お互いに連携しながら研究が取り組まれます。難治性疾患政策研究事業では、診断基準の作成、診療ガイドラインの作成・改訂・普及、疫学研究、難病患者のQOL調査などが行われます。難治性疾患実用化研究事業では、病態解明、遺伝子解析や新規治療薬・医療機器等の開発につなげる研究などが行われます。このような調査・研究の成果は、難病情報センター等を通して、国民に広く提供されます。

5．療養生活環境整備事業

難病の患者や家族等に対する相談支援や、難病の患者に対する医療等に係る人材育成、在宅療養患者に対する訪問看護を行うことにより、難病の患者の療養生活の質の維持向上を図ることを目的として、療養生活環境整備事業が行われます。療養生活環境整備事業には、「難病相談支援センター事業」「難病患者等ホームヘルパー養成研修事業」「在宅人工呼吸器使用患者支援事業」があります（**表3**）。

「難病相談支援センター事業」では、都道府県が実施主体となり地域で生活する難病の患者等の相談・支援、地域交流活動の促進や就労支援などを行う施設が設置されます。

療養生活、日常生活上での悩みや不安等に対して、必要な情報の提供や助言などの相談や支援が行われます。難病患者は、体の不調や変化を感じてから「診断」が確定するまでに時間がかかったり、専門医療機関が近くにないなどの課題を抱えていることがあります。確定診断前や診断後の治療・療養生活に関する課題が生じたときに、適切なタイミングで相談できる場が求められています。

「難病患者等ホームヘルパー養成研修事業」では、難病の患者等の多様化するニーズに対応した適切なホームヘルプサービスの提供に必要な知識、技能を有するホームヘルパーの養成を図ることを目的として、人材の育成が行われています。

「在宅人工呼吸器使用患者支援事業」は、人工呼吸器を装着していることについて特別の配慮を必要とする難病の患者に対して、在宅において適切な医療の確保を図ることを目的としています。医療保険による訪問看護の利用において1日につき4回目以降の訪問看護を要する場合の費用が交付される（年間260回まで）制度です。

6．難病対策地域協議会

　　都道府県、保健所を設置する市などは、難病対策地域協議会を設置するよう努めなければなりません。協議会は、保健所を中心として、地域の医療・福祉・教育・雇用に関連する関係者や患者会などにより構成されます。協議会では、地域における難病の患者への支援体制に関する課題について情報が共有され、関係機関等が密に連携を図ります。そして、地域の状況に応じた体制の整備について協議が行われます。

7．難病対策における保健医療福祉に関連した事業について（難病法以外の事業）

　　難病は症状が進行したり不安定になったりすることもあり、長期にわたる療養生活を支援していく上で、医療保険や介護保険、障害福祉サービスなどの制度を越えた支援が必要になることがあります。**表3**に、相談支援や保健医療福祉に関連する事業のうち、従来の難病対策でも実施されてきた〈難病特別対策推進事業〉の事業を示します。

　　相談支援に関わる事業として、〈難病患者地域支援対策推進事業〉の一つに「医療相談事業」があります。この事業は、都道府県や保健所設置市が主体となって実施されます。難病の専門医・看護師・社会福祉士等による医療相談班が会場で相談に応じるものであり、セカンドオピニオンや療養生活上の助言、制度の説明を受けるなど、相談の場として活用されています。さらに、医療相談事業に参加できない要支援難病患者や家族の日常生活上および療養生活上の悩みに対する相談や在宅療養に必要な医学的指導を行うための事業として「訪問相談・指導（診療も含む）事業」があります。この事業では、専門の医師、主治医、保健師、看護師、理学療法士等が居宅を訪問して相談・指導をします。

　　保健所が中心となって関わる保健サービスの事業として「在宅療養支援計画策定・評価事業」があります。この事業は、必要に応じて保健師が地域の支援職種とともに在宅療養支援の計画を策定しながら個別支援に関わる重要な事業です。在宅療養生活が長期化した患者や介護状況に課題がある場合などは、「在宅難病患者一時入院事業」などを利用して、定期的なレスパイトや入院治療による身体的評価・リハビリテーションを受けながら在宅療養が安定して継続されるよう支援する事業があります。

　　このように、難病対策として、既存の制度を越えた患者のニーズに応じた事業が実施されています。制度をまたがるサービスの利用については、行政の担当者や保健師を中心として支援体制を構築し、安全で安心な在宅療養生活を支えていくことが重要です。

　　また、難病患者は、症状の出現時期・診断後・症状の進行期など療養過程や社会生活状況に応じてさまざまな課題や悩みに直面することがあります。適切な時期に相談できる場があること、そして支援につなげていくことが重要です。

表3　難病法〈療養生活環境整備事業〉と〈難病特別対策推進事業〉

難病法【療養生活環境整備事業】	実施主体
■難病相談支援センター事業	都道府県（委託可）
■難病患者等ホームヘルパー養成研修事業	都道府県・指定都市（委託可）
■在宅人工呼吸器使用患者支援事業	都道府県

難病特別対策推進事業	実施主体
■難病医療提供体制整備事業	都道府県
■在宅難病患者一時入院事業	都道府県
■難病患者地域支援対策推進事業 　●在宅療養支援計画策定・評価事業 　●訪問相談員育成事業 　●医療相談事業 　●訪問相談・指導事業	都道府県・保健所設置市 （保健所を中心として）
■神経難病患者在宅医療支援事業	都道府県、国立高度専門医療研究センター 国立大学法人、独立行政法人国立病院機構
■難病指定医等研修事業	都道府県（委託可）
■指定難病審査会事業	都道府県

※旧事業の【難病特別対策推進事業】の右記事業は、【難病法:療養生活環境整備事業】に移行。
　難病相談支援センター事業　難病患者等ホームヘルパー養成研修事業

※旧事業の【難病特別対策推進事業】の右記事業は、削除された。
　難病患者認定適正化事業　難病患者を対象とする医療・介護従事者研修の支援事業

指定難病にはどんな病気があるのか

「難病対策要綱」が策定された当初（昭和47年）、国が調査研究の対象として定めた疾病は、スモン、ベーチェット病、重症筋無力症、全身性エリテマトーデス、サルコイドーシス、再生不良性貧血、多発性硬化症、難治性肝炎の8つの病気、さらに医療費助成の対象となる病気はこのうち4つだけでした。その後、治療法の開発などの研究が進められるとともに、医療費助成を受けることができる病気の数および患者数が徐々に増加していきました。

難病法の全面施行以降（平成27年7月）、医療費助成の対象となる「指定難病」は、330疾病（平成29年4月時点）に拡大しました。前述の通り、「指定難病」とは、難病のうち「患者数が本邦において一定の人数に達しないこと」「客観的な診断基準（またはそれに準ずるもの）が成立していること」という条件に含まれる病気です。さらに、指定難病に含まれる病気であっても病気ごとの「重症度分類」という基準によって、医療費助成が受けられる状態が限られます。

指定難病には、これまでも医療費助成の対象であった病気に加えて、国が研究を推進していても医療費助成の対象にはなっていなかった病気や、小児期からの病気などが含まれています。

図2は、難病法が成立する以前に医療費助成の対象であった難病患者（特定疾患治療研究事業の対象者）の医療受給者証の発行人数の年次推移です。日本では、潰瘍性大腸炎という消化器系疾病やパーキンソン病という神経系疾病の人数が比較的患者数が多い難病です。

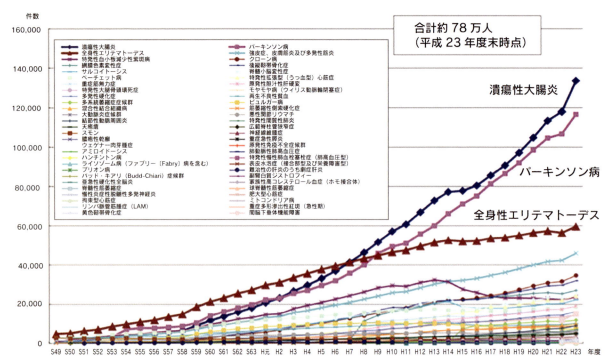

※難病法施行以前の医療費助成事業
（難病情報センター：http://www.nanbyou.or.jp/at_files/0000/0963/fig1.jpg）※別紙「指定難病一覧表」

図2　特定疾患治療研究事業（疾患別受給者件数の推移）

指定難病のなかで介護を必要とする疾病群

　指定難病にはさまざまな病気が含まれており、それぞれの病気による症状や個々の療養経過によって、必要とする支援の種類も異なります。

　難病患者の日常生活と支援ニーズの側面からまとめられた調査では、調査当時の「日本難病・疾病団体協議会」の連携団体に属する全国の会員を対象に実態が報告されています。

　医療機関の受診状況（最近6か月）は、「主に通院している」という人が78.3％と最も多く、主に入院している人は3.5％、一方、主に往診してもらっている人は2.2％でした。

　「どのような症状で困っているか（複数回答）」という点に関しては、痛み（41.2％）、倦怠感や手足に力が入らないとするものは合わせて42.2％、排便・排尿の困難（37.5％）などの症状がありました。このほか、かゆみ（14.2％）、むくみ（11.2％）、発熱（2.9％）、吐き気（2.5％）などがありました。これらの症状の変化の状況については、毎日あるという人が41.2％、1日のうちでも変化がある・日によって変化が大きいという人は合わせて46.5％、進行している人が19.1％、大きな周期でよくなったり悪くなったりする人が12％でした。このように、難病には、「症状の変化が毎日ある、日によって変化が大きい、症状が見えづらい」等の特徴に加えて、「進行性の症状を有する、大きな周期でよくなったり悪化したりする」という難病特有の症状がみられます。

　次に、制度の利用状況については、介護保険サービスを利用している人は全体の13.8％であり、要介護5の者がこのうち21.3％で最も多く、次いで要介護2が19.5％、要介護3が14.8％となっています。一方、障害者手帳の取得の状況については、56.7％の人が身体障害者手帳を取得しており、このうち1級が48.4％、2級20.6％、3級14.9％と級数が下がるにしたがって少なくなっています。

　表4に、疾病群別の疾病の特徴を示します。

　合併症として新たな症状が出てくる可能性のある病気や、抵抗力が下がって日常生活で注意が必要な病気があります。そのような症状がありながら「生活する人」を支える介護とは、単に「できないことを手伝う・補う」という介護ではありません。目にはみえにくい痛みの程度やつらさ・やりにくさといった微妙な変化を見極めて、負担をかけないという視点をもって「どのくらいどのように支援するのか」という視点でかかわる介護です。

　難病といっても、さまざまな症状や生活面での障害があり、目にみえにくいものや変化することがあることを念頭において支援にかかわることが重要です。

参考文献
・厚生労働省平成22年度障害者総合福祉推進事業　難病患者等の日常生活と福祉ニーズに関するアンケート調査（平成23年3月）

表4　難病の疾病群別の特徴

疾病群	疾病の特徴
血液系疾病	○貧血による運動機能の低下、止血機能をもつ血小板の減少による出血傾向などが見られる。血小数によって日常生活の中で活動度を考える必要がある。 ○特に、原発性免疫不全症候群では、感染の予防と早期治療が必要。常に、皮膚、口腔内等を清潔に保ち、発熱、咳、鼻汁など一見かぜ症状でも診察を受ける必要がある。
免疫系疾病	○皮膚粘膜症状、腎炎、神経障害などに加え、腸、眼、脳など多臓器が侵される。日和見感染症といって通常はあまり起きない感染が原因で死亡することがある。 ○全身の血管に炎症が起きる疾病ではいろいろな臓器に虚血症状を起こし、脳、心、腎などの重要な臓器の血流が不全になる。加えて、眼にも症状が出るものもあり、視覚障害にも配慮が必要。
内分泌系疾病	○ホルモンが不足する疾病と、ホルモンが過剰となる疾病がある。ホルモンの機能により症状は様々で、変動が大きいものがあることが特徴。 ○ホルモンが不足している場合は補充を行い、過剰な場合は働きを抑えることが必要。
代謝系疾病	○多くは乳児期、幼児期に発症するが、成人になってから発症するものもまれではない。全身の細胞に代謝産物が蓄積することで、四肢の痛み、血管腫、腎不全、心症状も出現する。
神経・筋疾病	○手足の運動が障害され、労働に必要な動作や日常生活上の動作である歩行、食事、排泄、整容などが十分にできなくなる。 ○一般に治療効果が上がらず、時とともに臥床を余儀なくされ介護負担が増す。 ○考えたり感じたりする能力は低下しないことがほとんどであり、患者自身の葛藤や介護が十分でないことでの不満が起きるが、適切な介助や援助によってQOLが向上できる。
視覚系疾病	○視野が狭くなったり夜間や暗い部屋での視力が極端に低下することがあり、失明に至る場合もある。視覚障害者としての介護が必要。
聴覚・平衡機能系疾病	○めまいを引き起こす疾病では、強い発作が起きれば入院が必要となることもある。頭や体の向きを急に変えないなどの注意も必要。
循環器系疾病	○動悸、易疲労感、浮腫、息切れなどの心不全症状がみられる。心不全症状や不整脈などの症状を変化させるような運動負荷を避けるため、家事の代行などが必要。
呼吸器系疾病	○呼吸機能の低下により、運動機能が低下し階段昇降や肉体労働ができなくなる。風邪をこじらせ肺炎などを合併すると一気に重篤な状態になるほか、喫煙などの室内外の空気の汚れにより症状は増悪する。
消化器系疾病	○腸疾病では粘血便、下痢、腹痛が慢性的に再発したり治療により改善したりし、緊急手術が必要な場合もある。難治例や再発を繰り返して入退院を繰り返す例では、同世代の男女と比べ著しいQOLの低下があるといえる。 ○肝・胆・膵疾病では、門脈圧亢進による食道静脈瘤、腹水、脾機能亢進などの肝不全症状や、皮膚のかゆみ、黄疸などが見られる。
皮膚・結合組織疾病	○外見の変化や合併症のため日常生活が極度に制限されるので十分な介護が必要になる。皮膚症状に加え眼、難聴、小脳失調症などの歩行障害を合併するものもある。
骨・関節系疾病	○神経・筋疾病と同様の症状が起きる。脊髄および神経根の圧迫障害をきたした場合は、手術療法に限界もあり、対麻痺や四肢麻痺を起こす場合もある。
腎・泌尿器系疾病	○血尿や、尿が出なかったり少なかったりすることがある。腎機能に応じて、食塩や蛋白質、水分などの制限が必要になる。 ○特に多発性嚢胞腎では嚢胞が尿路を圧迫することで、感染症を引き起こすことがある。嚢胞が大きくなると、打撲などで腎臓が破裂する場合がある。
スモン	○中枢神経と末梢神経を侵し、びりびり感などの異常感覚が特徴で、多様な合併症が出現する。
染色体または遺伝子に変化を伴う症候群	○染色体や遺伝子の変化によって、代謝の異常や、臓器の形状や機能に異常をきたす。 ○胎児期や子供の時に発症することがほとんどであるが、大人になって症状が出ることもある。早期から診断をして、できるだけ早く適切な対応をとることが必要。

出典　厚生労働省社会・援護局障害保健福祉部
　　　「障害者総合支援法における障害支援区分　難病患者等に対する認定マニュアル」、
　　　p15-17、平成27年（2015年）3月

難病患者のケアの特殊性

難病は、その定義の通り、治療方法が未確立であり、長期にわたり療養を必要とすることなどから、療養生活においてさまざまな困難や課題に直面することがあります。そのような難病患者を支えるためのケアには下記のような特殊性があります。

1．病気の理解と受け入れに寄り添うケア

難病の場合、症状が出現してから診断が確定するまでに時間を要することがあります。専門医や専門医療機関も限られていることに加えて、いくつかの診療科をまわってやっと診断がつくという例もあります。多くの場合、診断がつくまでの期間も不安を抱えています。病気が確定して、医師から病気の説明を受けても聞きなれない病名で理解が難しかったり、治療方法が確立されていないことから、精神的なショックを受けて病気を受け入れるのに時間がかかることもあります。

また、療養経過のなかで病気の受け止め方や今後の治療の方向性などについて、気持ちが変化したり迷ったり揺らいだりすることがあります。このような患者の精神的な状態や変化に十分配慮して関わることが重要です。ときに、ゆっくりと話や気持ちを聴いたり、必要に応じて医療職に相談して、患者の精神面に寄り添ったケアを心がけましょう。

2．症状の変化（進行・変動）に合わせたケア

病気によっては、薬や食事・活動などの生活習慣を調整することで症状を和らげたり、安定させたりします。しかし、思うような効果がでなかったり、副作用が気になって薬を調整してしまうなど、自己管理が難しかったり、患者本人だけでは生活習慣に取り入れることが難しいことがあります。また、難病では自分でコントロールしきれない症状の変化（進行・変動）を経験することがあります。

リハビリテーションで機能を維持・回復できる場合とは違って、「昨日できていたことが、今日は難しい」ということもあります。そのような場合には、「今日の患者の状態は？今の状態は？」と、日々変化する症状に丁寧に向かいあって、昨日の支援と今日の支援を変えていくことが必要です。

3．長期療養により重度化・重複化する障害を支える多様な介護

難病では、長期の経過の中で症状が進行し日常生活に支障が出たときに、介護が必要になります。運動や感覚機能が低下していく病気では、基本的な日常生活動作（食事・排泄・整容・入浴・衣服の着脱など）への援助に加えて、介護用品をそろえたり、家の中の生活環境に工夫が必要になることもあります。出勤や通学など外出方法やコミュニケーションの手段も状態に合わせて変更したり、場合によっては、個々の状態に合わせた個別的で専門的な介護技術が必要になります。

また、循環器・呼吸器・血液の病気など、病気によっては体調の変化が生命に関わる重篤な症状につながりかねないものもあります。

神経系の病気などで呼吸や嚥下（食物の飲込み）に障害がある人などでは、在宅で人工呼吸器や胃ろうなどの医療処置管理が必要になる人もいます。医療処置管理が

必要な人への介護では、特に医療職との綿密な連携によって安全をまもりながら、「生活を支援」することが重要になります。

長期の経過では病気そのものの主症状だけではなく、他の症状・障害が重複してしまうこともあります。症状・障害の変化に気づき、対応し、急激な悪化を予防するためにも、難病の介護では特に医療職との日ごろからの情報の共有や緊急時に備えた連携をすることが重要です。

4．医療機関とのつながり

専門医療機関や専門医が遠方で、通院の継続が難しい場合があります。症状が進行してADLが低下した場合は、一人で通院することが難しくなり、付き添いや交通手段（タクシーなど）を確保しなければならないこともあります。経済的負担も増してしまったり、何とか手段を確保して通院しても、治療効果が得られないことなどから医療から遠ざかり孤立してしまう人もいます。しかし、定期的に医療機関で体のチェックを受けたり、対症療法で苦痛を和らげたり、困ったことを相談できる医療機関とつながっていることは、その後の療養過程においても大切なことです。

通院が難しくなった場合、在宅で医療が受けられる体制に移行することを検討します。在宅で療養を続ける人であっても、体のチェックや治療の目的で定期的に医療機関に入院することもあります。

このように、どのような状態にあっても適切なときに適切な形での医療が受けられるよう体制を整えて支援することが必要です。同時に、介護職は通院・在宅療養いずれの時期においても、医療とのつながりを支える立場として、医療職との連携をとりながら支援することが求められます。

5．家族に対するケア・家族とともに支える介護

難病は、患者本人だけでなく、家族にも大きな影響を与えます。難病の告知を受けて、家族自身も患者と同じように病気の理解や受入れに時間を要し、気持ちの整理が必要になります。そして、身近な存在として、患者を精神的にも身体的にも支えていくため、大きな負担がかかります。

また、患者が一家の経済を支えていた場合や、介護によって家族が仕事をできなくなってしまうなど、経済的な影響もあります。また、高齢化により介護者も高齢であったり、子が病気になり高齢の親が介護しているケースもあります。

進行していく症状への身体的介護は、昼夜を問わず必要で、家族の介護負担は社会問題化しています。介護負担を軽減するために、介護サービスやレスパイトなどをうまく取り入れながら安定した療養が継続されるよう支援していくことが重要です。

また、病気によっては進行したときや急激に変化したときの治療の方針を前もって十分に話し合っておく必要があります。患者自身の思いはもとより、家族には家族の思いがあります。これまでの家族の歴史によってつくられたそれぞれの家族のかたちがあります。患者と同じように、家族に対しても気持ちや介護への姿勢を尊重して関わることが大切です。

6．社会生活上の難しさへの対応

　病気によっては、働き盛りで発症し、病気を抱えながら仕事を続けたり、仕事の種類を変えたり退職を余儀なくされる人もいます。また、比較的発症年齢が若い病気では病状の進行によって、通勤・通学が難しくなったり、仕事内容が負担になることがあります。また、職場や学校の理解が得られないことや通院・治療のために休まなければならないこともあります。職場や学校の理解も必要である一方で、「病気を知られたくない」と考える人もいます。また、発病の時期によっては、結婚や出産を考えるライフステージにある人もいます。

　難病のなかには、運動機能が低下するように外からみてわかりやすい病気と外からみてもわかりにくい病気があります。それぞれの状態や社会活動への思いに応じた就労・就業の形が選択されて、社会参加が維持されることが必要です。

7．地域の支援チームで連携して支える

　難病患者が抱える問題は、医療・保健・福祉の側面、社会経済的側面など多岐にわたっています。年齢や状態によって利用できる社会資源やサービスは異なりますが、必要に応じて複数の制度のサービス等を利用することもあります。このような場合、各制度やサービスによって、行政窓口や調整担当者も複雑になる可能性があります。

　特に、症状に変動があったり不安定な患者の支援では、医療職や保健担当者（行政）なども含めた支援チームがつくられます。

　このチームの中で介護職として関わるとき、療養者の生活上の情報（変化や気持ちを含む）を一番身近にいて把握する立場になります。介護職が把握した情報は、他の職種にとっても重要な内容です。また、身体に関わる医療・治療に関する情報など、日々の生活を支援する上の留意点については、随時医療職と連携しながら支援していくことが重要です。

　難病患者の支援では、特に支援チームの一員としての自覚をもって、多職種と協働することが求められます。

参考文献
- 厚生労働科学研究費補助金　難治性疾患等克服研究事業　難病に関係する多職種の連携のあり方　分担研究報告書　2016年3月

難病患者を支える人・法律・制度

1. 難病患者を支える人

　医療、福祉、介護、地域社会のさまざまな人や制度が難病患者を支えています。それぞれについて詳細に述べることはできませんが、以下をきっかけにして、それぞれの地域での運用や実情を確認してください。制度は変わっていきますので常にアップデートして情報を収集することが大切です。

(1) 医師

　病気を診断し、治療する医師の存在は患者にとって最大の関心事です。

　医療の機能分化、専門分化により、主疾患と合併症を診る医師が別であったり、急性期と慢性期（療養期）を担当する医師が別であったり、大きな病院の場合は特定の医師ではなく数人の医師チームが担当したりなど役割がわかりにくいことも増えています。

(2) 看護師

　病棟で急性期を担当する看護師、外来で働く看護師、診療所の看護師、診療所の訪問診療に同行する看護師、訪問看護師、訪問入浴に同行する看護師など、多様な立場の看護師が患者に関わります。

(3) 理学療法士・作業療法士・言語聴覚士

　リハビリテーションは患者の病状、生活の状況に大きな役割を果たします。入院治療でのリハビリテーションと療養期のリハビリテーション（訪問リハビリテーションや通所リハビリテーションなど）が十分連携することが大切です。なお、平成28年時点の制度では医療保険でのリハビリテーションと介護保険でのリハビリテーションを並行して行うことができないので、役割と機能の分担を明確にしたケアマネジメントが必要です。

(4) 栄養士

　病院のなかでの栄養指導だけではなく、訪問指導ができる場合もあります。栄養の内容に限らず、嚥下機能に課題がある場合の形態食についての指導、相談も行っています。

(5) 医療ソーシャルワーカー

　多くの病院に患者の相談窓口として配置されています。医師の情報を共有した上で、福祉、介護などの相談を担当しています。難病患者に関わる人々や組織への連携窓口として、医療チームと医療機関の外のサポートメンバーとのつなぎ役としても機能します。

(6) 市役所、区役所など自治体窓口

介護保険、障害者総合支援法に基づく福祉サービスなどの窓口です。法律運用の上での多くの権限が市町村に委譲されているので、自治体によってバリエーションがあります。

(7) 保健福祉事務所（保健所）

難病担当の保健師が患者を個別訪問するなどして関わります。特定医療費の申請がきっかけになるので、早期に患者とのコンタクトをしている場合があります。

(8) 介護支援専門員（介護保険のケアマネジャー）

介護保険利用の際のケアプラン作成を援助します。難病の場合、医療（治療）の状況を十分に考慮したケアプランを作成することが大切でしょう。また、介護保険によるサービス利用だけでは不十分な場合も多いので、より広範囲の制度を扱える医療ソーシャルワーカーとの連携などが重要です。

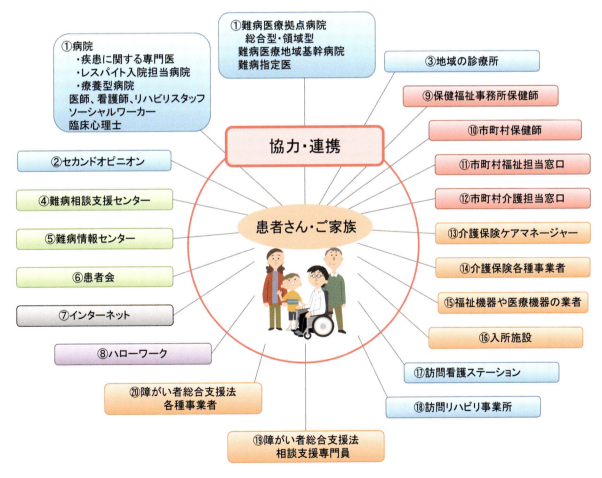

（「難病ロードマップ」植竹日奈先生 提供）

(9) 地域包括支援センター

介護保険の介護認定で要支援の認定となった利用者のケアマネジメントを行う、介護保険を利用できるようにする、虐待を疑われる場合にかかわる、介護保険を越えた他の制度との調整を行うなどの役割を担っています。

(10) 相談支援専門員(障害者総合支援法による福祉サービスのケアマネジャー)

障害者総合支援法による福祉サービスを利用する際のケアプラン(サービス等利用計画)作成を援助します。介護保険のケアマネジャー、病院の医療ソーシャルワーカーとの連携が重要です。

(11) 訪問看護師

難病は医療依存度が高い場合も多く、地域で療養する患者にとって、訪問看護師は重要な存在です。一日複数回の訪問、1週間7日(連日)の訪問、複数の訪問看護ステーションによる訪問、訪問看護ステーションからのリハビリテーション専門職の訪問、厚生労働大臣の指定した状況への医療保険による訪問、医療保険の特別指示による訪問など、制度のしくみを十分把握しておきましょう。

(12) ヘルパー(訪問介護)

介護保険による場合と障害者総合支援法による場合があります。患者が一人暮らしでない場合は原則として炊事、掃除などの家事援助はできません。経管栄養の注入、吸引、浣腸などの医療行為もできません(吸引については所定の研修を受け、事業所が届け出ている場合は限定的に可能になります)。

(13) 社会福祉協議会

認知症にともなう生活障害への援助(日常生活自立支援事業)や成年後見人制度利用への援助、ボランティア組織の運営、生活福祉資金の貸付など、地域に密着した福祉事業を運営しています。介護保険ケアマネジャーの事業所(居宅介護支援事業所)やヘルパー事業所を併設しているケースも多くみられます。

(14) 患者会

活発に活動している患者会もたくさんあります。患者同士だからこそ理解できるさまざまな悩みの受け皿となり、患者・家族を支えています。

(15) その他

ボランティア組織、患者自身が組織したケアチームなどが患者を支えている例も少なくありません。法律や制度に基づいた組織や人だけでなく、患者を囲むすべての環境が患者の社会資源となり得ます。

2. 難病患者を支える法律・制度

(1) 難病医療法（難病新法）

平成26年に成立し、難病医療についての医療費助成、調査研究の推進、療養生活環境整備事業の実施を骨子としています。難病を「発病の機構が明らかでなく、治療方法が確立していない希少な疾病であって長期の療養を必要とするもの」と定義し、対象約300疾患を指定難病として医療費助成を行っています。三次医療圏に難病医療拠点病院（総合型）と（領域型）を置き、二次医療圏に難病医療地域基幹病院が置かれています。全国的な取り組みとしては難病医療支援ネットワークとして各分野の学会、国立高度専門医療研究センター、難病研究班が診断の補助や治療に関する情報提供、きわめて希少な疾患に関する問い合わせ、特定の機関でのみ検査可能な疾患の検体送付や患者の紹介が行われています。療養生活環境整備事業としては、難病相談支援センター事業、特定疾患医療従事者研修事業、在宅人工呼吸器使用特定疾患患者訪問看護治療研究事業を都道府県が行うことができます。

(2) 介護保険法

原則として65歳以上で介護が必要になった場合、認定された介護度に応じてサービス利用対価に対して援助があります。筋萎縮性側索硬化症、パーキンソン病、脊髄小脳変性症、多系統萎縮症、認知症の一部などの難病は40歳から利用できます。

ヘルパー（訪問介護）、デイサービス、通所リハビリテーション、福祉用具の給付やレンタル、ショートステイ、家屋改修の一部への援助、小規模多機能型施設（デイサービスを行う事業所での宿泊、デイサービスでのスタッフによる訪問介護などが特徴です。費用負担が出来高でなく包括であり、高頻度のデイサービス利用や事情に応じた宿泊を利用したい場合有効な施設）、グループホーム（認知症の状況の利用者を対象とした小規模の施設）、特定施設（有料老人ホームの一部）、介護老人保健施設、介護療養型医療施設、介護老人福祉施設（特別養護老人ホーム）などがあります。

(3) 障害者総合支援法

身体障害、精神障害、知的障害、そして、難病のある人々を障害の種類に関わらず総合的に支援する目的で整備された法律です。

補装具（上下肢装具、スプリングバランサーなどの装具、座位保持装置、車いす、電動車いす、重度障害者用意思伝達装置、義眼、眼鏡、歩行器、盲人安全杖、歩行補助杖）は更生相談所の判定が必要な場合と市町村で決定できるものがあります。日常生活用具（ベッド、頭部保護帽、吸引器、ネブライザー、酸素飽和度測定器など）については更生相談所の判定は必要なく、市町村の判断で支給されます。その他、ヘルパー（居宅介護）、就労支援、グループホーム、療養介護事業などの施設入所支援、タイムケア事業、移動支援、地域移行支援などのサービスがあります。

原則としてこの法律より介護保険の利用が優先されます。例えば、車いすが必要な場合、介護保険を使える患者なら、介護保険の利用を検討し、車いすに特殊な機能が必要などで介護保険では対応できないとなると補装具制度が使える、となります。制度のすりあわせが困難な場合も見受けられるので、病状や治療経過についての個人情報を扱う医療ソーシャルワーカーと行政が十分に連携することが有効です。

(4) 生活保護

最低生活水準を守る（生存権を守る）法律であるので、受給対象と認められるにはさまざまな条件があります。患者の状況とニーズを丁寧に行政に伝えることが必要となります。

(5) 障害年金

一定の障害の状況になった場合の年金です。初診日、保険料納付状況などいくつかの要件があります。病状や予後の見通しについての個人情報と制度をすりあわせる必要があり、医療ソーシャルワーカーの援助が有効です。

(6) 日常生活自立支援事業

認知症、精神障害などで判断能力が低下した場合の支援を指します。福祉サービスの利用手続きや金銭管理の代行などを行います。

(7) 成年後見人（法定後見・任意後見）

判断能力の不十分な場合に本人を保護するために、本人のために法律行為を行ったり（後見）、または法律行為を助けます（補佐、補助）。財産管理、療養上の手続きなどを行いますが、実際の看護、介護までは行いません。医療上の同意を代行する権限もないことに注意しましょう。

(8) ハローワーク

各都道府県では、難病患者就職サポーターが配置され、病状の特性を踏まえた就労支援、就労継続の支援を行っています。

Column No.1 「生きる場所」としての福祉制度

　神経難病患者は、胃ろうを含めた経管栄養、気管切開、人工呼吸器管理、それらに伴う吸引、酸素投与など療養において多くの医療処置が必要な場合が多くみられます。これらのほとんどが在宅医療として自宅で行うことが認められているため、家族の担う部分が多くなります。

　加えて、介護保険や福祉サービスによる施設では、医療職の配置が不十分なために、医療処置が多い患者の受け入れは困難な場合が多く、ショートステイ、短期入所などの利用も、気管切開、人工呼吸器装着の状況などでは利用できない事業所が多くみられます。脳血管障害で片麻痺だが吸引や人工呼吸療法は不要な患者なら定期的にショートステイを利用できる一方で、人工呼吸器装着の患者はどこにも受け入れがなく、家族による介護が長期間続くこともあります。

　この状況は患者・家族にとって大変不安であり、一部の医療機関で「レスパイト入院」として、医療処置をともなう患者のショートステイを受け入れ、なんとか患者を支えているのが現実です。一人暮らしなどで家族による介護が成立しない場合にはさらに長期的な生活の場所が限られます。

　現在、福祉制度において「療養介護事業」が気管切開による人工呼吸器装着患者の生活施設として存在しますが、介護保険による老人保健施設、グループホーム、療養型医療施設の多く、療養介護事業以外の入所施設などではほとんど受け入れができないため、進行期の神経難病患者の「生きる場所」を探すのは大変難しいのが現実です。医療と福祉の統合がいっそう進み、医療依存度の高い人たちが安心して生きていける場所が増えることが期待されます。

（「アクチュアル神経難病医療」より改変）

参考文献
・西澤正豊,すべてがわかる神経難病医療（アクチュアル脳・神経疾患の臨床）,2015,中山書房

第2章　代表的な疾患の概要

- 筋萎縮性側索硬化症（ALS）について
- 脊髄小脳変性症と多系統萎縮症
- 多発性硬化症について
- パーキンソン病について
- 筋ジストロフィーについて
- 膠原病　～エリテマトーデスについて～

筋萎縮性側索硬化症（ALS）について

はじめに

　筋萎縮性側索硬化症は英語名のAmyotrophic Lateral Sclerosisの頭文字からALSと言われます。ALSは、数ある神経難病で比較的有名な病気です。それは、症状による身体的制限の強さと進行の速さ、生命に関わる食事の摂取や呼吸に関連する症状、人工呼吸器などの医療機器で生命維持をしながらの生活などが印象的だからではないでしょうか。

1．ALSとはどんな病気でしょう？

　ALSは、人が意識して筋肉を動かすこと（随意運動）が障害される疾患です。その原因は、脳と脊髄にある2つの運動神経細胞にあります。これらの細胞死が起こり、運動機能が低下します。特に脊髄にある神経細胞が減ると、筋肉が萎縮し筋力低下が明らかになります。しかし、基本的に感覚に関する神経機能や自律神経などの障害は運動に比較して、はるかに障害されることが少ないので、多くの患者では運動に関する障害のみが注目されます。ALSには遺伝子の異常が明らかな家族性ALSと明らかでない孤発性ALSがあります。家族性ALSの患者は全体の10～15％ですので、多くは孤発性の患者です。孤発性ALSの原因と関連する事柄として、TDP-43蛋白がほとんどの患者の運動神経細胞に蓄積していることが、2007年頃からの研究でわかってきました。この蛋白の蓄積は、前頭側頭型認知症に共通した異常であることから、ALSの患者の前頭葉や側頭葉の機能にも障害が出てくる場合があると考えられ始めました。

2．ALSの症状は？

　手の筋力低下など上肢から（上肢型）、足の筋力低下や歩行の困難など下肢から（下肢型）、喋りにくさや飲み込みにくさなど喉から（球麻痺型）、息切れや運動時の疲労など呼吸から（呼吸筋麻痺型）に加えて、話が通じにくいことや頑固さなどの性格変化からの症状で始まることがあります。はじめに生じた症状が、身体に徐々に広がっていき、最終的には全ての運動機能低下から機能廃絶に至ります。その進行の割合は、一般に月単位で進むことが多いのですが、人により早かったり遅かったりと個人差が大きいのもALSの特徴です。

①手足の筋力低下で動作困難になることは大きな問題で、上肢では物を持つ・握る、鉛筆を持って字を書く、物を持ち上げるなどに問題が出てきます。食事の動作には上肢全体の機能を必要とするので問題が生じやすいのですが、テーブルに肘をついたり、頭を下げて食べ物に口を近づけるなどの対処が自然に行われて、患者に問題が自覚されないことも多くあります。下肢は立ち上がりや歩行など移動に関係する動作の問題が出てきます。椅子からの立ち上がりに肘掛やテーブルに手をついてから立ち上がる、歩いていると膝がカクカクする（膝が折れそうになる）などを感じることが多いようです。また、足が上がりにくい、足先が引っかかる場合もあります。

②喋りにくさが進んで言葉によるコミュニケーションができなくなる過程で、電話の会話で聞き取りにくさを指摘される場合がたくさんあります。顔を合わせて会話するより呂律の障害が目立つと思われます。

③飲み込みにくさは口の中で食べ物を噛んでまとめる動作、ごくんと飲み込む時の問題の両方に起こります。食事の時間が延びることや食事に疲れるなどの訴えが出てきます。また、口からの食事が取れなくなると、必要エネルギーが摂れないことで栄養障害が体重減少として現れます。BMI（身長と体重から計算される体格指数）が1年で2.5以上低下すると生命予後に影響することもわかっているので、大きな体重減少には気をつけることが必要です。

④呼吸ができなくなることは、生活や生命維持にとって大きな問題です。呼吸機能が低下してくると運動時の息切れを感じますが、ALSでは運動機能も低下して自分で動くことが少なくなることもあって、呼吸機能低

下に案外気がつかないこともあります。そのほか、夜間の呼吸機能低下が昼間より現れやすいので、熟眠感がなかったり夜中に目覚めたりすることが症状の始まりだったりします。

⑤周囲の家族などにより性格が変わったと思われる場合が、前頭葉機能障害の始まりである場合があります。頑固になったとか怒りやすくなったなどと感じるようです。これらの変化を「物忘れ」と表現する家族もいますので、変化の内容を注意深く聞く必要があります。

3．ALSの治療と医療処置は？

2017年現在、ALSを原因から治療することはできません。しかし、いくつかの薬物による治療が試験されつつあります。これからも、治療の試みが増えるものと期待されます。

ALSの進行に影響する薬物治療として、リルゾールとエダラボンが保険診療の対象となっています。リルゾールは経口薬ですが、エダラボンは点滴治療ですので入院や訪問診療など継続した治療の受け方に工夫が必要です。薬剤の使用については、患者だけでなく関係する医療者も含めて主治医とよく相談して連携することが必要となります。

さらに、前述した進行に伴って出現してくる症状に対して、生きていくために必要な医療的処置が療養生活を支えます（**表1**）。

①飲み込みの障害で栄養が取れなくなる時には、まず食事の形態を考えて柔らかく潰れやすい食物、細かくきざんだ食物、ペースト状の食物などです。経腸栄養剤を経口で摂取することも行われます。進行すると胃瘻もしくは経鼻胃管を介した経管栄養食や経腸栄養剤による栄養補給を考えます。長期になるとナトリウムなどが不足する例も見られるので、適時の血液検査と食塩などの補給も考えておきます。

②肺活量の低下で動作時の息切れや呼吸困難を生じる時には、マスク等を使った人工換気療法（NPPV）や気管切開後に気管カニューレを介した人工換気療法（TPPV）が必要となります。導入時期は肺活量や最大呼気流量のモニターをしつつ相談が始まります。最近では、まずNPPVの導入を考え、NPPVに限界が来る時点でTPPVへの移行について相談する傾向があります。2つの人工換気療法には、それぞれ利点と欠点があります。患者さんは、人工換気療法を始める時期、始めた場合と始めなかった場合の療養生活について、十分わかるまで主治医に説明を求めることが大切です。

③コミュニケーションが取りづらくなるにつれて、透明文字盤に加えていろいろな機器を使い始めることがあります。例えば専用のコンピュータや、iPad、視線入力装置などです。コミュニケーション方法を確保することは、療養生活の基礎となりますので、言葉でのコミュニケーションが難しくなる前に、作業療法士の力を借りて支援機器や透明文字盤の使い方などに慣れておくことが良いでしょう。コミュニケーションの確保は、症状を訴えたり治療方針に対して患者自身の意思を示すために必須です。

④ALSが医療処置を受けながら生きていく上で、心理的な支援はかかせません。患者が生きていく意味を維持していく姿を、そっと見守り支援することが大切です。

表1　ALS：生きるための大きな問題

```
言葉が不明瞭　→　コミュニケーション障害
　　　　　　　　　　指文字、文字盤（不透明・透明）、コンピューターなどの補助機器
嚥下が困難　→　摂食・嚥下・栄養障害
　　　　　　　　　　経管栄養（経鼻胃管、胃瘻）
呼吸が困難　→　呼吸（筋）障害
　　　　　　　　　　人工呼吸器（マスク式、気管切開後）
心理的問題
　　生きる意味の発見・維持
```

4．ALSの療養生活で留意する事柄は？

ALSでは、患者が月ごとに症状の変化を自覚する程度の速さで進行することが一般的です。また、患者の持つ問題は次々に変化していきます。医療処置を受けるかどうかを患者が選択する局面にも出会います。行政の手続きや制度利用、公的支援については、症状が明らかとなって生活に支障がでる数か月先を見据えて準備することが必要です。また、リハビリテーションは進行する症状に合わせて生活をするためのツールとして捉える視点が大切になります。すなわち、多職種による支援チームの実力が試され続けます（**図1**）。

特に人工呼吸器を使いながらの在宅療養を行う場合、専門医・かかりつけ医・訪問看護師・保健師・ケアマネジャー・ホームヘルパー・リハビリテーションスタッフなどの連携なしには継続が困難になる例を見かけます。誰がこの医療・介護・障害福祉連携チームの取りまとめる役となるかなど役割を決めておくことが大変重要です。療養が長期にわたる場は、介護者の負担に思いを馳せて、都道府県などのレスパイトに関わる事業や障害制度の短期入所利用も積極的に勧めることが良いと思われます。

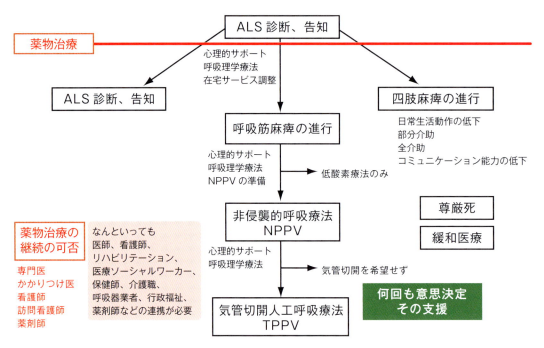

ALSの症状や病態の経過と必要な支援を整理した。左に嚥下、中央に呼吸、右に身体運動に関わる変化とその時期に必要な支援が記載されている。近年、薬物治療が加わってきた。多くの局面で患者の意思決定支援が必要となり、多職種の関与が重要であることがわかる。

図1　ALSの症状や病態の経過と必要な支援

参考文献

・日本神経学会「筋萎縮性側索硬化症診療ガイドライン」作成委員会編，筋萎縮性側索硬化症診療ガイドライン2013，南江堂，2013.

脊髄小脳変性症と多系統萎縮症

はじめに

　脊髄小脳変性症（spinocerebellar degeneration：SCD）、多系統萎縮症（multiple system atrophy：MSA）はともに、小脳障害に由来する体幹バランス障害、構音障害といった小脳失調症を主とする難治性の神経変性疾患であり、「難病の患者に対する医療等に関する法律」のもとでの指定難病に含まれています。平成27年度の指定難病受給者証所持者数ではSCDが26,767人、MSAが11,712人という統計があります。SCD、MSAの病型にはさまざまなタイプがあり、疾患の理解を複雑にしている要因の一つです。本項では、SCD、MSAの臨床的特徴、診断、治療、ケアおよびリハビリテーションに関して解説をしたいと思います。

1．SCD・MSA病型の分類と疫学

　脳や脊髄といった中枢神経系の特定の系統や領域が選択的に障害されて、その部位の神経細胞が死滅し脱落していく原因不明の疾患群を神経変性疾患と総称します。指定難病の中では、SCD、MSA以外にもパーキンソン病や筋萎縮性側索硬化症が神経変性疾患に相当します。

　SCD、MSAは神経変性疾患のなかでも、小脳や脊髄を中心として病変を生じる疾患群です。指定難病としてはSCDとMSAは別に分類されていますが、臨床的・病理学的近似性から従来から同じ疾患群として見なされています。また、神経変性疾患の一つである「痙性対麻痺」は上位運動ニューロン障害を主病変とし、必ずしも小脳障害をともないませんが指定難病としてはSCDに包含されています。SCDとMSAに関する疫学としては、平成15年度に行われた全国調査のデータがあります。この調査の結果では、家族性発症を認めない孤発性が約65％、遺伝性が約30％、残り約5％が痙性対麻痺であることが明らかになりました。

2．孤発性の小脳失調症

　家系内に同症者を認めない孤発性の小脳失調症に限った内訳ではMSAが約60％で、約40％が皮質性小脳萎縮症（cortical cerebellar atrophy：CCA）という統計があります。MSAは主として中年以降に発症し、小脳失調以外にも、動作緩慢や筋緊張異常といったパーキンソン症状、起立性低血圧や排尿障害といった種々の自律神経障害や錐体路障害など、神経系の複数の系統が障害されます。臨床的には小脳失調を主症状とするオリーブ橋小脳萎縮症（OPCA）、パーキンソン症状を主症状とする線状体黒質変性症（SND）、自律神経障害を主症状とするシャイ・ドレーガー症候群（SDS）の3亜型に分類されますが、欧米では一般に、小脳失調を主症状とするMSA-C（Cは小脳失調という意味）とパーキンソン症状を主症状とするMSA-P（Pはパーキンソン症状という意味）の2亜型に分類されます。

　CCAという疾患は、成人以降に発症する遺伝性を認めない純粋型小脳失調症（小脳症状以外の神経症状を認めない）で、アルコール多飲歴や他の内科疾患など、小脳障害を起こし得る原因が否定できた場合に診断が下されます。

3．遺伝性の脊髄小脳変性症

　遺伝性疾患の病的形質（症状）が家系内において伝達される形式としてはさまざまありますが、遺伝性SCDにおいては常染色体優性遺伝という形式の疾患が圧倒的に多いことが判明しています。このため、ここでは常染色体優性遺伝性SCDについての解説を行います。

　ヒトでは22対ある常染色体上に存在する各遺伝子は、父親由来と母親由来の2つがあります。この対になっている2つの遺伝子のいずれか一方に変異が生じた場合に疾患が生じるのを常染色体優性遺伝と呼びます。このため原則的に、常染色体優性遺伝性疾患の患者の両親のどちらかは同じ病的遺伝子を有し、患者の子どもには対に

なっている2つの遺伝子のいずれかが伝達されますので、50％の確率で病的遺伝子が伝達されることになります。このことから常染色体優性遺伝性SCDの患者においては、家系内の各世代の方に小脳失調の発症者が認められることが一般的です。

　常染色体優性遺伝性SCDは慣例的に「脊髄小脳失調症（spinocerebellar ataxia：SCA）」と呼称され、原因遺伝子もしくは遺伝子座が見つかった順番に脊髄小脳失調症1型（SCA1）、脊髄小脳失調症2型（SCA2）というように番号が付与されます。1993年に最初にSCA1の原因遺伝子であるアタキシン1が発見され、病態研究が大きく進歩しましたが、現時点でSCA43まで存在することが明らかになっています。このことは常染色体優性遺伝性SCDに限っても40種類以上の異なった原因遺伝子が存在することを意味しており、高度の遺伝的多様性があることが分かります。各SCA病型の間には、小脳失調という共通症状が存在するものの、小脳失調以外に随伴する神経症状、進行のスピードや予後については、より詳細に診ていくと病型ごとに違いがあることが判明しています。

4．CAGリピート病と表現促進現象

　ヒトの体を形作る遺伝子は2万数千種類あると考えられており、生化学的に各遺伝子はアデニン（A）、シトシン（C）、グアニン（G）、チミン（T）という4種類の塩基から構成されています。

　常染色体優性遺伝性SCDにおいて、もっとも頻度が高い遺伝子変異の型式は、CAGという3つの塩基が連続して並んでいる配列（CAGリピート）数が、健常者に比べて高度に伸長するという遺伝子変異です。CAG繰り返し配列数（CAGリピート数）は、健常者においても患者においても個人差があります（多型性といいます）。例えば、マシャド・ジョセフ病（SCA3）遺伝子におけるCAGリピート数は、健常者は概ね12～44回ほどですが、患者においては60～87回程度に伸長しています。CAGリピートの異常伸長を原因遺伝子変異とする疾患はマシャド・ジョセフ病（SCA3）以外にもSCA1、SCA2、SCA6、SCA7、SCA8、SCA12、SCA17など多くあり、これらをまとめてCAGリピート病と総称することもあります。これら疾患の原因遺伝子はそれぞれ異なりますが、共通の分子病態を基盤としていることが想定されています。

　CAGリピート病に共通する遺伝現象として表現促進現象があります。病的な範囲に伸長したCAGリピート数は、患者である親から子へと世代を経て病的遺伝子が伝達される際に多くの場合はさらに伸長し、それにともなって変異の病的作用が強くなり、明らかな発症年齢の若年化と臨床症状の重症化がもたらされるという現象です。表現促進現象は、程度の差はあっても多くのCAGリピート病に共通して認められる特徴であることが判明しています。しかしながら例外的に、SCA6における表現促進現象はほとんど認められないこともわかっています。

5．SCD・MSAの臨床的特徴

　SCD・MSAの中心症状は小脳の障害に起因する症状であり、小脳失調と呼ばれ、全身の個々の筋を協調させて目的の運動を行うことに障害があります。小脳失調は、基本的には大きな三つの症状から構成されています。

　一つ目は体幹失調で、体幹のバランス障害であり、起立や歩行の際にふらついてしまうものです。症状が進むと開脚歩行と言って左右の足の間隔を広げて歩く特徴が出現します。二つ目が上肢および下肢の失調で、協調運動障害とも呼びます。目標物を取ろうとして手を伸ばしても位置がずれてしまったり、手指を使った細かな作業が困難になります。三つ目は構音を司る筋の失調で、失調性構音障害と呼びます。呂律が悪くなり話し方がゆっくりになったり、言葉が途切れ途切れになったり、話はじめの声が大きくなってしまうこともあります。高度に進行するとコミュニケーションが困難になります。上記の症状のいずれかで発症して受診することがほとんどです。

　中心症状である小脳失調に加えて、SCD・MSAでは病型により、小脳失調以外のさまざまな神経症状をともないます。病理学的な障害部位が比較的に小脳に限局し、臨床的にも小脳失調のみに限られる病型があり、純粋小脳症状型とも呼びます。孤発性SCDではCCAと呼ばれることを前述しましたが、遺伝性SCDではSCA6やSCA31がこのタイプに相当することが判明しています。

　これに対して、小脳以外の神経系障害に基づく症状を合併する病型が存在します。孤発性ではMSAが相当し、

種々の程度にパーキンソン症状（錐体外路障害）や自律神経障害を伴うことを前述しました。またMSAは病状の進行が比較的早いのも特徴であり、進行期では特に排尿障害（尿閉や尿失禁）、起立性低血圧や失神、声帯運動障害や睡眠時無呼吸症候群などによる呼吸障害の出現が生命予後にも大きく影響をします。このため、泌尿器科や耳鼻科の医師とも連携をとって病状の把握と治療方針を検討する必要があります。

遺伝性SCDではSCA1では腱反射亢進（錐体路障害）や筋萎縮など、SCA2では緩徐眼球運動や腱反射低下など、マシャド・ジョセフ病（SCA3）では眼球運動制限、眼振、腱反射亢進（錐体路障害）や自律神経障害など、SCA7では網膜色素変性症など、病型により特徴的な小脳外症状を伴い、臨床所見から遺伝子型を想定する際の参考にもなります。

6．SCD・MSAの診断

新難病法に基づく指定難病としてのSCDとMSAの診断を行う上では、厚生労働省から示されている診断基準と重症度をともに満たす必要があります。いずれも原因不明の疾患と定義され、診断を進める上では、まずは小脳失調の原因となり得る明らかな原因が存在するかをよく検討する必要があります。例えば、慢性アルコール中毒、ビタミン欠乏症、甲状腺機能低下症、傍腫瘍性小脳失調症などでも小脳失調を認めることがあり、これらの症候性小脳失調症の原因を除外することが必要です。

また、SCD・MSAでは頭部MRIやCTといった形態画像において、小脳や脳幹の萎縮、また大脳基底核領域の信号異常といった疾患（病型）特異的な所見を呈することも多いため、これらの脳画像検査の施行は必須となります。また、特にMSAにおいては症状に応じて睡眠時無呼吸症候群の有無を調べる検査や、声帯や喉頭機能を調べる内視鏡検査を行うこともあります。

明らかに遺伝性を認める場合には、遺伝子検査を行うことでSCAの各病型における変異の有無を調べることは可能ですが、検査の実施に際しては遺伝子検査ガイドラインに従って、遺伝子検査のもたらす意義についての説明や遺伝カウンセリングを行った上で検査の施行と検査結果説明後のフォローアップを行う必要があります。また、明らかな遺伝性を認めて遺伝子検査を施行しても遺伝子型（病型）を特定できないこともあります。その理由としてはまだ原因遺伝子が発見されていない場合や、遺伝子変異を同定するのが困難であるような病型である場合が想定されます。

7．SCD・MSAの治療とケアについて

SCD・MSAにおける小脳失調改善薬として保険適用となっている薬剤が二つあります。内服薬のタルチレリンと注射薬のプロチレリンです。これらの薬は甲状腺刺激ホルモン放出ホルモン（TRH）と化学構造が類似していますが、その下流にある甲状腺ホルモンの分泌亢進作用は強くありません。タルチレリンとプロチレリンの作用機序については不明な点も多いですが、神経栄養因子様作用や神経伝達物質の遊離促進作用があると考えられています。しかしながら、明らかな神経変性の抑制作用は認められていません。

MSAにおいては前述したように小脳失調以外にも種々の神経症状を合併します。パーキンソン症状を合併する場合には、パーキンソン病に対して使用されているレボドパ（L-dopa）などの抗パーキンソン病薬を使用します。パーキンソン病に対して使用した場合よりも、効果に乏しいことが多いですが、比較的大量に使用することで効果を認めることもあります。またMSAに伴う自律神経症状に対して、起立性低血圧が顕著な場合には昇圧剤を使用することもありますが、臥位時・睡眠時の高血圧に注意が必要です。食事中に血圧が低下する食事性低血圧を認めることもあります。食事中の血圧低下による症状が顕著な場合には、一回に摂取する食事量を減らして食事回数を増やすなどの工夫も必要です。また、日中の血圧低下予防に弾性ストッキングを使用することもあります。他にも排尿障害が高度の方には、泌尿器科的な評価を行った上で排尿障害改善薬を用いることがありますが、薬剤抵抗性で高度の残尿や尿閉を認める際には、腎盂腎炎などの重症尿路感染症も危惧されますので、清潔間欠導尿などのカテーテルを用いた排尿が必要になることもあります。

特にMSAで問題となる進行期の合併症に呼吸障害があります。MSAでは呼吸の中枢がある脳幹が障害される

ため呼吸障害が生じやすく、特に睡眠時無呼吸症候群と呼ばれ、睡眠中の呼吸リズム障害や一過性の無呼吸が出現する場合があります。さらに声帯運動障害、特に声帯の外転障害を生じて吸気時に気道が狭窄し、喘鳴や嗄声を生じることもあります。さらに、異物が気管に入らない様に蓋の役割をする喉頭蓋の支持性が脆弱になり、吸気時に喉頭蓋が落ち込むことにより呼吸を障害する喉頭蓋軟化症など、呼吸状態を悪化させる複数の要因が存在します。これらの呼吸障害はMSAでしばしば認める突然死にも関与していると考えられています。睡眠時無呼吸症候群を認める場合には通常、持続式陽圧呼吸療法（CPAP）が有効ですが、喉頭蓋軟化症を認めるMSAの場合にCPAPを用いると、逆に呼吸状態を悪化させることもありますので注意が必要です。高度の声帯運動障害を認める場合には気管切開術が必要となる場合もあります。

MSAやマシャド・ジョセフ病（SCA3）などでは、錐体路障害のため四肢の腱反射亢進や筋緊張の亢進（痙性対麻痺）を認め、小脳失調と相まってさらに歩行が困難になることがあります。両下肢に高度の痙性（いわゆる足の突っ張り）を認める際には、抗痙縮薬（筋弛緩薬）を内服することで、筋緊張をやわらげて歩行改善につながる場合があります。また、抗痙縮薬に抵抗性の高度の痙性を伴う場合には、医療用ボツリヌス毒素を緊張の強い筋肉へ注射することで緊張をやわらげることができる場合があります。

8．SCD・MSAのリハビリテーション

病状が緩徐に進行していく神経変性疾患であるSCD・MSAにおいて、リハビリテーションが医学的に有効なのかどうかという疑問に関して、わが国の「運動失調症の病態解明と治療法開発に関する研究班」により介入研究が行われました。CCA、SCA6、SCA31といった、純粋小脳症状型で進行も比較的緩徐な病型を対象として、被験者は単一施設に4週間入院して、全員が同じプロトコールに従って集中リハビリを行いました。小脳失調の重症度スケール（SARA）を用いて評価をした結果では、リハビリを開始する前が平均で11.7点であったのが4週間後は9.6点になり、2.1点の低下を認めて小脳失調が軽症化したと結論付けられました。これまで世界的には、SCD・MSAに対してさまざまな候補治療薬を用いて介入研究が行われてきましたが、同じ評価スケールを用いて2点を超えるスコア低下（症状の改善）を認めた研究は無いことから、本研究はSCDに対するリハビリテーションの臨床的有効性を証明した大事な研究となりました。

しかし、問題点としては、退院から1か月後、3か月後、6か月後と経過をみていくと、同スケールの点数が次第に上がり、6か月後には11.3点と集中リハビリ開始前とほぼ同じ点数に戻ってしまいました。疾患の性質上、リハビリにより病態の進行が停止するわけではないので、集中リハビリにより機能的な改善を認めた後、良い状態を如何にして維持できるかが今後の課題です。

Column No.2　クローン病

クローン病の相談員からのメッセージ　～当事者として、支援者として～

「私は30歳代でクローン病を発病しました。手術も経験し、頑張りすぎてダウンしてしまうこともありますが、病気となるべく仲良くして、難病相談支援センターの相談員として活躍しています。当事者の支援者として、クローン病と上手に付き合うためのヒントをお伝えします。」

1．病気について

　クローン病は炎症性腸疾患で、主に若年者に発病する疾患です。炎症性腸疾患とは、大腸及び小腸の粘膜に慢性の炎症または潰瘍をひきおこす原因不明の疾患の総称で、一般的にIBD（Inflammatory Bowel Disease）と呼ばれ、潰瘍性大腸炎、クローン病が代表的な疾患です。

　クローン病は口から肛門までの食事が通る消化管全体のどの部分にも炎症や潰瘍が起きるため、症状としては、主に腹痛や下痢、発熱、血便、痔、体重減少などが見られます。症状が安定した状態を寛解、症状が再出現した場合を再燃といい、症状や経過には個人差があります。

　病気の原因は不明です。発症年齢は男性で20～24歳、女性で15～19歳が最も多くみられ、10歳代～20歳代の若年者に好発し、男性と女性の比は、約2：1といわれています。

2．治療について

　治療は、内科的治療と外科的治療があります。

　内科的治療薬には、5-アミノサリチル酸（5-ASA）製剤（寛解導入、寛解維持）やステロイド剤（抗炎症）、免疫調節薬（ステロイドが減量・中止できない場合）、抗菌剤（内服薬による治療で改善がみられない場合や肛門部に病変がある場合）があります。

　内科的治療で症状の改善がない場合には、血球成分除去療法が選択されたり、抗TNF-α抗体製剤が使用されたりすることがあります。腸管の狭窄には、内視鏡的バルーン拡張術があり、これらの治療で効果が見られない場合には外科的治療が選択されることもあります。

　栄養療法には、活動期には成分栄養剤を用いた経腸栄養療法や静脈から栄養剤を投与する完全中心静脈栄養療法、寛解維持療法としては在宅経腸栄養療法があります（図1）。

　このように、クローン病の治療目標は、症状に応じた治療法により寛解を少しでも長く維持できるようにすることであり、現在の医療では根治できないといわれています。

（詳しくは、難病情報センターのHPをご覧ください。）

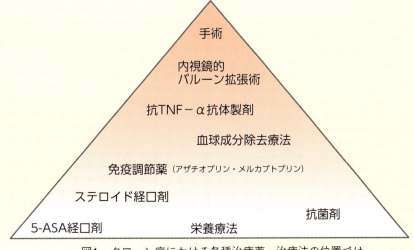

図1　クローン病における各種治療薬・治療法の位置づけ

3．受診のきっかけとなる症状

受診先は消化器内科ですが、外科的治療が必要な場合は消化器外科への受診が必要となります。症状に応じて複数の診療科を受診することもあります。

- 腹痛：軽い腹痛が長く続き、手で押すと痛いこともあります。
- 発熱：微熱が続きます。
- 下痢：食後や寝ているときに便意をもよおします。睡眠時に下痢をすることが、IBDの特徴といわれています。夜間に便意で目覚めトイレに行くことが数回あり、睡眠不足になることもあります。
- 血便：排便後トイレットペーパーに鮮血がついていることがあります。いぼ痔、痔の症状が悪化したと考えて放置してしまうことがあります。
- 体重減少：体重が減少したのは、栄養不足だろうと勘違いして、普段より多めの食事摂取をする場合もあります。
- 嘔吐：食後に嘔吐する場合もあります。主に腸管の炎症に伴い患部が腫れ一時的に挟窄し、食べたものが詰まることで嘔吐します。完全挟窄でない場合は、少しずつ通過して嘔吐が治まることから、食中毒や食あたりと診断される場合もあります。
- 痔瘻、膀胱瘻、膣瘻から、病気がわかることがあります。

4．患者と家族が抱える悩み

クローン病の患者は、「一生治らない」「一生食事ができなくなる」「がんよりも悪い病気」などと医療者から言われることで悩むことが少なくありません。

- 血便がある場合、診察を恥ずかしいと感じることから受診が遅れ、診断・治療開始が遅くなるケースが多い。
- 大腸内視鏡検査への恐怖や羞恥心がある。
- 大腸内視鏡検査前に行う腸内洗浄（下剤を多量に服用）が苦痛だと感じる。
- 診断直後は、聞き慣れない病名に戸惑い、将来について不安を抱く。
- 新薬を勧められても、副作用への恐怖心から使用に踏み切れない。
- 外科的治療（手術）が必要でも、身体にメスを入れることへの不安と恐怖で踏み切れない。
- 人工肛門（ストーマ）への不安や人工肛門の受容について、誰にも相談できず、ふさぎ込む。
- 処方薬や栄養剤を指示通りに服用できていないことを医師に伝えることができない。

5．日常生活

①食事

- 食事制限があります。主に油脂分の少ない低油脂食、食物繊維の少ない低残渣食を中心にします。医療機関や保健所などで栄養士の指導を受けることができます。
- 経腸栄養剤と併用することで、寛解期間の維持ができます。
- 外食で多いメニューのステーキや中華料理などは、食事制限があるクローン病の患者が無理をして食べると、病状を悪化させることがあります。病気を周囲に伝えていない場合に食事制限を守れないこともあります。伝えている場合でも、周囲から「これ大丈夫？」と何度も聞かれる事がわずらわしいと感じたりするため、イベントや会食への参加には気が進まなくなることもあります。
- 家庭では、クローン病に配慮した食事を、家族が一緒に食べているケースもあります。

②運動

- 特に運動制限はないといわれています（リオ五輪では、13歳でこの病気を発症したアメリカ人の女子水

泳選手がメドレーリレーで金メダルを獲得しています)。
- 運動前に排便を済ませる、食事の摂取量を少なめにするなどの工夫が必要です。

③症状悪化の要因
- 感染症や食中毒は、症状悪化の引き金になることがあります。感染予防のために、人混みに出かける際には、必ずマスクを着用します。またインフルエンザなどの予防接種も医師と相談して受けるようにします。食中毒予防のために、食材は新鮮な物を選び、衛生面にも十分に注意します。
- 喫煙は症状を悪化させるので禁煙します。禁煙外来の受診もひとつの方法です。
- 睡眠不足で症状が悪化することがあるので生活リズムを整えましょう。しかし、夜間の下痢やストレスによる睡眠不足の場合は、医師に相談し、服薬による対処も必要になることがあります。

④旅行・出張
- 旅行や出張中、栄養剤の摂取方法については悩みがつきません。修学旅行など集団行動をとる時には、栄養剤を摂取しない方法をとる場合もあります。
- 栄養剤は、重くてかさばるので、事前に宿泊先に配送するなどの工夫が必要です。海外旅行の場合も同様に配送できます。しかし、オーストラリアなどのように飲食物の入国検査が厳しい場合は、栄養剤を梱包した箱の表に、英語表記で内容物の説明文を貼り付ける必要があります。可能であれば、栄養剤の説明書(添付文書)の英訳を薬剤師に依頼します。
- 飛行機に乗る際、シートベルト装着により便意が誘発されることがあります。飛行機に乗る前には飲食は避けたり、直前になるべく排便を済ませたりすることで対応できます。座席は通路側を選びます。

⑤災害・緊急時
- 在宅経腸栄養法や在宅中心静脈栄養法、ストーマ管理をしている場合は、災害に備え、処置に必要な衛生材料などを、最低でも3日分備蓄しておくことが大切です。経腸栄養剤の中には水に溶かして摂取する製品もあるので、ペットボトルなどの水の確保も必要です。
- 自分の体質にあった保存食(そうめん、うどん等)を調理器具などと一緒に3日分くらい保管しておきます。
- 簡易トイレを準備しておきます。
- 保険証、指定難病受給者証、お薬手帳に加え、クローン病の状態を客観的に援助者に理解してもらえるよう、臨床調査個人票の写しをセットにして、日頃からいつでも持ち出せるようにしておきます。

6. 就学
- 就学時の問題として、給食があります。まずは、学校側に病気について説明をし、別メニューでの対応を検討してもらえるように依頼します。
- 同級生と給食内容が同じでないことについて、本人が不満を持ち不登校になることがあります。時には、給食時のみ保健室で食事をするなどの配慮が必要になりますので、本人の気持ちを確認しながら学校と相談してみます。
- クラスメイトの目を気にして、授業中にトイレに行くことを躊躇したり、トイレの時間が長く嫌みを言われたりして、学校へ行くことを苦痛に感じたりするケースもあります。

7. 就労〜職場における主な健康管理
①トイレ
- 我慢できない便意や下血、激しい腹痛などが突然に襲ってきます。多く患者は、予防策として定期的にト

イレに行くように心がけています。気兼ねなくトイレに行けるよう、「トイレに行くことが多い病気である」ことを、必要に応じて同僚に説明し、理解を得ることが大切です。
- デスクの配置や作業場所は、トイレに行きやすいところにしてもらいましょう。
- 可能であれば、温水洗浄便座付のトイレを使用することが望ましいです。温水で洗浄することで、痛みの緩和や清潔の保持をすることができます。

②仕事中の水分や栄養補給
- 水分や栄養は少量ずつ（場合によっては24時間かけて）摂取する必要があります。そのため勤務中でも水分や栄養（間食や専用の飲料）を摂取することができるように心掛けます。
- 最近では、24時間の持続点滴をしながら就労している人もいます（小腸機能障害1級）。その場合には、携帯型の輸液ポンプをショルダーバッグ等に入れ、持ち運びます。バッグを置く場所の確保や、勤務時間中に点滴を交換することが必要な場合は、休憩時間と場所を確保することが必要です。
- 昼食や懇親会などで皆と同じ物を、無理をして食べると病状が悪化する場合もあります。交流が目的なので、体調を考慮しながら、無理をしないようにしましょう。

③休憩
- 作業内容や職場環境、体調により工夫して休憩をとるように心掛けます。
- 誤解を受けないように、休憩をとる必要性を同僚に説明することも大切です。
- 勤務中、席を外しても仕事に大きな支障をきたさないように、日頃から作業補助体制を整えておくことが重要です。そのためには、仕事の遂行状況を日頃から開示しておくことが必要となります。

④病気の開示について
- 就職活動の際に、病気のことを開示するか（オープン）、開示しないか（クローズ）は多くの人が悩みます。オープンの場合は、就職後の健康管理に対する職場の理解が得やすく、通院などの配慮を得やすくなるため、病状も安定し長期的な就労が可能になります。しかし、開示することで、採用試験の一次試験の段階で不合格になったり、面接時に病名を告げたために不採用になったりすることもあるようです。
- 開示しない場合は、病気を隠して働くために、トイレ使用が頻回になることや通院への配慮を得ることができず、病状を悪化させて、休職や退職になる場合があります。
- 採用時には開示していなくても、仕事の遂行状況が評価された場合には、病気のことを開示することもひとつの方法です。ただし、場合によってはトラブルになることもあるので慎重に行いましょう。
- 開示する場合には、病気について詳しく説明したり、配慮して欲しいことを強調するだけではなく、自分が事業所（企業）に対してどのような貢献ができるのかをアピールすることをおろそかにしないように気をつけましょう。
- 事業主は、何がどの程度できるかについて関心があるので、アピールするポイントを間違えないように気をつけます。

（勤務時間中の服薬や自己管理、治療などへの職場の配慮については、参考文献2を参照ください。）

8．妊娠・出産

　結婚や妊娠・出産について不安に感じることも少なくありません。クローン病患者の妊娠・出産については、原則としては問題ないといわれていますが、まずは主治医に相談してみることが大切です。
　クローン病患者の妊娠・出産に関する情報について、Q&Aにより詳しく解説された冊子がありますので、ぜひ参考にしてください（参考文献3）。

参考文献
1) 難治性炎症性腸管障害に関する調査研究班（鈴木班），クローン病の皆さんへ「知っておきたい治療に必要な基礎知識」第2版．
   http://www.ibdjapan.org/patient/pdf/02.pdf
2) 難病のある人の雇用管理・就業支援ガイドライン（H19.3），クローン病 117p
   表紙目次 http://www.nivr.jeed.or.jp/download/research/nanbyou02_01.pdf
   http://www.nivr.jeed.or.jp/download/research/nanbyou02_05.pdf
3) 難治性炎症性腸管障害に関する調査研究班（鈴木班），知っておきたい基礎知識Q&A －妊娠を迎える炎症性腸疾患患者へ－
   平成27年度において、厚生労働科学研究費補助（難治性疾患等政策研究事業（難治性疾患政策研究事業））を受け、実施した研究の成果」
   http://www.ibdjapan.org/patient/pdf/03.pdf
4) 平成27年度 改訂版 平成28年3月31日　潰瘍性大腸炎・クローン病診断基準・治療指針
   http://www.ibdjapan.org/pdf/doc01.pdf

多発性硬化症について

はじめに

神経難病では、原因が完全に解明されていないまでも、一定の治療により症状が安定する疾患もたくさんあります。その中には、多くの免疫性神経疾患が含まれます。多発性硬化症は、早期診断と早期及び継続治療で疾患を持ちながらも、発症前の社会での役割を継続できる可能性を持つ疾患の一つです。

1．多発性硬化症とはどんな病気でしょうか？

多発性硬化症（Multiple Sclerosis：MS）は、multiple＝多発性と訳されるように、主に中枢神経系のあちらこちらに病理学的にsclerosis＝硬化といわれる病変があることから名付けられています。すなわち、大脳や脊髄に（ごくまれに末梢神経にも）、症状の原因となる病巣が複数存在します。さらに空間的な多発性だけでなく、次々と出たり消えたりする時間的な多発性も有していることが特徴です。

脳や脊髄の細胞は大変長い突起（軸索）を出して、他のいろいろな神経細胞とネットワークを作っています。ネットワークでは、電気信号が駆け巡っています。これらの電気信号を何千・何万分の1秒という瞬時に伝えるために神経線維の周囲には、髄鞘（ミエリン）が軸索を取り巻いて、電気が漏れないように絶縁の役目をしています。多発性硬化症では、この髄鞘が無くなる（脱髄）ことにより、電気信号をうまく伝えられない（伝導ブロック）ことが、症状を出す原因となっています。そして、障害されている神経線維の働きに応じて種々の症状がでるわけです。時には、脱髄部で軸索の興奮しやすくなり感覚が過敏になったり不随意運動が出る場合もあります。

多発性硬化症は女性に多い疾患です。日本ではＭＳ患者は人口10万人当たり3.7人から多くても5.0人ぐらいですが、欧米では30.0人から90.0人ぐらいです。緯度の高い地域に多い傾向が示されています。原則として遺伝性はありません。

2．多発性硬化症の症状は？

多発性硬化症は、多くは思春期から40歳代で発症します。身体の動き・バランス・感覚・知能・感情・内臓の動きや知覚など、大変広い範囲を支配する神経系ですので、症状はその侵される場所により決まります。どの部位が侵されるかは人によりさまざまで、症状は患者により異なることがふつうです。とはいえ、多くの患者では、歩くとふらつく、目がかすむ、二重に見える、尿が出にくい、感覚が鈍いなどの症状が、比較的急に現れます。痛みやしびれという感覚の過敏が出現することもあります。子どもや若年者ではてんかん発作が初めての症状の場合もあります。これらの症状は治療をしなければ、永続的になる場合もある一方で、1日から数日で自然と改善する場合もあるため、どのような症状が次に出るかの予測は容易ではありません。症状が、ある時期に集中して出現し二度と出ない場合もあれば、年に2〜3回出現したり消失したりの波を繰り返す場合もあります。主な症状を以下に示します。

(1) 眼の症状

眼がかすむ、眼がはっきり見えないなどの視力低下が片眼から始まり、1〜2時間で悪くなったり、数日かかってはっきり悪いと分かる場合があります。視野の中心部が見えなくなり、大きな動くものしかわからないことや、視野の一部が欠けてよく見えなくなったりします。眼の上や奥が痛む、眼に軽い苦痛感・違和感があることもあり、頭痛を伴うことがある。視神経に脱髄が生じる球後視神経炎や視神経炎では、色視力が減弱しているのに白黒の視力は正常のまま残っていて、まるで白黒テレビを見ているように感じることがあるといいます。

(2) 運動の症状

　歩行障害が多く、片方から始まり両方の脚に広がる筋力低下が中心です。上肢・手の脱力も起こります。顔面神経麻痺は中枢性の場合と、末梢性の場合が見られます。大脳白質に病巣ができると反対側の手足の麻痺（片麻痺）が起こります。加えて、話しにくい・飲み込みにくい、脚がつっぱる・硬い・こわばる、平衡感覚が悪くなりふらつく、手が震える、などと訴える運動障害も起こります。小脳や脳幹に病巣がある場合に起こりやすい症状です。

(3) 感覚の症状

　感覚がにぶく、分かり難くなる、一枚皮をかぶっているようだ、何も感じない、お風呂に入っても湯加減が分からない、火傷や傷ができていても分からない、しびれる、しめつけられる、痛む、うずく、冷える、焼けつくように痛むなどさまざまな訴えがあります。ときに顔半分に三叉神経痛という強い痛みがでることもあります。

(4) 排尿障害

　排尿の異常は脊髄・脳幹・大脳のどこが侵されても起こりますが、多発性硬化症では脊髄の障害によるものが多く見られます。尿が出にくい（排尿困難）、尿がでない（尿閉）、直ぐ行きたくなる（頻尿）、夜間に何度も行きたくなる（夜間頻尿）、出るのが分からない、よく漏らす（尿失禁）などが訴えです。排尿がうまくいかないと膀胱炎も頻発します。

　日本人には、抗アクアポリン4抗体（抗AP4抗体）が陽性で視神経及び脊髄が多髄節にわたって障害される視神経脊髄炎（NMO）が多く見られます。多発性硬化症の関連疾患と理解されます。このような脊髄の病巣では、しばしば胸や腰・腹部のしめつけるような痛みをともなって排尿障害が起こります。

3．多発性硬化症の経過は？

　症状がさまざまであることと同じように、病気の経過もまたさまざまです。症状出現後の経過は予想が大変困難ですが、症状のピークは症状発生後ほぼ1週間以内にあり、多くの症状は2～3日から2～3週間で軽快します。ただ、数か月かかってようやく改善する場合もあります。

　多発性硬化症には、経過によって幾つかのタイプがあります。良性型といわれているのは、急性に症状は発症するが2～3度緩解・再発しただけで、その後症状がでなかったり、何十年後にまた少し出たりというもので、あまり後遺障害を残しません。一番多いタイプは再発寛解型で、さまざまな症状をさまざまな時間間隔で、再発したり軽快したり、そしてまた再発するということを繰り返すタイプです。平均的な再発間隔は一年間に1～2回ですが、2～3年に一度という場合もあります。また、慢性型といわれ多少の軽快する時期はあるものの全体としてゆっくり進行するタイプです。

4．多発性硬化症はどのようにして診断しますか？

　多発性硬化症の診断には、症状が時間的、空間的に多発していることが必要です。時間的、空間的多発性をみるためには、まず病歴をできるだけ詳しく尋ねます。病歴の分析から症状が時間的な違いを持って出現していることや経過に緩解、再燃などがある（時間的多発性）かどうかを判断します。そして神経学的診察で中枢神経系で解剖学的に離れたところに複数の病巣を想定しないと全ての症状が説明できない（空間的多発性）ことを確認します。このように臨床症状が時間的、空間的に多発していれば多発性硬化症の診断ができますが、初めての症状が出た場合は「時間的、空間的多発性」の所見を見つけることが簡単ではないこともあります。続いて、脳や脊髄のMRI検査を実施して、病巣部位の確認をします。

5．多発性硬化症の治療は？

多発性硬化症では、時期により治療の目的が異なります。

(1) 急性期の治療

多発性硬化症の病変が強くならないうちにできるだけ早く治療をして、脱髄を食い止めて神経細胞そのものや軸索への障害を最小限にくい止めます。

(2) 慢性期の治療

慢性期では、再発ができるだけ起こらないように再発の予防を試みます。再発すれば直ちに急性期に準じた治療を始めます。対症療法として、痛みやしびれ対策、痙性など四肢のつっぱりの抑制、排尿障害への対処などを行います。後遺症に対してはリハビリテーションを行い、残存機能を保つよう心掛けます。生活を支援するため、車椅子、杖など装具を利用して、ADLの低下を補うようにします。

(3) 再発回数の軽減と発症の予防

多発性硬化症では再発を抑えることが重要です。そのため、再発が明らかでなくとも薬剤を持続的に服用したり、注射したりする場合があります。

次に、主たる治療を具体的に記載します。

①メチルプレドニゾロンの大量パルス療法

急性増悪時に実施します。発症からの時間が短いほど効果があると言われます。一日にメチルプレドニゾロン 250 mg～1000 mg を3日間ときに5日間の点滴投与をします。その後、プレドニゾロンを一日に60 mgぐらいより経口的に服薬を開始し徐々に減量して終了することもあります。一度のパルス療法で効果が不足している場合は、間隔をおきながら2度目、3度目と繰り返すこともあります。

②血液浄化療法

パルス療法では不充分な場合に、血漿成分を交換して血液中の好ましくない成分を除去する治療法で、急性期の治療として実施されることがあります。

③再発予防薬

再発予防薬としてインターフェロン（IFN）注射薬2種、フィンゴリモド、ナタリズマブの経口薬2種が認可されています。再発予防薬は、嘔気、肝障害、発熱、風邪症状、疲労感、注射した場所の痛み、不整脈、アレルギー、頭痛、鬱症状などの副作用もあります。

6．多発性硬化症の療養上の注意は？

再発を避ける確実な方法はありません。再発の誘因としては、疲労、感染、過労、ストレスなどがあげられています。若い女性では妊娠、出産との疾患の関係が気になるところです。これらは、多発性硬化症の再発と関係しないとされていますが、出産後の産褥期に再燃率が高まるとされています。誰にとっても生活するということは大変なことです。仕事、育児、家事などで過労にならないように特に注意すると良いでしょう。

多発性硬化症は、症状が急に悪化する急性期にしっかりと治療し後遺症を残さないことを含めて治療を継続することが大切です。そのため、かかりつけ医、専門医による定期的診察と検査と看護師、リハビリテーション療法士、薬剤師、管理栄養士など信頼できる多職種から生活面を含めた継続的支援を受ける体制を整えることが大切です。

参考文献
・日本神経学会「多発性硬化症・視神経脊髄炎診療ガイドライン」作成委員会，多発性硬化症・視神経脊髄炎診療ガイドライン，医学書院，2017.

Column No.3　医療トピックス　緩和ケア

　緩和ケアという言葉から、真っ先に連想するのはがん患者かもしれません。わが国の緩和ケアはがんを対象にして進んできた現実があります。難病患者に対する緩和ケアは、がん患者への緩和ケアとは異なる考え方をするのですが、わが国の学会を中心とした学問の世界では、「がん患者」に対する「非がん患者」への緩和治療・緩和ケアとして一括されている状態です。今後、難病医療に取り組むなかで、難病患者への緩和ケアの理解を深めつつ普及させ、「非がん患者」ではなく「難病患者」への緩和ケアを世の中に認めてもらう努力が大切です。その意味で難病の緩和ケアは発展途上にあるといえます。

　では、難病患者への緩和ケアをどう考えればよいのでしょうか。がんには、手術、化学療法、放射線療法、免疫療法などがありますが、早期発見と早期治療により完治が可能な時代になりました。したがって、できる限りの治療法を試みて、なおかつ治癒が困難な状態になったときに、緩和治療や緩和ケアに移行していくという流れがあります。また、緩和ケアを必要とする状態となってから終焉を迎えるまでの期間は、それほど長いとは言えません。

　難病患者にとっての緩和治療・緩和ケアはどうでしょうか。難病といっても沢山の疾患があり、さまざまな治療によって根治しなくても病状が落ち着いて社会生活が可能である疾患があります。そのような患者にとって、緩和という考え方は当てはまらないかもしれません。しかし、筋萎縮性側索硬化症、脊髄小脳変性症、進行性筋ジストロフィーなど、治療法が十分でなく発症から進行性に重症化して日常生活に支障が出る神経系の難病では、病名告知のときにすでに緩和的関わりを意識しつつ「告知によって始まる疾患と共生する人生」を支援し始めなければなりません**(図1)**。疾患の経過中には、疾患の理解と許容、進行して出現してくる新たな症状への対処、生命維持のための医療処置を選択するか否か、麻薬など薬物使用を含めた苦痛の軽減、療養場所の工夫と選択など多くの意思決定を必要とします。このような、患者の意思を十分に尊重しながら患者自身が自分の人生を選択していくプロセスの支援、さらに療養生活の質（QOL:Quality of Life）の維持と向上など広い分野に対して広い視野での緩和ケアが必要となります。また、緩和ケアを必要とする期間は何年にも渡りますから、「広さ」とともに中・長期という「時間」の視点を加えて患者を支援していかなければならないことになります。また、場合によっては患者に影響を与える家族・関係者の状態にも目を配りながら、患者の支援をしなければならないこともあります。

　難病患者の緩和ケアをよりよいものにするために、厚生労働省難治性疾患等政策研究事業「難病患者の地域支援体制に関する研究」班では「在宅における難病緩和のあり方」の項目で難病緩和ケアのための方法や教育について研究が進められています。すでに、この研究班に至る以前から難病緩和ケアに関する研究はその時々の研究班で継続されており、過去数年は医師に対する教育ワークショップが開催されてきた経緯がありました。平成28年度から、在宅を意識して多職種の難病緩和ケアに対する理解を促進し、実地に役立つ知識の習得を目的に、病棟看護師、訪問看護師、リハビリテーション職員、医療ソーシャルワーカー、臨床心理士などにも教育の対象を拡大しています。全国のどの地域でも難病緩和ケアが適切に実践されるためには、多くの医療者が難病緩和ケアを学ぶ機会を提供することおよび実践におけるガイドラインの作成なども望まれる時代になりました。

　難病法のもとで難病患者支援に関して大切な位置を占める各都道府県の難病相談支援センターは、医療的専門職と患者・家族などのピアから構成されます。難病緩和ケアを専門職として勉強・提供することが望まれる一方で、ピアの視点での緩和的関わりについても考えなければなりません。これから、いろいろな立場

の方々に向けての知識や技術の整理が進むと思われます。そして、多職種の関わりにより、患者にとってよりよい療養環境が生み出されていくように努力が払われることに期待します。

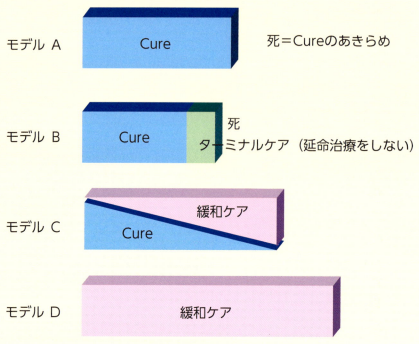

図1　根治困難な疾患のケアモデル

　根治困難な疾患のケアモデル4種を示している。緩和ケアとは本来モデルCやモデルDであると考えられるが、がんの緩和ケアでは、往々にしてモデルBの場合がある。特に難病では、モデルCもしくはモデルDのように、診断から緩和的要素をもちながら患者と関わる必要があると考えられている（図は参考文献1から引用）。

参考文献
1) 中島孝, QOL評価の新しい挑戦　療養者の物語によるSEIQoL-DWの試み, 日本難病看護学会誌, 11: 181-191, 2007
2) 神経難病緩和ケア研修会事務局（荻野美恵子）, 平成27年度神経難病緩和ケア研修会記録集　厚生労働省難治性疾患等政策研究事業「難病患者への支援体積に関する研究」班（研究代表者　西澤正豊）資料, 平成28年3月

パーキンソン病について

はじめに

　パーキンソン病は一般にも手足の振るえ、小刻み歩行、すり足が良く知られており、そのような症状があるときに相談に来られることが多い病気です。一方で、診断まで1年以上かかる患者がいることも事実です。また症状が似ていてもパーキンソン病でない場合もあります。さらにパーキンソン病の時期によってもそれぞれの課題があるためパーキンソン病の正しい知識を持った上で相談に当たることが重要です。

1．パーキンソン病の概要

　1817年にJames Parkinson医師がパーキンソン病の症例報告をして200年が経ちました。パーキンソン病は日本全体で16万人以上いると推計されています。50～60歳以上の高齢者に多い疾患ですが、一部は40歳以下で発症し遺伝子異常が明らかになっている若年性パーキンソン病の患者もいます。疾患自体の原因は不明ですが主として中脳黒質のドパミン神経細胞が徐々に壊れていく進行性の神経変性疾患です。手足の振るえや小刻み歩行などの運動症状が有名ですが、便秘、嗅覚障害、精神症状などの非運動症状も注目されています。

2．パーキンソン病の主な症状

(1) 運動症状

　初発症状は安静時（静止時）に片側の振戦から始まることが多く徐々に広がっていきます。また、他動的に関節を屈曲伸展すると歯車や鉛管のような抵抗を感じる筋強剛（固縮）、動作が遅くなる運動緩慢、立位や歩行時にバランスが悪くなる姿勢保持障害がパーキンソン病の四大症状です。その他、小刻み歩行、すくみ足などの歩行障害を認め方向転換時や狭い場所を通るときに顕著になることが多いです。瞬目の低下、無表情（仮面様顔貌）などの表情の変化、嚥下障害、姿勢異常（前傾姿勢）を認めます。症状の経過中に首下がり、腰曲り、体幹が斜めになるPisa症候群などの特殊な姿勢異常もみられる例があります。

(2) 非運動症状

　パーキンソン病は運動障害のみの病気と思われていましたが、現在では多彩な非運動症状を合併することがわかり全身病ととらえる必要があります。場合によっては運動症状以上に日常生活を障害しうることがあります。また便秘、嗅覚障害やうつ、レム睡眠行動障害（RBD）などの非運動症状は振るえなどの運動症状に先行して出現しうることから早期診断の助けにもなりえます。

　①自律神経障害

　　頑固な便秘、起立性低血圧、発汗異常（低下や過多）、頻尿などの排尿障害、流涎などがみられます。

　②精神症状

　　うつ状態、自発性の低下、アパシー、不安感、幻覚・妄想（薬剤性を含む）、せん妄などの精神症状および進行とともに認知機能障害（認知症を含む）の頻度が増加します。

　③睡眠障害

　　中途覚醒などの不眠症、レム睡眠行動障害（RBD＊）、レストレスレッグス症候群、日中過眠、突発性睡眠（薬剤性を含む）などを認めます。

　　（＊RBDとは通常レム睡眠時には全身の骨格筋の緊張が低下していますが筋緊張の低下が障害され追いかけられるなど暴力的な夢で見たことをそのまま行動に移し手足をバタバタする、叫び声などの大きな寝言などの症状があります。）

④その他

嗅覚障害、痛みなどの感覚障害、疲労などを認めます。

3．パーキンソン病の診断と補助検査

(1) 診断

患者・家族に説明する時にパーキンソン症状、パーキンソン病、パーキンソン症候群など"パーキンソン"の用語が頻出するため患者家族に混乱が生じることが多いです。パーキンソン病はパーキンソン症状があり抗パーキンソン病薬による治療により症状が著明に改善することが重要です(表1)。パーキンソン症候群中にはパーキンソン症状を呈しますが抗パーキンソン病薬の効果が無効か限定的である進行性核上性麻痺、大脳皮質基底核変性症、多系統萎縮症などの神経変性疾患や薬剤性パーキンソン症候群、血管性パーキンソン症候群、特発性正常圧水頭症などがあり鑑別が重要です。その他、振るえの症状での鑑別では本態性振戦や甲状腺機能亢進症、動作がゆっくりなる症状での鑑別では甲状腺機能亢進症などが重要です。

表1　パーキンソン病の診断基準

1．パーキンソニズムがある。[※1]
2．脳CT又はMRIに特異的異常がない。[※2]
3．パーキンソニズムを起こす薬物・毒物への曝露がない。
4．抗パーキンソン病薬にてパーキンソニズムに改善がみられる。[※3]

以上4項目を満たした場合、パーキンソン病と診断する(Definite)。

なお、1、2、3は満たすが、薬物反応を未検討の症例は、パーキンソン病疑い症例(Probable)とする。

※1．パーキンソニズムの定義は、次のいずれかに該当する場合とする。
　(1) 典型的な左右差のある安静時(静止時)振戦(4〜6Hz)がある。
　(2) 歯車様筋強剛、運動緩慢、姿勢保持障害のうち2つ以上が存在する。
※2．脳CT又はMRIにおける特異的異常とは、多発脳梗塞、被殻萎縮、脳幹萎縮、著明な脳室拡大、著明な大脳萎縮など他の原因によるパーキンソニズムであることを明らかに示す所見の存在をいう。
※3．薬物に対する反応はできるだけドパミン受容体刺激薬またはレボドパ製剤により判定することが望ましい。

(厚生労働省　指定難病診断基準より一部改変引用)

(2) 画像検査

①頭部CT・MRI

パーキンソン病では通常の撮影では大きな異常は認めません。他のパーキンソン症候群を鑑別するために必要です。

②MIBG心筋シンチグラフィ

心臓の交感神経系を評価するための核医学検査です。もともと循環器系疾患のための検査でしたがパーキンソン病やレビー小体型認知症などのレビー小体病で心筋への集積が高率に低下することがわかり、現在では他のパーキンソン症候群との鑑別に有用と考えられています。

③DATシンチグラフィ

大脳線条体のドパミントランスポーター(DAT)を画像化した核医学検査です。イオフルパン(ダットスキャン®)を用いた検査でパーキンソン病以外にも進行性核上性麻痺、大脳皮質基底核変性症などのパーキンソン症候群では線条体へのイオフルパンの集積が低下しますが本態性振戦、薬剤性パーキンソン症候群では正常でありパーキンソン関連の変性疾患の診断に役立ちます。

4．パーキンソン病の治療

　パーキンソン病の運動症状の治療の主体は薬物療法およびリハビリテーションですが、症状に応じて脳深部刺激療法などの手術療法を併用することもあります。一般的に薬は症状の進行に合わせて増量していく必要があります。後述するパーキンソン病治療の長期合併症である運動症状の変動を少しでも遅らせること及びその治療のためには持続的なドパミン受容体刺激治療（continuous dopaminergic stimulation; CDS）が望まれています。

①内服薬
　　ドパミンの前駆物質であるレボドパ（脱炭酸酵素阻害薬配合）およびドパミン受容体刺激薬が治療の柱になります。年齢、認知機能障害の有無、症状の強さなどにより用いる薬を検討します。その他、補助薬としてMAO-B阻害薬、COMT阻害薬、アデノシンA2A受容体拮抗薬などがあります。

②貼付薬
　　ドパミン受容体刺激薬の中でロチゴチンは1日1回の貼付薬です。

③注射薬
　　ドパミン受容体刺激薬の中のアポモルフィンは自己皮下注射が可能な薬で、オフ症状に対してレスキュー療法として用いられます。

④経胃瘻空腸内レボドパ持続投与療法
　　運動症状の変動が激しい患者に対して、胃瘻を介して空腸内に挿入したチューブを用いゲル化したレボドパ／カルビドパ配合経腸用液を持続的に体外のポンプを用いて投与する治療法です。レボドパの血中濃度の安定が期待でき症状の改善が得られます。

⑤脳外科的治療
　　脳深部の大脳基底核の一部を熱凝固・破壊または電極を挿入して電気刺激を持続的に与えることでパーキンソン病の運動症状の変動を改善させます。最近は主に脳深部刺激療法（deep brain stimulation; DBS）が用いられています。

⑥リハビリテーション
　　パーキンソン病発症の早期から行うことが望ましいと考えられています。内科的治療、外科的治療に追加して行います。運動療法が身体機能、健康に関連したQOL、筋力、バランス、歩行速度の改善に有効であることが示されています。その他、聴覚や視覚の刺激による外部刺激を用いた歩行訓練も歩行改善に有用です。その他、音楽療法も試みられています。

5．パーキンソン病の症状経過と支援

(1) 診断時
　パーキンソン病と正しく診断されるまでに多くの医療機関を受診したり長時間かかる場合があり患者・家族は悩まれることが多いです。さらに診断が確定し病名を告知された場合に病気を受容しにくいことも多々あります。特に症状が軽い場合は「難病の患者に対する医療等に関する法律（難病法）」の指定難病の重症度を満たさず、保健所等からの情報も得にくい状況です。患者会の紹介や診断に疑問がある場合はセカンドオピニオンをすすめるなどの提案が必要です。

(2) 早期
　パーキンソン病の発症早期は治療上ハネムーン期と呼ばれ、抗パーキンソン病薬の効果が期待でき良好な日常生活を送ることができます。この時期には疾患および治療方針の理解、早期からのリハビリテーションの重要性の理解を支援する必要があります。また難病法における指定難病に認定されるためには重症度（表2）がHoehn-Yahr重症度分類で3度以上、生活障害度分類で2度以上であることが必要です。早期では重症度を満たさない場合もありますが、軽症であっても高額な治療を継続する必要がある場合一定の条件を満たせば「軽症

高額該当」として医療費の補助を受けることが可能となりますのでパーキンソン病患者に対して制度の啓発も重要です。また治療薬によっては眠気を生じることもあり、自動車運転の問題が早期から課題になることもあります。非運動症状としての便秘、嗅覚障害、RBD、うつなどは運動症状発症前からみられることもありますがパーキンソン病の症状として認識されていないこともあり、疾患に対する情報提供が必要です。

表2　パーキンソン病の重症度分類

```
Hoehn-Yahr重症度分類
    0度    パーキンソニズムなし
    1度    一側性パーキンソニズム
    2度    両側性パーキンソニズム
    3度    軽～中等度パーキンソニズム。姿勢保持障害あり。日常生活に介助不要
    4度    高度障害を示すが、歩行は介助なしにどうにか可能
    5度    介助ない場合にはベッド又は車椅子生活

生活機能障害度
    1度    日常生活、通院にほとんど介助を要しない
    2度    日常生活、通院に部分的介助を要する
    3度    日常生活に全面的介助を要し、独立では歩行起立不能
```

（厚生労働省　指定難病重症度分類より一部改変引用）

(3) 進行期

　パーキンソン病治療の上で進行期には長期合併症である運動症状の変動が日常生活に大きな支障をきたすようになります。発症早期には内服したレボドパ製剤は脳血液関門を通過し神経細胞内に取り込まれた後、貯蔵されドパミンに変換し必要な時に放出されます。進行とともに神経細胞が減少しまた有効治療域も狭まると考えられます。そのためレボドパ製剤を服用しても効果持続時間が短くなりふるえや運動緩慢、歩行障害などのオフ症状が出現するようになるウエアリング・オフ現象を一日に何度も繰り返すようになります。一方、効果が最も強くみられるときには不随意に身体をクネクネするような動きであるジスキネジアが出現するようになります。軽度の気にならない程度から辛いジスキネジアまでさまざまです。ウエアリング・オフ、ジスキネジアなどの運動合併症を念頭においた治療が行われますが、オフ時の対処など症状に応じた日常生活についての指導が必要になります。またパーキンソン病の発症早期から嚥下障害がみられることがありますが早期には不顕性であることが多く進行とともに嚥下障害が明らかになります。ビデオフルオログラフィ（VF）などによる嚥下の評価、嚥下のリハビリテーション、誤嚥予防のための食事の形態のアドバイスなどが必要です。また進行とともに精神症状も高頻度に合併します。うつ、自発性の低下、幻覚・妄想、認知症の合併もみられます。認知機能の低下は初期には記憶障害が目立たず、空間認知障害や思考緩慢などがみられるだけのこともあり気づかれにくいことがあります。幻覚・妄想は薬剤の影響によることも多いので、患者に対して説明しても幻覚と理解できず、訂正のきかない場合や本人が怖がるような幻覚出現時には抗パーキンソン病薬の調整や幻覚・妄想を軽減させるような薬物を使う場合があります。

　運動症状の変動や幻覚・妄想、認知機能障害は日常生活に大きな支障をきたすため適切な対応が必要です。

おわりに

　パーキンソン病は難病ではありますが遺伝子治療やiPS細胞移植治療など新しい治療法が開発されている領域です。将来に希望を抱きながら、症状や進行時期に応じた患者・家族に対する相談・支援が重要です。

Column No.4　医療トピックス　臨床試験

1．臨床試験（治験）とは

　新しい治療法や薬の候補が標準治療として認められ、一般の人のもとに届くには長い時間が必要です。本当に効くのか、安全に使えるのかどうかを科学的な方法で調べて確認するための方法が「臨床試験」です。

　既存のものより有効であると期待される新しい治療法、診断法は、多くの患者の理解と協力を得て、「安全に実施できるのか」「期待どおりの効果を発揮するのか」を調べなければなりません。このような情報を集める継続的な取り組みによって、患者自身に、あるいは将来の患者に、よりよい治療を提供できるようになります。

2．種類と段階

　臨床試験には、大きくわけて「治験」と「研究者（医師）主導臨床試験」があります。

　「治験」とは、厚生労働省から新薬としての承認を得ることを目的として行う臨床試験で、製薬企業や医師が行います。治験の結果、厚生労働省から承認が得られれば、認められた病気に対して新薬を用いた治療ができるようになります。

　「研究者（医師）主導臨床試験」とは、研究者（医師）が主体となって非営利で行うもので、すでに承認された薬を組み合わせたり、手術や放射線治療を組み合わせたりして、最良の治療法や診断法の確立などを目的としています。

　臨床試験には大きくわけて3つの段階があります。

【臨床試験の主な3つの段階】
　各段階で安全性や有効性を確認しながら順番に進められていきます（病気の種類によって進め方が若干異なることがあります）。

●第1相（安全性の確認）
　目的：薬の安全性の確認、有効で安全な用量や用法を調べます。
　対象：少数の患者や健常人が参加します。
　　　↓
●第2相（有効性の確認）
　目的：前の段階で有効で安全と判断した用量や用法を用い、薬の有効性と安全性を確認します。
　対象：難病の種類や病態を特定し、前の段階よりも多い数の患者が参加します。
　　　↓
●第3相（従来の標準治療との直接比較による有効性・安全性の総合評価）
　目的：新しい薬や治療法が従来の薬や治療法（標準治療）と比べて、有効性・安全性の面で優れているかどうかを比較試験で確認します。
　対象：さらに多くの患者が参加します。

3．参加するにあたって考えておくこと

　臨床試験に参加する患者にとって、整った環境のもとで新しい治療法を受けられる可能性がある一方で、それほど効き目が高くないことや、副作用が強いことがわかる可能性もあります。その時点ではまだ、新しい治療法の有効性や安全性の評価が定まっていないためです。

　そのために、新しい治療法を確立していく過程で多くの患者さんの協力を得て、臨床試験を実施する必要

があるのです。臨床試験への参加を希望する患者は専門家から十分な説明を受け、十分に納得した上で同意することが必要です。

4．情報の集め方

臨床試験や治験、医薬品について、関連情報や詳しい情報は、情報の内容が更新される頻度が高いため、主にウェブサイトに掲載されています。

◎国立保健医療科学院の運営している、臨床試験情報検索ポータルサイト（http://rctportal.niph.go.jp/）のフリーワード検索に病名を入力すると関連する臨床試験を検索することができます（図1）。

◎「難病情報センター」（http://www.nanbyou.or.jp/）の各疾患の最後の部分にも臨床試験（治験）の詳しい情報へのリンクがあります（図2）。

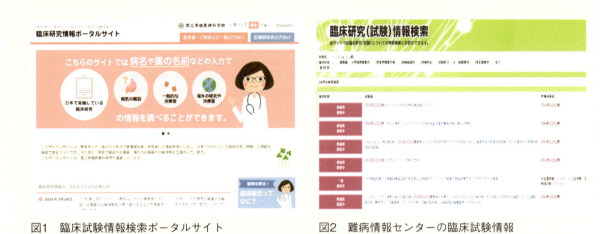

図1　臨床試験情報検索ポータルサイト　　　図2　難病情報センターの臨床試験情報

なお、掲載されている情報は医学・医療関係者等、専門家向けとなっていることも多いので、これらの情報について検討する場合は、必ず医療者に相談してください。

5．臨床試験に参加するには

臨床試験への参加を希望する場合、まずは担当医に相談することが大切です。担当医から臨床試験に参加することについて提案があったときも含めて、体の状態と、臨床試験の目的や対象、方法について、十分把握しておく必要があります。その上で、担当医から臨床試験を実施する病院に紹介してもらうことになります。

筋ジストロフィーについて

1．筋ジストロフィーとは？

　筋ジストロフィーとは、骨格筋の壊死・再生を主病変とする遺伝性筋疾患の総称です。

　ヒトの筋肉は大きくわけて、体を動かす骨格筋（横紋筋ともいう）、胃腸などの内臓を動かす平滑筋、心臓を動かす心筋にわけられます。このなかで手足、顔面、喉、呼吸を行う骨格筋に主な障害を生じる病気といえます。非常にたくさんの病型があり、最近の研究の進歩もあり、原因となる遺伝子異常は50種類以上見つかっています。しかし、同じ遺伝子の異常でも違うタイプの症状が出ることや、重症度に差があることもわかってきているため、患者ごとに対応が異なります。また、骨格筋の異常以外に関節の拘縮、骨格の変形、心筋障害、消化器症状、内分泌異常、眼症状、難聴、中枢神経障害など、疾患の種類により多彩な症状を合併します。疫学は病型により異なりますが、デュシェンヌ型筋ジストロフィーで10万人当たり6人前後、筋強直性筋ジストロフィーで10万人当たり5～10人程度といわれており、他の病型はさらに低いと予想されています。進行期には病状に応じて栄養管理、呼吸管理が必要となります。

2．病気の種類と特性について

病気の種類は、
①ジストロフィン異常症（デュシェンヌ型、ベッカー型など）
②肢帯型筋ジストロフィー
③先天性筋ジストロフィー
④顔面肩甲上腕型筋ジストロフィー
⑤筋強直性ジストロフィー
⑥エメリー・ドレイファス型筋ジストロフィー
⑦眼咽頭筋型筋ジストロフィー
⑧その他
に大きくわけられます。

以下に各病型の特性を記載します。
(1) ジストロフィン異常症
　ジストロフィンと呼ばれる骨格筋に存在するたんぱく質が遺伝子変異により異常をきたします。ジストロフィンはX染色体という性別を決定する染色体上に遺伝子があるため、原則男性にしか発症しません。しかしまれに女性にも発症することがわかってきています。またジストロフィンがまったく作られないデュシェンヌ型と、ジストロフィンの量的・質的異常が起こるベッカー型にわけられます。

　デュシェンヌ型では幼児期から転びやすい、走れないなどの症状で気づかれ、10歳頃には歩行不能になります。その後、呼吸障害や心筋症を認めるようになり、以前は成人前に亡くなっていました。しかし、人工呼吸器などによる呼吸管理や手術や薬物治療による心筋症の管理ができるようになり、現在の平均寿命は30歳を超えるようになってきています。

　ベッカー型では、デュシェンヌ型と同じような重症例から検査値異常で初めて気づかれる軽症例までさまざまですが、小児期から運動が苦手になります。また、骨格筋の異常よりも心筋症による症状が強く出ることもあり、心不全に注意が必要な場合があります。

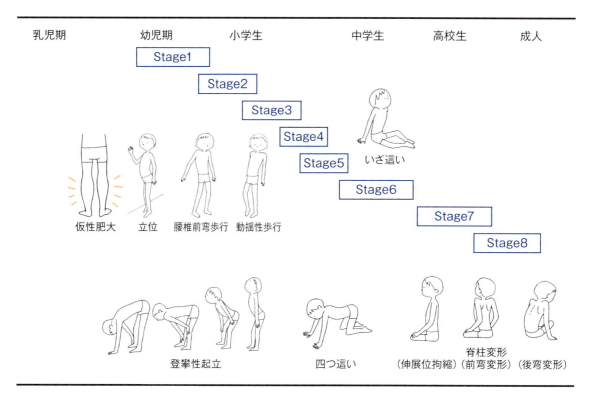

図1　デュシェンヌ型の機能障害度分類と特徴的な姿勢と運動

(2) 肢帯型筋ジストロフィー

1歳以降に主に四肢の近位筋優位に筋力低下を生じる筋ジストロフィーの総称です。近位筋とは手足の筋肉のなかで体に近い部分（上腕、大腿）の筋肉のことです。

肢帯型の原因となる遺伝子は多数あり、現在、常染色体優性遺伝（親子間で遺伝するタイプ）が8病型、常染色体劣性遺伝（兄弟間にのみ同じ病気の人がいるタイプ）が20病型知られています。病型により心合併症をともなうものがあるため、動悸や心不全徴候などへの注意が必要となります。また、進行期には呼吸障害もともなうため、呼吸リハビリテーションの介入や人工呼吸管理の選択なども必要となる場合があります。

(3) 先天性筋ジストロフィー

生後1歳未満に筋力低下で発症する筋ジストロフィーの総称です。多数の遺伝子異常が報告されていますが、日本では9割近くが福山型先天性筋ジストロフィーといわれています。福山型では新生児期、乳児期早期から顔面を含む全身の筋力低下、筋緊張低下を認め体重増加不良や発達遅滞で気づかれます。5～6歳頃までは運動発達を認めますが座位レベルにとどまり、その後は筋萎縮が進み最終的には臥床状態になります。10歳ころから呼吸障害、心不全、嚥下障害などが進行し、予後は20歳前後といわれています。

(4) 顔面肩甲上腕型筋ジストロフィー

顔面・上肢帯・上腕に強く筋力低下を認める筋ジストロフィーです。

この病型は常染色体優性遺伝でありながら浸透率（親子間で同じ遺伝子異常があり、かつその病気を発症する確率）が低いことが知られています。

思春期以降に発症しますが、発症年齢、重症度ともに個人差が大きいことが特徴です。顔面の筋力低下では目を閉じられない、口笛が吹けないなどの症状が、上肢の症状では腕を上げられない、上腕に比べて前腕が太い（ポパイの腕、と形容されます）、肩甲骨が飛び出している（翼状肩甲）などの特徴を認めます。また眼症状（滲出性網膜炎）や難聴をともなう例もあります。経過は比較的緩やかで呼吸不全や心不全をきたすことはまれです。

(5) 筋強直性ジストロフィー

　ミオトニアと呼ばれる筋強直現象（筋肉に力を入れるとすぐに力を抜けない現象）と胸鎖乳突筋や遠位筋（前腕や下腿）優位に筋力低下、筋萎縮を認め、全身性に多彩な合併症を有する筋ジストロフィーです。遺伝形式は常染色体優性遺伝であり、この病型では表現促進現象（世代を経るごとに発症年齢が早くなる現象）があることが知られています。筋症状以外には、心病変（心伝導障害、心筋障害）、認知機能障害、白内障、耐糖能異常などを認めることが多いとされ、また前頭部の脱毛（禿頭）や斧様顔貌などの身体的な特徴も認めます。呼吸障害や嚥下障害を認めることも多く、これと心病変による不整脈が生命予後を左右し、突然死を認めることもあります。また悪性腫瘍の合併や不妊や早産を認めることがあり、この病気と気づかずに手術を受けた人が、術後に呼吸器を外せなくなるケースもあるため、注意が必要です。

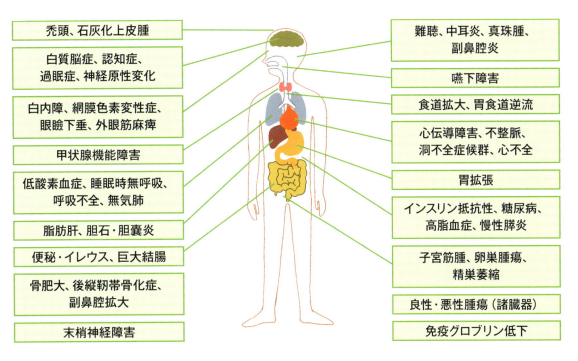

図2　筋強直性ジストロフィーの合併症

(6) エメリー・ドレイファス型筋ジストロフィー

　筋力低下に加えて、関節拘縮、心伝導障害を特徴とする筋ジストロフィーです。
　不整脈が予後を左右することがあるため、神経内科のみではなく、循環器内科との連携や、関節の拘縮については整形外科との連携が大切です。

(7) 眼咽頭筋型筋ジストロフィー

　眼瞼下垂や咽頭部の筋力低下を主症状とし、中年以降に発症する筋ジストロフィーです。
　進行すると四肢の筋力低下や嚥下障害を認めるようになります。

3．各種症状に対する対応について

　現時点で、すべての筋ジストロフィーに根本的な治療はありません。しかし、デュシェンヌ型筋ジストロフィーでは運動発達が止まり低下する時期にステロイド剤を使用することで半年から2年程度筋力を改善できる例があります。また、筋力低下に対してはリハビリテーションが一定の効果があり、側弯などの骨格変形予防、筋力維持、代償手段の獲得などの目的でリハビリテーションを行うことが薦められます。生命予後を左右する症状としては、呼吸障害、嚥下障害、心病変による不整脈や心不全があります。代償手段の獲得に加え、心病変に対しては循環器科による適切なフォローが必要です。

膠原病　〜エリテマトーデスについて〜

はじめに

「自分が膠原病だと初めて診断されたときは、頭が真っ白になった」という患者が少なくありません。確かに原因不明の病気ですが、原因が不明であるという点を除けば多くの臓器が侵される糖尿病や高血圧などの慢性疾患と同じです。治療法もありますし、普通に社会生活を送ることを目標にします。病気と闘うのではなく、仲良くして共生することを目指していくようにします。

1. 膠原病について

(1) 膠原病 (自己免疫性リウマチ性疾患) ってどのような病気ですか？

　膠原病の「膠原」は膠原線維、つまりコラーゲン (collagen) のことです。膠原病 (collagen disease) という言葉は、1942年にアメリカの病理学者クレンペラー (Klemperer) がエリテマトーデス、関節リウマチ、皮膚筋炎・多発筋炎、全身性強皮症、結節性多発動脈炎、リウマチ熱に罹患した患者の皮膚や他の臓器の膠原線維にフィブリノイド変性 (膠原線維がダメージを受けた状態) が共通して認められることを報告したのが端緒です。以来「膠原病」という言葉が長く使われてきました。しかし、その後の研究によって、これらの疾患では血管もダメージを受けていること、また自分の体を構成する細胞の核に対する抗体 (抗核抗体) が高率に検出されることが明らかとなりました。

　本来、抗体は細菌やウイルスなどの外敵から自分を守るために産生されるものですので、自分自身の細胞に対する抗体がつくられるのは正常ではありません。自己抗体が直接的に病気を引き起こす疾患 (例えば、バセドウ病、重症筋無力症、天疱瘡など) はたくさんありますが、これらが自己免疫異常を背景にしているために自己免疫疾患と総称されています。そのため、専門家の間では膠原病を自己免疫性リウマチ性疾患と呼んでいます。

(2) 抗核抗体とは？　〜その臨床的意義〜

　抗核抗体も自己抗体の一つです。抗核抗体は私たちの体をつくっている細胞がもつ核 (nucleus) を構成するさまざまな成分に対して産生されたものです。現在、明らかになっているものだけでも40種類以上はあり、それらをまとめて抗核抗体と呼んでいます。

　膠原病を疑ったときに医師がまずチェックするのが抗核抗体の有無です。採血された血液から血清 (澄んだ黄色液体部分) を分離して、まず10倍に希釈します。その次は順次倍々に希釈して、20倍、40倍、80倍、160倍という希釈した血清の系列をつくります。これらの希釈血清をスライドグラス上に培養してアセトン固定した細胞 (固定された細胞は死んでいます) にふりかけて、細胞の核と反応するかどうかを蛍光顕微鏡で観察します。詳細は省きますが、抗体と反応した核は蛍光を発します。具体的に言いますと、10〜80倍までの希釈血清では蛍光が見られ、160倍では蛍光が見られない (検出感度以下) 場合に、抗核抗体80倍陽性と判定しています。

　抗核抗体の陽性率 (通常は80倍以上を陽性と判定します) は、全身性エリテマトーデス (以下、SLE) 患者では95〜98%、全身性強皮症では80〜90%、皮膚筋炎・多発筋炎では50〜70%、関節リウマチでは30〜50%が陽性となります。ただし、症状のない正常人と考えられる人でも約15%が80倍以上の陽性を示します。したがって、抗核抗体が陽性だからといって膠原病とは直ちに診断はできません。次の段階として、どのような症状があるのかを詳しくお聞きし、必要な検査をして調べます。

　重要なのは抗核抗体自体が私たちの体の生きた細胞の細胞膜と核膜を通過して核内の成分と反応はできないということです。つまり、抗核抗体自体が膠原病を引き起こす直接の原因ではないのです。膠原病の人は抗核

抗体が産生されやすい遺伝的背景を持ちます。また、例外はありますが、抗核抗体の値と重症度は無関係です。抗核抗体高値イコール重症ではありません。

(3) 疾患特異抗体について

　抗核抗体にはたくさんの種類がありますが、それらのなかにはある疾患、例えばSLE患者にしか検出されない抗核抗体があります。これを疾患標識抗体と呼びます。SLEで有名なものが、抗2本鎖DNA抗体、抗Sm抗体です。つまり、これらの抗体が陽性ですとSLEである、あるいはSLEを発症する確率が高いということがいえます。また、抗2本鎖DNA抗体は病勢を反映することが多く、この抗体の値が上昇する、あるいは高い場合には要注意です。

　なお、疾患標識抗体として、全身性強皮症では抗topo-I抗体、抗セントロメア抗体、抗RNA Pol抗体が、皮膚筋炎では抗ARS抗体、抗MDA5抗体、抗TIF1-γ抗体などが知られています。

2. エリテマトーデスについて

(1) 診断方法は？

　SLEの診断が国や地域、診察する医師によって違っていては、治療法や予後の比較ができません。そのためには、専門家の医師ばかりでなく非専門家でも利用できる国際的SLE分類基準案（一般には、診断基準と呼ばれています）が必要です。最新のものは2012年に発表された欧米の専門家による分類基準案です（**表1**）。臨床項目11項目、免疫学的項目6項目から成っています。少なくとも最低1項目の臨床所見を含む4項目以上を満たす場合、または腎生検でループス腎炎の所見があり、抗核抗体または抗2本鎖DNA抗体が陽性の場合にSLEと分類（診断）します。臨床項目の7〜11、免疫学的項目の1〜6は血液・尿検査などで判断できますので、非専門家でも検査可能です。

　ここで注目すべき点は、臨床項目11項目のうち、1〜4までが皮膚・粘膜症状であることです。したがって、症例によってはエリテマトーデスの多彩な皮膚症状を理解していなければSLEの診断が難しいことがあります。この点において、膠原病を専門とする皮膚科医の果たす役割は大きいと言えます。

　ところで、分類（診断）基準案を満たさなければSLEと診断できないのでしょうか？　もちろん、特定疾患などの申請などに係わる行政上の手続きでは分類（診断）基準案を満たしている必要があります。さらに、学術論文においても特定の分類（診断）基準案を満たす患者群を対象としていなければ、学術的価値は低くなります。しかし、日常の臨床の場においては必ずしもそうとは限りません。白血球減少、血小板減少、蛋白尿、滑膜炎、漿膜炎などはSLEに限った症状ではなく、それ以外のさまざまな疾患で起こっている可能性があります。しかし、エリテマトーデスの皮疹、抗2本鎖DNA抗体、抗Sm抗体はエリテマトーデス以外では認めません。たとえ4項目以上該当しない時点であっても、エリテマトーデスという疾患に特異性の高い皮疹や抗体が存在するのであればSLEへの進展を念頭に置いて経過を診ることになります。

(2) どのような症状がありますか？

　全身症状と臓器症状にわけることができます。全身症状としては、全身倦怠感、易疲労感、発熱、体重減少などを認めることが多いようです。臓器症状としては、関節炎（患者での頻度は80％）、皮膚・粘膜症状（頻度は50〜70％）、中枢神経症状（けいれん発作と精神症状が基本。頻度は10〜30％）、漿膜炎（胸膜炎、心外膜炎。頻度は約20％）、肝機能障害（自己免疫性肝炎）など、その他のまれな病態（ループス膀胱炎、ループス腸炎など）も含めると実に多彩です。

　臓器傷害のなかでも腎臓は予後を左右するもっとも注意すべき臓器です。ループス腎炎と呼ばれますが、SLE患者の約半数にみられます。ループス腎炎では血液をろ過して尿をつくる腎臓の糸球体という部分が徐々に壊されてしまいます。その結果、アルブミンなどの重要な蛋白が尿中に大量に漏れ出し、他方で老廃物が排泄できずに血液内に蓄積するようになります。適切な時期に適切な治療が行われないと最終的には透析へと移

行せざるを得ません。ループス腎炎は病理組織学的に5型（Ⅰ～Ⅴ）にわけることができ、診断はもちろんですが、強力な治療の適否（Ⅲ、Ⅳ型）を決めるには腎生検が不可欠です。

　皮膚症状は、表で示した分類基準案の臨床項目の1、2で示されているように多彩です。すべてのタイプの皮疹を経験（診断）したことのある専門家は数少ないと思います。確定診断には皮疹の病理組織学的所見を確認することが必須ですので、患者の協力が必要です。

(3) なぜ、免疫抑制薬なのか？

　SLEの病態の本質は自己に対する炎症です。本来、炎症は細菌やウイルスを排除することを目的とする生命現象です。例えば、インフルエンザに罹ると発熱、関節痛などが起こります。細菌感染によって癤（おでき）や蜂窩織炎が起こると感染部位には疼痛、発赤・局所熱感、時には発熱もともないます。こうした炎症を担うのが、好中球、マクロファージ（単球）、リンパ球などの免疫担当細胞です（免疫は読んで字の如し。「疫＝感染症を免れる」）。普段、これらの細胞は血液中を循環しています。一旦、炎症の引き金が引かれると血管内ばかりでなく、血管外へも飛び出してウイルスや細菌を駆逐するためにさまざまな物質を産生・放出します。この戦いが炎症であり、その火の粉が周囲の正常組織の変性・破壊をも招きます。

　SLEなどの膠原病では何かが引き金を引いて炎症を起こし、その炎症が臓器傷害をもたらします。世界中の専門家がさまざまな角度から研究していますが、この引き金を引く「何か」は現在も不明です。しかし、炎症を抑えれば戦火の拡大が抑えられ、被害を最小限に食い止めることができます。外敵が不在であるにも拘わらず、勝手に炎症を起こしている免疫担当細胞を抑えることが治療の目的なのです。炎症の初期には好中球やマクロファージ（単球）が重要ですが、その後はリンパ球が炎症の主体を担います。

　免疫抑制薬に期待される作用は、主にリンパ球の働きを抑えることです。SLEを起こしているリンパ球だけを抑えることができればよいのですが、残念ながらそのように選択性の高い薬剤はまだ存在しません。現在の免疫抑制薬は全リンパ球の働きを抑えてしまうために感染症などが起こりやすくなります。

(4) 副腎皮質ステロイド薬

　現在、治療の主役は副腎皮質ステロイド（以下、ステロイド）です。昨今では、マスコミや一部の医療従事者の誤解と偏見によって「悪者」扱いされているステロイドですが、要は長所と短所を理解した上で効果と副作用のバランスをとる使い方が大切だといえます。

　ステロイドを合成し、臨床応用まで広めた功績によって米国の化学者ケンダル（Edward Calvin Kendall）と医師ヘンチ（Philip Showalter Hench）、ポーランドの化学者ライヒスタイン（Tadeus Reichstein）の3人は1950年にノーベル生理学・医学賞を受賞しました。初めてステロイドが臨床応用されたときの様子については、「1948年9月、ケンダルが化合物Eと名付けた物質をヘンチは慢性関節リウマチで寝たきりの婦人に投与したところ、彼女は30日で歩行できるまでに回復を示した。さらにメイヨークリニックの他の患者たちにも投与し、その効果を確たるものにし、1949年4月20日これらの成果を発表し、同じ病気に苦しむ世界の人々を救った」とあります（引用：サイエンスジャーナル http://sciencejournal.livedoor.biz/archives/4743843.html）。

　1979年当時はSLEに対するステロイド治療がようやく確立されたころでした。実際、ステロイド治療によって救命できた患者がたくさんいます。世界的に見ても、ステロイド導入前のSLEの5年生存率は50～60％だったのですが、現在では95～99％になっています。

　確かに、ステロイドに多くの副作用があります。現在では、より副作用の少ない免疫抑制剤（プログラフ®、ネオーラル®、セルセプト®）や生物学的製剤（リツキサン®）を併用して、ステロイド量を最小限にする、あるいはステロイドを使わない治療法の確立が目指されています。

(5) 副腎皮質ステロイド薬の副作用とその予防方法

　ステロイドを全身的に内服（注射）した場合の副作用は、1日内服量とその期間によって出現時期が異なり、

出現頻度には個人差も大きいのが現実です。

大量投与（1日内服量が体重当たりプレドニゾロン換算1mg/kg以上）で出やすい副作用には、易感染性、糖尿病、胃潰瘍、精神症状、中心性肥満・満月様顔貌などがあります。一方、長期投与で起こりやすい副作用には骨粗鬆症、高脂血症、高血圧症、筋力低下、白内障、緑内障などがあります。

個々の副作用に対する予防策ですが、個々の副作用に対する予防薬が存在しています。中心性肥満・満月様顔貌、筋力低下はステロイドの減量とともに軽快します。白内障、緑内障については半年〜1年に1回の定期診察が望まれます。

おわりに

医学の進歩は「急勾配の右肩上がりの時期」と「横ばい状態の時期」の繰り返しです。「急勾配の右肩上がりの時期」とは画期的な新薬や治療法が出現した時期に相当します。現在は、生物学的製剤や分子標的薬が癌治療の分野で脚光を浴びています。他方、膠原病の一つである関節リウマチに対する生物学的製剤（抗TNF-α製剤など）の登場は関節リウマチの治療法をまったく新しいものに書き換えました。今後10年以内にエリテマトーデス、強皮症などの他の膠原病でも同じことが起こるでしょう。

新薬が承認されるためには患者の臨床試験への参加が絶対に必要です。外国の患者が使えて、日本の患者が使えないというようなドラッグ・ラグが生じないことが望まれます。

表1　国際的SLE分類基準案（SLICC 2012）

臨床クライテリア（11項目）
1. 急性皮膚エリテマトーデス
    頬部紅斑、水疱性エリテマトーデス、TEN型SLE、斑状丘疹型皮疹、光線過敏性皮疹、亜急性皮膚エリテマトーデス
2. 慢性皮膚エリテマトーデス
    古典的円板状皮疹（頸部に限局する限局型と頸部の上下に分布する全身型）
    肥厚性DLE、深在性エリテマトーデス、粘膜エリテマトーデス、LE tumidus
    凍瘡状エリテマトーデス、DLE/扁平苔癬重複型皮疹
3. 口腔潰瘍
4. 非瘢痕性脱毛：びまん性疎毛化、毛髪の脆弱化
5. 滑膜炎：2週間以上の腫脹か滑液貯留
6. 漿膜炎：1日以上持続する胸膜炎または心膜痛
7. 腎炎：尿たんぱく／クレアチニン比で500mg/24時間以上、赤血球円柱
8. 神経所見：痙攣、精神症状、多発性単神経炎、脊髄炎、末梢・脳神経炎、急性錯乱
9. 溶血性貧血
10. 白血球減少（<4,000/mm^3　1回以上）
11. 血小板減少（<100,000/mm^3　1回以上）

免疫学的クライテリア（6項目）
1. 抗核抗体陽性
2. 抗ds-DNA抗体陽性（ELISA法で正常値の2倍以上）
3. 抗Sm抗体陽性
4. 抗リン脂質抗体陽性（ループスアンチコアグラント、抗カルジオリピン抗体、抗β$_2$-GPI抗体のいずれか陽性）
5. 低補体血症：C$_3$、C$_4$、CH$_{50}$低値
6. 直接クームス試験陽性：溶血性貧血は除く

判定：臨床クライテリアと免疫学的クライテリアのそれぞれ1項目を含み、全体で4項目以上を満たす、あるいは腎生検でループス腎炎の所見があり、抗核抗体か抗ds-DNA抗体が陽性であればSLEと分類する。

Column No.5　補完代替医療

1．補完代替医療とは

　補完代替医療とは、通常、治療の目的で行われている医療（手術療法や薬物療法など）を補ったり、その代わりに行ったりする医療のことです。健康食品やサプリメントがよく注目されますが、鍼灸、マッサージ療法、運動療法、心理療法なども含まれます。

　難病は療養生活が長いことや進行の様子によっては、治療そのものが難しい場合が多いことから、標準的に行われる治療の他に、いわゆる"民間療法"や"代替医療"と呼ばれる補完代替医療に関心をもつ患者や家族も少なくありません。

　補完代替医療についての情報は、書籍やインターネットにも多くありますが、どのような効果があるのか、また安全性や費用などの側面についても、よく吟味する必要があります。

2．情報を集めるには

補完代替医療に関する情報を収集し、検討する上で参考になるウェブサイトです。

難病の情報とは限りませんが、ぜひ、活用してみましょう。

　　◎国立がん研究センターがん対策情報センター「がん情報サービス」(http://ganjoho.jp/)内の代替医療（健康食品やサプリメント）のページ(https://ganjoho.jp/public/dia_tre/treatment/alternative_medicine/html)

　　◎独立行政法人 国立健康・栄養研究所「『健康食品』の安全性・有効性情報」(http://hfnet.nih.go.jp/)

　　◎がんの代替医療の科学的検証に関する研究（がん研究開発費）「補完代替医療」(http://www.shikoku-cc.go.jp/hospital/guide/useful/newest/cam/)

　ここには、インターネットや書籍・雑誌のなかから、信頼できる情報を見極めるチェックリストなどが掲載されています。また、このウェブサイトからダウンロードできる『がんの補完代替医療ガイドブック』も補完代替医療を理解する上で、参考になります。

3．有効性と安全性の評価

　一部の補完代替医療については、その評価を科学的に行ったり、これまでの研究を整理する取り組みや、それに基づいた効果や安全性の評価が、専門家、研究者によって行われています。

　これらの結果は「有効性が科学的に確認されている」というものではなく、多くは「効果は未確認だが、重大な害を及ぼす可能性は低い」という、消極的な容認の判定がなされていることに留意する必要があります。また、通常の治療の効果を弱めたり病気の危険を高めたりすることから「使うべきではない」という判定がなされているものもあります。

4．科学的な証明と効果は？

　補完代替医療には、治療効果、つまり難病を治したり、進行を遅らせる効果が期待できる治療法としてはみなされていません。同じく、吐き気やだるさなど、難病にともなう症状を和らげるための代替医療についても、治療法として勧められると判定されているものはありません。補完代替医療を自分や家族で考えるときには、まずこのことを踏まえて検討する必要があります。

　相談員が相談にのる上で、知っておくと役に立つと思われる医学的知識の例を紹介してきましたが、より詳しく学びたい場合は、「統合医療」情報発信サイトeJIMや、「がん情報サービス」のトップページ(http://ganjoho.jp/)を以下に紹介します。

参考文献
◎がん情報サービス（http://ganjoho.jp/）『患者必携　がんになったら手にとるガイド』
◎「統合医療」に係る情報発信等推進事業に基づき、患者・国民及び医療者が「統合医療」に関する適切な情報を入手するためのHP：「統合医療」情報発信サイトeJIM（Information site for evidence-based Japanese Integrative Medicine：イージム, http://www.ejim.ncgg.go.jp/public/index.html）（下図1）

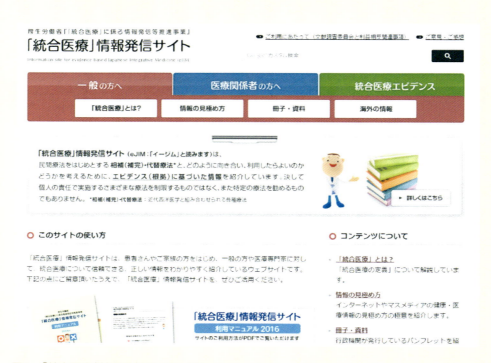

図1　「統合医療」情報発信サイトeJIM

5．必ず主治医に相談しましょう

　健康食品や代替医療を利用する場合は、主治医との相談が必要です。健康食品や代替医療が、主治医の意図している治療の妨げになるなど、悪影響を及ぼす場合もあるからです。

　健康食品や代替医療について話すときは、意識して慎重に言葉を選ぶようにしてください。健康食品や代替医療については、クチコミで「○○をすれば、難病が治る」とか「100人中100人が治っている」といった表現がなされることがあります。相談者はもともと「治りたい」「治ってほしい」と思っているので、こうした表現は強く印象に残ります。

　しかし、健康食品に含まれる成分が、主治医の処方している医薬品の働きを妨げてしまうことがあります。また、一般的には健康増進に役立つ食品であっても、特定の病気にはよくない働きをしてしまうこともあります。代替医療は民間療法だけでなく、医師が行っているものもありますが、主治医と治療方針が異なると、治療の妨げになることがあります。

　健康食品や代替医療について患者から相談された場合には、主治医と相談して利用を考えるようにアドバイスするようにしましょう。

第3章
難病相談支援センターとは

- 難病相談支援センターの歴史・経過
- 難病相談支援センターの事業内容
- 難病相談支援センターの役割
- 難病相談支援センターに寄せられる相談と対応
  ～群馬県難病相談支援センターにおける事業実績の分析より～

難病相談支援センターの歴史・経過

　2015年に国の難病対策事業が法制化され、難病相談支援センターは重要な事業の一つとして位置づけられました。しかし、各難病相談支援センターが相談者から期待されている役割を果たすためには、相談支援の質向上以外にも取り組むべき課題があります。行政や医療機関の支援とは異なる、より難病患者の心に寄り添った難病相談支援センターの支援について「専門職」と「ピア・サポーター」をキーワードにして、難病相談支援センターの役割という視点で述べます。

1. 難病相談支援センター設置の背景と新たな難病対策事業における位置づけ

　わが国の難病対策は、1972年（昭和47年）に「難病対策要綱」が策定され、その後1996年（平成8年）に改定されて難病相談支援センター事業は「地域における保健医療福祉の充実・連携」の事業の一つとして位置づけられました。事業の実施主体は都道府県で、事業運営の全部または一部を適切な事業運営の確保が認められる法人等に委託できるとされ、2003年「難病相談支援センターの整備について」が厚生労働省から通達されてから全国に設置され始め、2007年度末には全国の都道府県すべてに設置されました。それ以来、難病相談支援センターが地域のニーズに応じてさまざまな形で運営されていることについては一定の評価を得ています。

　2015年より施行された「難病の患者に対する医療等に関わる法律（難病法）」においても、難病相談支援センターは重要な機関の一つとして位置づけられ、さらなる機能向上が求められており、「難病の患者が地域で安心して療養しながら暮らしを続けていくことができるよう、難病の患者に対する相談・支援、地域交流活動の促進及び就労支援などを行う拠点施設として設置され、難病の患者等の療養上、日常生活上での悩みや不安の解消、孤立感や喪失感の軽減を図るとともに、難病の患者等のもつさまざまなニーズに対応し、医療機関をはじめとする地域の関係機関と連携した支援対策を一層推進するもの」とされています。

難病相談支援センターの事業内容

1. 難病相談支援センターの事業内容

　難病相談支援センターの事業内容については国の療養生活環境整備事業実施要綱に定められ、難病相談支援センターは保健所を中心とした既存の施策と有機的に連携し、就労支援においては、ハローワークに配置された難病患者就職サポーターと連携しています（**図1**）。

　事業の柱となる相談事業では、主に電話や面接、メールなどにより相談を受けています。難病相談支援センターに寄せられる相談を大きくわけると「相談」「支援」「難病相談支援センター事業に関すること」「患者交流支援」に区分され、その内容は多岐にわたります（**図2**）。

　相談対応には医師や看護師、保健師、理学・作業療法士、医療ソーシャルワーカーなどの専門職やピア・サポーター（**図3**）などが想定されますが、一相談支援機関では職員配置に限界があります。予算などの制約があったとしても、難病相談支援センター事業の質を確保するためには適正な職員配置を優先したいところですが、有資格者の確保やピア・サポーターの養成などに課題があり、人材のマネジメントは容易ではありません。

　その他の事業は**図1**に示したとおりですが、そのなかでも就労支援は重点的に取り組むべき支援とされています。就労支援は患者の経済的な自立のみならず自己実現のためにも重要と考えられているからです。2015年度から、これまでモデル事業だった難病患者就職サポーターが各都道府県に1名ずつ配置されました。ハローワークに配置されている難病患者就職サポーターは、地域の就労関係支援機関の「総合相談窓口」「連携の要」としての役割が期待され、難病相談支援センターとの役割分担も明確になりつつあります。難病患者の就労支援には医療との連携が不可欠です。そのため就労支援における難病相談支援センターの役割として、病状や治療、自己管理の状況を面接や受診同席をして確認し、支援会議などで就労時の注意点や必要な環境調整に関する情報提供や助言を行っています。

第3章 難病相談支援センターとは

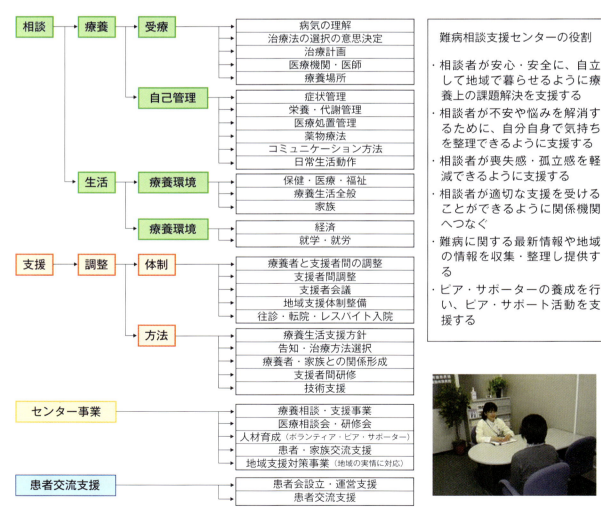

図1　難病相談支援センターと関係機関との連携

図2　難病相談支援センターに寄せられる相談内容と難病相談支援センターの役割

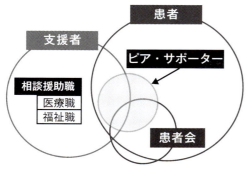

ピア・サポートとは、支援対象者と同じ立場にある支援者を意味し、難病ピア・サポートとは、同じ疾患の人あるいは同じ難病というカテゴリーに含まれるいずれかの疾患の人が同じ立場にある人を支えることを指している。
図は、患者と支援者の関係とそのなかに位置するピアサポーターを示した。支援者も難病になることもある。さまざまな当事者活動をすでに行っている場合もあるし、ピア・サポーター養成研修を修了して活動している人もいる。

図3　ピア・サポーター

2. 難病相談支援センターの実態調査から

「難病相談支援センターは難病患者・家族が気軽に利用できる地域の相談窓口を設置してほしいという当事者団体の強い要望により開始された事業である」ととうい考えがあります。そのため、「難病相談支援センターは難病患者のもの。運営には当事者団体が携わることが必須である」との意見をしばしば耳にします。実際、運営主体別の割合では約3割が当事者団体であり、その他は行政直営や大学、病院などとなっています。

これまで、難病相談支援センターに関する検討の場である全国難病センター研究会（厚生労働省・患者サポート事業による）では、「患者の気持ちは患者にしかわからない」という意見と「相談支援は専門職が行うべきである」という一見対峙する意見がしばしば交わされました。2013年度に国の研究班で行った各都道府県難病相談支援センターの実態調査の結果では、当事者団体が運営主体の難病相談支援センターは医療講演・相談会の開催により病気や治療の最新情報を得ることや専門医と連携することに重点を置く傾向があり、行政や医療機関などが運営主体である難病相談支援センターは難病に対する理解を深める啓発や、患者交流に重点を置く傾向があることがわかりました。このことから、難病相談支援センターの事業内容や実施方法はそれぞれ運営主体の特性に影響を受けて異なるものの、各難病相談支援センターではそれぞれの機能を活かし、かつ足りない機能を補い合うように事業を行っている実態が明らかになりました。

難病相談支援センターの役割

1. 難病法による新たな難病相談支援センターの役割とは

2014年度から2015年度にかけて行った「難病相談支援センターの役割」に関する研究では、「難病相談支援センターは難病に関する専門的な相談支援とピア・サポートの二つの機能を備えており、専門職とピア・サポーターは協働して事業を行う。両者はそれぞれの強みを発揮して役割を果たし相互補完する」という結論に至り、難病相談支援センターは誰が行うべきかという議論に一石を投じました。患者の声から始まった難病相談支援センターですが、今後は専門職とピア・サポーターが相談者に寄り添いながら支援する身近な相談窓口としてあるべき姿を提言しました(**図4**)。両者がどのように役割分担をしながら協働して難病相談支援センターの運営に関わっていくべきかが、今後の課題です。

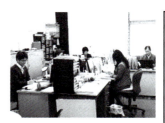

※各難病相談支援センターには、保健師、看護師、社会福祉士などが配置されている。

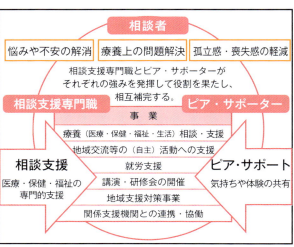

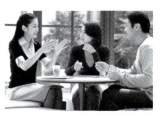

※ピア・サポートとは、当事者同士の支え合いを意味している。難病相談支援センターでは、ピア・サポーター養成研修会を開催し、修了したピア・サポーターは難病サロンなどで、患者交流活動や同じ病気の患者の話の聴き手として活動している。

難病相談支援センター事業（療養生活環境整備事業実施要綱より）

センター事業	事業内容
Ⅰ. 各種相談支援	電話、面接、日常生活用具の展示等による、療養、日常生活、各種公的手続き等に対する相談・支援。またそれらについての情報（住居、就労、公共サービス等）の提供等を行う。
Ⅱ. 地域交流会等の（自主）活動への支援	レクリエーション、患者会等の自主的な活動、地域住民や患者団体との交流等を図るための場の提供支援、医療関係者等を交えた意見交換会やセミナー等の活動支援を行うとともに、地域におけるボランティアの育成に努める。
Ⅲ. 就労支援	難病患者の就労支援に資するため、公共職業安定所等関係機関と連携を図り、必要な相談・支援、情報提供を行う。
Ⅳ. 講演・研修会の開催	医療従事者等を講師とした患者等に対する講演会の開催や、保健・医療・福祉サービスの実施機関等の職員に対する各種研修会を行う。
Ⅴ. 地域支援対策事業	特定疾患の関係者に留まらず、地域の実情に応じた創意工夫に基づく地域支援対策事業を行う。

図4　難病相談支援センターの事業内容（相談支援とピア・サポートとの関係）

2. 難病相談支援センターにおける相談支援とピア・サポートの未来

　前述の研究で行った実態調査では、難病相談支援センター事業の柱である相談事業において、専門職とピア・サポーターが協力することに関しては、ほとんどの難病相談支援センターが必要であると認識していて、「患者・家族の相談者の中には、同じ病気の患者と話がしたい、病状管理を含めた療養生活の情報が欲しいというニーズがある」などの回答がみられました。ただし、実際にピア・サポーターが難病相談支援センターの相談業務に携わっているのは、全体の3割ほどでした。

　ほとんどの難病相談支援センターには専門職が相談員として配置されていますが、たしかに「共感」という点でピア・サポーターに及びません。難病相談支援センターでピア・サポートの場を支援するには、同時に難病のピア・サポーターの養成についても検討していく必要があります。ピア・サポートを通じて喪失感や悲しみを背負った患者が、誰かの役に立ちたいという希望をもち、実際に他の患者の力になることで自尊心を取り戻すことができるという大きな効果があるのです（**図5**）。

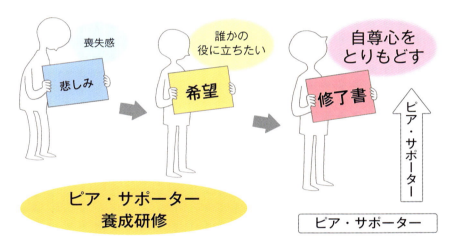

図5　ピア・サポートがピア・サポーターに及ぼす効果

参考・引用文献
1) 川尻洋美, 岡本幸市. アクチュアル脳・神経疾患の臨床　すべてがわかる神経難病医療. 辻省次総編集, 2015, P254-263.
2) 岡本幸市ほか. 全国の難病相談・支援難病相談支援センターにおける特性を活かした取り組みに関する実態調査. 厚生労働科学研究費補助金難治性疾患等克服研究事業（難治性疾患克服研究事業）：希少性難治性疾患患者に関する医療の向上及び患者支援のあり方に関する研究（主任研究者：西澤正豊）平成25年度総括・分担研究報告書. 2014；135-138.
3) 川尻洋美. 現場で求められる今後の難病相談・支援のあり方. 保健師ジャーナル. 2013；69：595-599.

資料：療養生活環境整備事業実施要綱

平成27年3月30日健発0330第14号厚生労働省健康局長通知「療養生活環境整備事業について」の別紙「療養生活環境整備事業実施要綱」（平成28年4月1日改正）より抜粋

療養生活環境整備事業実施要綱

第1　目的

　療養生活環境整備事業は、難病の患者に対する医療等に関する法律（平成26年法律第50号。以下「法」という。）第28条に基づき、難病の患者及びその家族等（以下「難病の患者等」という。）に対する相談支援や、難病の患者に対する医療等に係る人材育成、在宅療養患者に対する訪問看護を行うことにより、難病の患者の療養生活の質の維持向上を図ることを目的とする。

第2　難病相談支援センター事業

（1）概要

　難病の患者が地域で安心して療養しながら暮らしを続けていくことができるよう、難病の患者等に対する相談・支援、地域交流活動の促進及び就労支援などを行う拠点施設として、難病相談支援センター（以下「センター」という。）を設置する。

　センターにおいて、難病の患者等の療養上、日常生活上での悩みや不安の解消、孤立感や喪失感の軽減を図るとともに、難病の患者等のもつ様々なニーズに対応し、医療機関を始めとする地域の関係機関と連携した支援対策を一層推進するものとする。

（2）実施主体

　実施主体は、都道府県とする。

　ただし、センター事業の運営の全部又は一部を、法第28条第2項に基づき事業を適切、公正、中立かつ効率的に実施できる法人等に委託することができるものとする。なお、センターは、地域の実情に応じて、同一都道府県において複数箇所設置することができるものとする。

（3）センター事業の運営

　都道府県は、センター事業を次により行うものとする。

① 　センターの運営を適正に行うため、管理責任者を置くものとする。また、管理責任者は、あらかじめ利用者が守るべき規則等を明示した管理規程を定めるものとする。（都道府県から委託を受けた事業者の場合、管理責任者は、当該事業者の管理者又は同一組織内の他の事業部門の常勤職員とすること。）

② 　年次計画を作成し事業を計画的に実施するとともに、事業年度の終了後は実施事業の評価を行い、事業運営の継続的な改善に努めること。（事業を委託した場合においても、都道府県は計画作成及び事業評価に関与し、センターの運営に必要な措置を講ずること。）

③ 　医療機関、保健所等の関係機関（多機関の協働による包括的支援体制構築事業を実施している都道府県においては、相談支援包括化推進員が配置されている機関を含む。）との連携体制の構築・強化に努めるとともに、法第32条に基づき設置された難病対策地域協議会において地域における課題や情報を共有し、対策の検討に携わること。

④ 　相談受付日や時間は、難病の患者等の利便性に配慮し、できる限り幅広く設定できるように努めること。

⑤ 　センター職員は、利用者のプライバシー・個人情報の保護に十分配慮するとともに、正当な理由がな

く、事業を通じ知り得た個人情報を漏らしてはならない。
⑥ 公益財団法人難病医学研究財団が運営する「難病相談支援センター間のネットワークシステム」を活用するなどし、難病の患者及びその家族からの相談内容や対応について記録し保存するとともに、他のセンターとの連携強化・相互支援に努めること。
⑦ ホームページ等を通じて、センターが実施する相談や支援等についての情報の提供に努めること。

（4）実施事業
① 一般事業
　ア　各種相談支援
　　電話、面談等により療養生活上、日常生活上の相談や各種公的手続等に対する支援を行うほか、情報の提供等を行うこと。
　イ　地域交流会等の（自主）活動に対する支援
　　難病の患者等の自主的な活動、地域住民や当事者同士との交流等を図るための場の提供を行う支援、医療関係者等を交えた意見・情報交換会やセミナー等の活動への支援を行うとともに、地域におけるボランティアの育成に努めること。
　ウ　講演・研修会の開催
　　医療従事者等を講師とした難病の患者等に対する講演会の開催や、保健・医療・福祉サービスの実施機関等の職員に対する各種研修会を行うこと。
　エ　その他
　　特定の疾病の関係者にとどまらず、地域の実情に応じた創意工夫に基づく地域支援対策事業を行うこと。
② 就労支援事業
　ア　難病の患者の就労支援の強化を図るため、就労支援等関係機関（ハローワーク、障害者職業センター、就業・生活支援センター等）と連携体制を構築し、難病に関する必要な情報を提供するなど、難病の患者が適切な就労支援サービスが受けられるよう支援すること。
　イ　ハローワークに配置される難病患者就職サポーターと連携し、センターにおいて、難病の患者に対する就労相談が行える体制を整えること。
　ウ　難病の患者が、就労の継続ができるよう、職場に対し自身の疾病や必要な配慮について理解を求めることや、疾病を自己管理することが行えるよう支援すること。
　エ　必要に応じ、難病の患者の就労を円滑に進めるため、ハローワークへの同行、職場見学への同行等の支援を行うこと。また、就労支援等関係機関と連携し、難病の患者の就労後のフォローアップを行うこと。
　オ　企業の登録・公表等難病に理解のある企業を積極的に周知する取組やイベントの実施等企業等を対象にした難病に対する理解を深める取組を行うこと。
　カ　その他地域の実情に応じた創意工夫に基づく就労支援対策を行うこと。

（5）職員の配置
① 難病に関する相談支援は、その特性から医療とのかかわりが多く、医療・保健に関する専門的知識・支援技術が求められることから、必要な知識・経験等を有している難病相談支援員を配置するものとする。
② センターの多様な事業に適切に対応するため、難病相談支援員を複数人配置することが望ましい。

また、難病相談支援員のうち1名は、原則として保健師又は地域ケア等の経験のある看護師で難病療養相談の経験を有する者を配置するものとする。
　③　（4）②の事業を行う場合は、別途、就労支援担当職員を配置するものとする。

（6）ピア・サポート
　①　難病の患者等の孤立感、喪失感等の軽減のために、当事者同士の支え合い（ピア・サポート）が有効であることから、センターは、難病の患者や家族等を対象にピア・サポーターを養成し、ピア・サポート活動を支援する。
　②　必要に応じ、相談支援員とピア・サポーターとが協力して相談支援が行えるように努めること。
　③　近隣のセンターと協力して、ピア・サポーターを紹介できる体制の構築に努めること。

（7）構造及び設備
　①　この事業の実施に当たっては、バリアフリーに配慮した次に掲げる設備を備えていることを原則とする。
　　ア　相談室
　　イ　談話室
　　ウ　地域交流活動室兼講演・研修室
　　エ　便所、洗面所
　　オ　事務室
　　カ　消火設備、その他非常災害に備えるために必要な設備
　　キ　その他、本事業に必要な設備
　②　建物は、建築基準法（昭和25年法律第201号）第2条第9号の2に規定する耐火建築物又は同条9号の3に規定する準耐火建築物とする。

（以下、省略）

難病相談支援センターに寄せられる相談と対応
～群馬県難病相談支援センターにおける事業実績の分析より～

1．相談者と相談方法

　群馬県難病相談支援センターにおける2010～2012年度までの相談延べ件数は2,652件であり、相談者は多い順に、患者、支援者、家族、患者会、友人・知人、その他、不明でした。患者と家族で全体の約半数を占めていました。支援者で多いのは、保健師、医療ソーシャルワーカー、他県の難病相談、支援員、医師、ケアマネジャー、市町村障害福祉担当職員の順でした。相談方法は、電話、メール、面接、訪問、FAXなどで、電話がもっとも多く全体の約8割を占めていました。

2．対象者の疾患と相談内容

　対象者の疾患は、「神経・筋」がもっとも多く、次いで「免疫」、「消化器」、「呼吸器」、「皮膚・結合組織」などでした（2,907件の相談から2,652件を抽出）。相談内容の内訳は、個別相談が全体の約6割を占め、その中では「受療に関する相談」がもっとも多く、次いで「生活」、「支援」、「療養環境」、「疾病自己管理」の順でした。
　その主な内容は以下のとおりです。

（1）受療に関する相談
①専門医療の受療

　専門医による診察・治療・セカンドオピニオンを希望し、専門医療機関・医師の情報を求める相談は多くみられます。地域によっては、遠方までの通院を余儀なくされることも少なくありません。より専門的な医療を希望し、全国の医療機関の治療実績や特定の疾患の外来・入院治療などの情報を求める相談もあります。難病相談支援センターでは、特定医療費の受給者が登録している医療機関、患者会の顧問になっている医師、難病情報センターに掲載されている研究班名簿などから相談者の条件に応じて情報提供を行っています。

②主治医とのコミュニケーション

　病気に関する相談では、主治医とのコミュニケーションが十分ではないために不安が解消されていないケースがあります。受診は、患者が適切な医療を受け、自己管理ができるように、医師と情報・意見交換をする貴重な機会ですが、「主治医が忙しそうで質問できない」「何度も同じことを質問したら不愉快そうだった」と訴える相談もありました。中には患者の質問の方法に問題があるケースもありました。
　難病相談支援センターでは、医療相談会・患者交流会を開催し、専門医から最新の医療に関する情報を得たり、個別に相談したりすることで病気や治療に関する不安の軽減を図っています。さらに患者交流会では、主治医とのつき合い方や受診の際に医師に質問する方法などを参加者の体験談を通して学び合い、主治医とよりよいコミュニケーションがとれるように支援しています。

(2) 生活に関する相談

①発病による経済的損失

経済に関する相談では、発病により就労が困難になることに関する相談と、治療費の家計への負担に関する相談があります。患者が家計を支えている場合はより深刻な問題となります。加入している保険や雇用条件により受けられる保障に差があるため、難病相談支援センターでは、相談者の条件にあった保障が受けられるように相談窓口を紹介しています。

②障害年金の請求

障害年金は、「肢体の障害」者が受給するというイメージが強く、治癒することがない内部疾患の患者は申請を躊躇してしまうこともあります。医師も障害年金について誤解していることが多く、「この程度で障害年金を受けるのはおかしい」と診断書を突き返される患者も少なくありません。しかしその反面、「障害年金の受給は、治療の継続に役立ち、その人らしく生きることに役立つ」と面倒な診断書作成に協力的な医師もいます。

診断書は障害年金の審査結果に大きく関わり、患者の人生に影響を与える重要な情報ですから、医師はソーシャルワーカーや社会保険労務士と相談しながら認定基準に照らし、診断書を作成することが大切です。難病相談支援センターは主治医に対し、患者に障害年金を申請する希望があること、申請の必要性、診断書作成の際の留意点を文書で伝えて診断書作成を支援し、必要があればソーシャルワーカーや社会保険労務士と連携し、障害年金の請求が滞りなく行えるように支援しています。

③就労の継続・就労活動の困難

難病は確定診断までに時間がかかり、かつ難治性、進行性、再燃性、不可視性、継続性という特徴を持つために、患者は仕事を続ける自信を失い、早期に仕事を辞めようと考えることがあります。相談時には「辞めないで、まずは主治医と上司と相談すること」を勧めますが、「病気の進行（再燃）について職場での理解をどう求めたらいいのか」「上司に病気のことを相談すべきか」と悩みながら退職にいたるケースもあります。

就労活動では、「病気と自己管理を両立できる仕事を探すにはどうしたらよいか」「就職試験の面接時に病気のことを告げるべきか」「就職前健康診断で異常が見つかり不合格になった」などの相談があります。2013年度より障害者総合支援法で障害者手帳を持たない難病患者も支援対象とされ、難病患者の就労支援においても難病患者就職サポーターを相談窓口にして、地域のハローワーク、障害者職業センター、障害者就業・生活支援センターが連携して支援体制を整備しています。

難病相談支援センターは、主治医と患者、各支援者をつなぐ役割を担っており、必要に応じて患者の受診に同行することもあります。また、就労環境や自己管理などの相談を患者自身が行えるように支援し、その結果を支援者会議などで各支援者と共有し、共通の認識のもとで支援できるようにしています。

(3) 支援に関する相談
①地域の関係支援機関との連携

難病患者への保健所保健師の支援は特定医療費助成を申請した際の面接から開始されます。診断直後に病院の地域連携室の担当者などが保健所保健師に連絡するのは対応が困難なケースに限られています。難病相談支援センターの場合、「難病の疑いがある」と言われた時や診断直後など、初期の段階に、病気や治療、将来への不安に関する相談が寄せられることがあります。特に進行性の神経難病である筋萎縮性側索硬化症では、早期から呼吸障害や嚥下障害、コミュニケーション障害に対応する支援チームをつくることが必要となるため、まだ支援者が関わっていなければ、患者・家族の許可を得た上で、地域の保健所保健師へ連絡し、支援を依頼します。

②支援者の支援

難病は希少性が高く、医療・保健・福祉の情報が得にくいのが現状です。また、支援者は希少性、個別性が高い難病に関して支援経験を積むことは難しく、情報も得にくいために支援に苦慮することも多いものです。難病相談支援センターは、難病に関する情報や地域の難病支援に関する情報を収集・整理し、支援者のニーズに応じた情報提供をすることが可能です。豊富な情報に基づき間接的に難病患者を支援しているといえるでしょう。

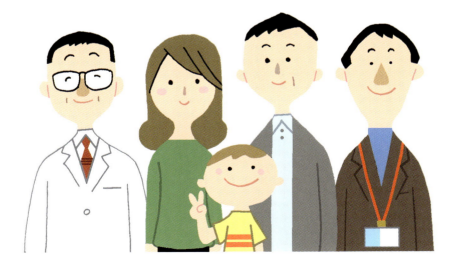

第4章　相談支援のための基礎知識

- 相談支援者の役割
- 保健所との連携
- 患者会との連携

相談支援者の役割

1. 相談者が自分自身で気持ちの整理ができるように支援する

相談者が「自分の物語[1)]」を語ることができる場の提供

難病患者は難病の疑いがあると医師から告げられたときから、聞きなれない病名や初めての検査などに戸惑いを感じます。漠然とした不安、混乱した気持ちから始まり、次第に現実的な経済・仕事・学業に関する不安を抱えることも多いでしょう。ほとんどの場合、主治医や看護師、ソーシャルワーカーや地域の保健所保健師、行政の窓口、家族などに相談することで問題は解決しますが、なかには「突然、難病と告知されて混乱している。治療のことや仕事、家庭のことなど何から考えてよいかわからない」と気持ちの整理ができず、前に進むことができない場合もあります。

難病相談支援センターでは、相談者が難病のために生じた不安や悩み、これからどのように生きていきたいのかなどについての「自分の物語」を、心置きなく安心して語れる場を提供することで、自分自身で気持ちの整理ができるように支援します。

参考文献
1) 伊藤智樹編著, ピア・サポートの社会学. 東京：晃洋書房, 2013

2. ピア・サポートを通じて、難病による喪失感・孤立感が軽減するよう支援する

不安な気持ちや悩みに共感できる、ピア（同じ体験をした人）との交流の場の提供

難病と診断を受けた時の思いや、治療法を選択する際の葛藤は、体験者でなければなかなかわかりません。そのため不安や悩みを共感しあえる体験者との語り合いは、難病のために生じた喪失感・孤立感を軽減させ、病いと向き合う患者の精神的な支えになります。

3. 関係機関・患者会との連携

関係機関や患者会と連携することも相談支援者の重要な役割です。次頁から詳しく説明します。

4. 難病に関する最新情報の収集と提供

難病の医学的情報を収集する重要性を理解し、情報収集するスキルを身につけましょう。相談者の求めに応じて情報資源を用い、情報提供を行う方法と手順を身につける必要があります。

患者や家族は、一般的には医療の専門家ではありません。しかし、難病の診断を受け、身体的・心理的・社会的な苦悩を経験しながら、治療や療養に関するさまざまな選択を求められます。患者や家族にとって、医療・療養における満足度は、どのくらい選択に関与できたか、自己決定を尊重されたかに左右されるといっても過言ではありません。しかし、自己決定の材料となる医学情報や難病関連情報には精通していないために、選択に迷う患者は少なくありません。

一方で、テレビやインターネットなどのメディアを通して、難病関連情報が容易

に入手できるために、根拠や信頼性の低い膨大な情報を前にかえって混乱している場合も散見されます。情報提供の業務には、多かれ少なかれ、治療の方向性や療養の場の選択など、患者・家族が意思決定をするための支援が含まれます。そのためには、まず難病相談員が根拠に基づき、信頼性の高い医学情報、難病関連情報に精通している必要があります。

ここでは、難病情報のうち、「疾病に関する情報」と「検査や治療に関する情報」の収集に焦点を当て、情報収集スキルについて説明します。

情報検索前の留意点
①なぜ情報を必要としているのかをしっかり聞き、直接訴えている内容に答えるだけでよいのか、背後に存在する要因への支援が必要なのか判断をする必要があります。
②難病の医学的情報を収集する重要性を理解し、情報収集のスキルを身につけましょう。相談者の求めに応じて情報資源を用い、情報提供を行う方法と手順を身につけましょう。

(1) 情報提供の前の留意点
①相談者がどのような情報を知りたいのか一緒に整理します。
　※相談者の立場（患者か家族か）により、得たい情報に相違があります。
②相談者が情報を得ることによって、どのようなことを期待しているか（期待できるか）について共有し、目線を合わせておきます。
　※情報を得たことによる効果（結果）の推測ができます。
③相談者の心理的状況を把握し、情報提供後の心理的変化を予測します。
　※情報提供によって事態が展開することが予測され、その前後の関わり方（心理的支援）を整理できます。

(2) 事前に収集しておくべき医学的情報
①各種難病の解説（部位・臓器別）
②予防と検診
③診断（検査）と治療法
④難病と生活
　1) 食生活　2) 症状への対応　3) 後遺症・副作用後の生活グッズ
　4) セクシュアリティー　5) コミュニケーション　6) 心のケア
　7) 補完代替医療
⑤緩和ケア
⑥難病統計
⑦用語

(3) 情報収集の手段
①公的機関、各医学系学会、専門職能団体・協会等のホームページや書籍・会報

誌、あるいは直接問い合わせて情報を得ます。定期的に内容を確認し、不明な点は直接問い合わせ、情報を更新します。

②都道府県・市町村窓口に問い合わせる場合は、問い合わせ内容によって窓口になる部署について把握しておく必要があります。市町村窓口の電話番号などを資料として整理しておくとよいでしょう。

③収集した情報は、診療科・疾患・検査・治療・生活等の項目ごとに整理しておくと便利です。また、電子データにして独自にデータベースを構築したり、ファイリング機能ソフトや検索機能ソフトを活用するのも有効です。

④提供する際の優先度（例：(1)情報元が明確で、(2)情報の信頼性があり、(3)最新の情報であるなど）を踏まえて整理しておくことも必要です。

⑤情報元に使用の許可を得る必要があるものについては、情報元に問い合わせ、許可を得ます。

(4) 情報収集のツールについて

①インターネットによる検索

インターネットはそれ自体が情報源であると同時に、他の情報源（書籍・報告書・雑誌または学会や協会の事務局等）を調べるためのツールにもなります。

ヒット数が多いサイトが信頼性・妥当性が十分な情報を提供しているとは限りません。相談員としては、内容の吟味を十分に行う必要があり、場合によっては各専門職への確認も必要です。各サイトで扱っている情報がどのように入手され、いつの時点のもので、更新がいつ行われたかを確認することは必須です。

例えば、民間療法などの情報で効果があるように見せるために数字を提示して、エビデンスがあるかのように作成されているものもあります。また、国内ではなかなか商品を入手しにくいという印象を与え、商品に付加価値をつけるために、意図的に海外の利用状況のデータを掲載しているサイトもあります。商業ベース中心のサイトではないか、デメリットについての情報も提示されているかなどを確認しなければなりません。

②書籍、報告書、雑誌、冊子、新聞記事

インターネットの利用人口は年々増えていますが、高齢者などインターネットに不慣れな人、インターネット環境が近くにない人などのために、紙媒体による情報提供が必要となることも多くあります。また、インターネットを利用できる人であっても、内容によっては書籍などの紙媒体の方が利用しやすい場合もあります。書籍類に関しては、執筆者、発行元、対象読者などを把握し、相談が多い内容、マスメディアでとり上げられた情報などは、施設内の図書室などを利用し、積極的に目を通しておきましょう。患者向けに書かれた冊子類は、わかりやすい表現を用いたものが多く、相談者が理解しやすい言葉で情報提供する際の参考にもなります。また、数が確保できれば相談者への配布も可能です。難病情報センター、医療機関以外にも製薬会社でも発行しています。

ただし、書籍や海外の論文が翻訳されたものは、発行までの時間差があるので留意する必要があります。新聞に掲載された新しい治療法や検査法に関する情報は、最新の情報であっても、エビデンスや副作用・合併症の情報に乏しいことがあります。最新の医学・難病関連記事には目を通し、スクラップしておくことが望ましいですが、それぞれの情報の限界についても整理しておくことが必要で

す。

③各学会や協会

各学会や協会も情報源となります。各機関の設立趣旨や主な事業内容などを把握し、整理しておくことが必要です。

④その他（人的ネットワーク）

相談員にとって、拠点病院間の人的ネットワークの構築が必要不可欠です。人的ネットワークにより、よりよい相談支援が可能になるとともに、相談員としてもお互いに支え合い協力し合える効果が生まれます。また、相談者を支援するためには、他の分野の専門職の意見や助言を得やすいネットワークが構築されていることが望ましいです。

例えば、入院中の患者の在宅療養への移行を支援する場合、相談員がケアマネジャーと連携し、介護保険サービスの情報を提供する場合もあります。その際に、地域のケアマネジャーとのネットワークが構築されていると、担当ケアマネジャーの決定や在宅療養移行後の暫定的なケアプランを事前に案内することができるなど、在宅療養移行に向けて充実した支援が可能となります。

また、地域の在宅療養支援診療所とのネットワークが構築されている場合は、在宅療養移行後の主治医の決定や、在宅医療の計画などについても、事前に検討しやすくなります。地域ネットワークの視点に立てば、診療所だけでなく、中核病院や訪問看護ステーション、薬局といった機関との連携も重要です。

（5）相談者への適切な情報提供の方法

資料を渡すだけではなく、口頭で補足説明したり、相手の反応を確認したりしながら情報提供します。難しい専門用語はできるだけ用いずに平易な言葉に置き換えて説明しましょう。

①パンフレットなどを有効に活用します。視覚的に、資料を用いることはとても効果的です。
②メモ用紙などに直接書いて説明します。情報提供した内容、相談日や相談員の氏名を書き加えておくと、次に何か相談があったときにもつながりやすくなります。

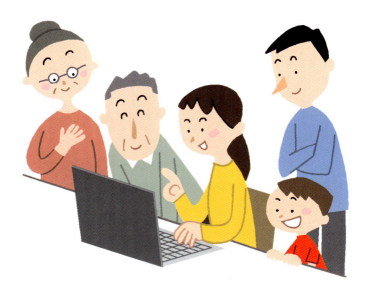

③提供する情報が不明確な場合には、その場で確認します（電話、インターネット、資料など）。または確認がとれた上で、改めて情報提供する旨を約束しましょう。個人情報に関わることは、情報の提供・収集について同意を得ます。
④疾患・検査・治療などの医学情報は、情報源を明確に伝え、情報を提供します。
⑤必要に応じて、次回の「約束」の時期、内容について共有するなど、継続して相談できることを保障します。

(6) 相談者への適切な紹介先の提供方法

①紹介先は可能であれば複数提示されることが望ましく、一つしかないとしてもそれを利用するかしないかは相談者の任意であることを確認します。相談員の経験による紹介先の印象を伝える場合には、その情報が相談者にどのような影響を与えるのかを考慮して伝えましょう。「過度に"おすすめ"すること」や「できればやめたほうがよいのだが……」など、相談員の価値観による判断を避けましょう（あくまでも、相談者の選択と自己決定であることを保証しましょう）。
②公開されていること、公になっていること（公になって構わないこと）など、適切な情報を適切な時期に提供することを心がけます（相談員が提供した情報に対して責任を持つ）。
③紹介先が相談者の希望することを必ず「受け取って」くれるとは限らないことがあります。紹介先へ出向くことが結論ではなく、まず取りかかりの一歩であることを共有します。もしも、そこで「受け取って」もらえなかった場合には、次の方法をともに考えていくことを保証しましょう。
④紹介先の窓口（地域医療連携室、医療相談室など）と連絡をとることについて、相談者の同意を得ておき、事前に窓口にコンタクトをとっておきます。そこで得た情報で相談者にとって必要なこと（紹介先に来院可能な日時、来院方法、紹介先の地図など）は、きちんと伝えます。紹介先での"水先案内人"を確保することは、安心感につながります。
⑤紹介先に出向くまでに、悩んだり揺らいだりすることがあるのは当然であるという前提のもとに、何かあれば再度相談にのることができる旨を伝えましょう。

(7) 相談者と情報について議論することの有用性と限界

相談者が、なぜ相談員とその情報について議論しようとするのかを考えながら、相談者の話を十分に傾聴することから始めるようにしましょう。

有用性

情報についての議論は、情報が相談者にとってどういう意味を持つかを確認したり共有したりする作業だけでなく、この議論をきっかけに、治療や暮らし、生き方についての思いや悩みや迷いが「語られる」場ともなることが多くあります。情報についての議論が、相談者にとって最も大切な気持ちや気がかりへの気づきをもたらします。より深い相談や支援に展開される可能性も考え、情報提供を単なる情報のやりとりに終わらせず、相談者の情報に関する思いのありかを十分に共有しようとすることが重要になります。そのためにも、相談員は相談者のペースに巻き込まれて自分の考えを述べすぎないように気をつける必要があります。

限界

相談員は多くの場合、情報の内容について専門の立場にはありません。情報の内容の正確さ、信頼性などが相談者の関心の中心であるとすれば、相談で結論にたどり着くことは不可能です。相談者の疑問点をともに整理した上で、よりよい情報を提供できる情報源につないでいく必要があります。

相談員の職種や経験によって、医学情報に関する知識の量や深さが異なる点にも注意しなければなりません。難病のテキストなどで学ぶことはあくまで難病に関する基本的な知識であり、その知識をどのように理解したか、咀嚼できたかも人によって異なっています。

相談者と同じように、情報を入手しても、情報の意味するところ、情報のつながりを間違って解釈したり、理解してしまったりする危険性もあります。

相談者に信頼できる情報を適切に提供するためには、参考になる医学情報・難病関連情報源などを中心に使用しながら理解を深めていきましょう。慣れないうちは、難病の疾患別詳細、症状、検査・治療などに関しては、難病情報センターのサイトなどを利用します。さらに、日々の相談を通じて、相談内容に応じて提供した医学情報を整理し、信頼できるサイトで提供した情報を再確認すること、また相談支援センター内でその情報の共通理解を確認することも重要です。

(8) 情報の見極め方（信頼できる情報の見極め方、どう判断するか）

情報提供の際には、その情報が、(1) 信頼性、(2) 公平性、(3) 客観性があるかどうかを見極めた上で、相談者のニーズに合わせて、わかりやすい表現で、情報同士のつながりを整理しながら提供していく必要があります。特に疾患・症状、検査・治療等に関する医学的な情報には細心の注意を払わなければなりません。

インターネットは、手軽な情報検索ツールですが、同時に玉石混交の情報であふれています。そこで、インターネットから医学的な情報を入手する際には、情報の質、信頼性を評価する基準や尺度を参考にして判断する方法もとれます。この場合、あらかじめ基準や尺度を通読し、時間のあるときに、保健・医療分野のサイトをチェックし、お気に入りに登録しておくとよいでしょう。

例として、以下のような基準や尺度があります。

- Honcode (The Health On the Net Foundation Code of Conduct)
  インターネットで提供される医療／保健情報の質や信頼性を第三者機関が認証するシステムで、8つの倫理基準を提示しています
- eヘルス倫理コード
  (http://www.jima.or.jp/ehealth_code/ehealth_code20.pdf)
  日本インターネット医療協議会が提供しています。医療／保健分野におけるウェブサイトの信頼性と質を確保し、さらに個人情報保護を求める自主的な基準です
- ウェブサイト評価インベントリー Website Evaluation Inventry (WEI)
  (http://sumi.web.nitech.ac.jp/WEI/WEI.html)
  知りたい情報を入手するために利用するウェブサイトの質を評価するた

めに作成された尺度です。ヘルスケア分野に限定した評価尺度ではありません。

5．ピア・サポートへの支援

(1) ピア・サポーター養成研修の実施

　難病の相談支援において、ピア・サポートの果たす役割は非常に大きく、今後ますますの拡充が期待されています。2015年1月の「難病患者の医療等に関する法律（難病法）」では「国及び都道府県は、難病の患者及びその家族等がピア・サポートを実施できるようピア・サポートに係る基礎的な知識及び能力を有する人材の育成を支援する」とされ、2016年4月より一部改正された「療養生活環境整備事業実施要綱（第2　難病相談支援センター事業）」では、ピア・サポートについて次のように示されています。

〈ピア・サポート〉
　①難病の患者等の孤立感、喪失感等の軽減のために、当事者同士の支え合い（ピア・サポート）が有効であることから、センターは、難病の患者や家族等を対象にピア・サポーターを養成し、ピア・サポート活動を支援する。
　②必要に応じ、相談支援員とピア・サポーターとが協力して相談支援が行えるように努めること。
　③近隣のセンターと協力して、ピア・サポーターを紹介できる体制の構築に努めること。

　難病においてもピア・サポーター養成研修が各地で実施されています。難病ピア・サポーター養成研修については、第8章で詳細に説明していますのでご参照ください。

(2) ピア・サポート活動への支援

　ピア・サポート活動としては、ピア相談や疾患別交流会・難病サロンの企画運営、教育機関での語りなどがあります。相談員は、ピア・サポーターの心身の状態に十分に考慮し、ピア・サポーターとピア・サポートの内容について事前に話し合いを行う必要があります。
　そして、ピア・サポート活動の際には、可能な限り、専門職の相談員がその場で見守り、必要時にはピア・サポーターからの相談に対応します。さらに、ピア・サポート活動（特にピア相談）後に相談員が面談等でピア・サポーターの心のケアを行うことがとても重要です。
　ピア・サポートは多様で、ピア・サポーターの数だけあると言っても過言ではありません。相談員は、ピア・サポーターがピア・サポートに取り組む動機を丁寧に聞き、希望するピア・サポートの内容や計画を一緒に確認します。ピア・サポーターは、相談員や他のピア・サポーターと話すことで、自分のピア・サポートの目的を明確にし、「自分がなぜピア・サポート活動をするのか」「自分にとってピア・サポートとは何か」について考える機会を持つことができます。
　このような時間をピア・サポート活動前に持つことは、ピア・サポーターにとって非常に重要です。なぜならば、ピア・サポーターにとって、ピア・サポー

トは「自らの時間と労力を投じて積極的に得たい体験」であり、その結果として「再び輝く」ことができる、貴重な体験であるからです。

今後、難病におけるピア・サポートが、ピア・サポートを受ける人とピア・サポーターにとって、「その人らしく生きる」ために必要な取り組みとして広く認知されるためにも、ピア・サポートの可能性と限界を意識しながら、関係者間で意見交換を重ね、より充実した活動を目指していく必要があります。

－語ることの意義－

人の夢は、語ることで"希望"となり、語り合うことで"目標"となり、
スケジュール帳に記入すれば"予定"になります。

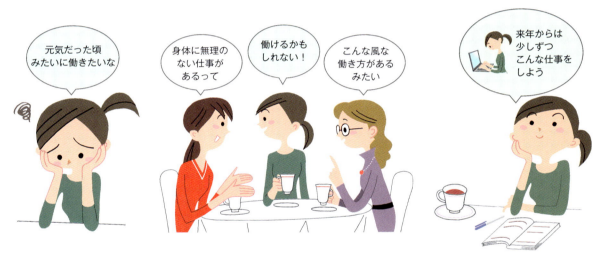

夢や悩みも　　　語り合うことで"希望、目標"となり　　　そして"予定"へ

保健所との連携

1.「保健所」と連携して行う相談支援

・本章の目指すところ：
　①難病の療養支援における、「保健所」保健師（以下、保健師）の役割がわかる
　②「保健所」が実施する、療養生活を支える「難病事業」（含む「難病対策地域協議会」）がわかる
　③どのような場合に、保健師と連携する必要があるか（あるいはその後の支援を保健師に引き継ぐ必要があるか）、について、連携例を通して理解できる
　④相談員が、「難病対策地域協議会」に参加する場合にとるべき役割についてわかる

　難病の相談支援を行う際には、さまざまな課題を抱える方々に出会います。そんなときに相談員は、一人でその解決策を模索するのではなく、さまざまな人々と連携して、チームで相談支援にあたる、あるいは、他の人に相談支援を引き継ぐことが必要となります。

　そしてこの相談員個人が実施する各機関へつなぐ支援は、各都道府県の難病支援ネットワークを用いて実施していることと思います。

　本章では、難病相談支援センターと保健師との連携や協働を進めるために、保健師の役割や保健師との連携の実際について考えます。

(1) 難病保健活動の対象と方法
①保健活動の対象

　保健師は、保健行政において「公衆衛生看護」を担う専門職であり、「個人」「集団」「地域」を対象とする活動を行っています。具体的には、「難病の患者と家族、個別支援」、あるいは「ある難病の患者、という集団」、あるいは「管轄地域内の難病の療養支援に携わる機関とそのネットワーク」などとなります。

　なお、個を対象とする支援（個別支援）は、難病保健活動の基盤となる重要な活動ですが、その支援対象者の基準を、「自治体の実状に応じて定めておくことが必要である（文献1　難病保健活動の指針）[※1]」とされています。

　次頁は、支援基準の例です。保健師との連携による支援、あるいは保健師に支援を引き継ぐ際の参考にしてください。

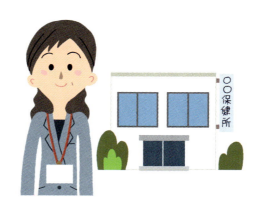

都道府県保健所・保健所設置市（含む特別区）における難病の保健活動指針（希少性難治性疾患患者に関する医療の向上および患者支援の在り方に関する研究班　分担研究報告書、H26．3）

【保健師による個別支援の対象】（例）
①疾病の進行が急速に進むため在宅療養サービスの調整が必要となる難病患者
　（例）ALS、クロイツフェルト・ヤコブ病等
②在宅療養が長期にわたる人工呼吸器装着難病患者やその他の医療的ケアの多い難病患者
③その他相談ニーズのある難病患者・家族や保健師の介入・支援を保健所長が必要と認めた者
　（例）相談を希望する難病患者の他に、子育て中の家族への支援や虐待の恐れのある事例、他の障害を抱える家族や多問題家族等

（上記は「難病患者に対する保健活動ガイドライン」平成16年7月　東京都を改変して例示）

②方法

　保健活動の方法は、対象別に、「個人、家族支援」、「地域の課題を診断、解決・改善に向けた活動の展開」、「適切なケア・活動を実施・継続するための施策化と予算獲得」の3つであるとされています（下枠参照、文献2）。

【保健師の活動方法：対象別に3つの方法】
　A．対象集団内の個人・家族へケアを提供する（個人・家族支援）
　B．対象集団内で問題・課題を抱える人々の共通点・原因を探し、その問題が地域で取り組むべき問題であることを共有化し、改善に向けて働きかける（地域の課題を診断、解決・改善に向けた活動の展開）
　C．ケア・活動の継続性、資源配分の公平性を担保するために、施策化し予算を獲得する（地域ケアマネジメント、地域看護管理）

（村嶋幸代編、最新保健学講座2　公衆衛生看護支援技術、メジカルフレンド社、第3刷、平成23年、P.5より引用）

　難病保健活動における具体的な方法は、次項で述べる「難病特別対策推進事業―難病患者地域支援対策推進事業」等を活用する活動となります。

(2) 保健師が行う難病事業

　保健師は、前述のとおり、「個人」、「集団」、「地域」を対象として活動します。そしてこれらの活動に際しては、国で予算化された難病事業や、他の関連するさまざまな事業を活用します。

　国の「難病特別対策推進事業」の中の「難病患者地域支援対策推進事業」の概要を**表1**に示しました。これらは、保健所等で実施する事業です。

　難病患者や家族への直接支援を行う事業としては、保健師や、専門の医師、対象患者の主治医、看護師、理学療法士等が、患者や家族の悩みに対する相談や医学的指導を行う「4）訪問相談・指導事業」や、「3）医療相談事業」があります。

　なお1）在宅療養支援計画策定・評価事業は、保健所等が「要支援難病患者の在宅療養支援計画を作成し、各種サービスの適切な提供に資する」（文献　同要綱）

事業で、支援計画を継続的に評価し、「支援計画の改善を図る」ものです。難病の診断を受けた方や家族が経験するさまざまな困難に寄り添い、地域での療養や生活を支えるためには、支援者が集まり、また時には第三者もそこに入って、支援についての計画を立てることは非常に有用です。またこの事業を通じて保健所は、地域で生活する難病者の療養状況や課題、また支援機関の状況をも把握することができます。

表1　難病患者地域支援対策推進事業

事業名	
1) 在宅療養支援計画策定・評価事業	要支援難病患者に対し、個々の患者等の実態に応じて、きめ細かな支援を行うため、対象患者別の在宅療養支援計画を作成し、各種サービスの適切な提供に資する。また、当該支援計画については、適宜、評価を行い、その改善を図るものとする。
2) 訪問相談員育成事業	要支援難病患者やその家族に対する、療養生活を支援するための相談、指導、助言等を行う訪問相談員の確保と資質の向上を図るため、保健師、看護師等の育成を行うものとする。
3) 医療相談事業	患者等の療養上の不安の解消を図るため、難病に関する専門の医師、保健師、看護師、社会福祉士等による医療相談班を編成し、地域の状況を勘案の上、患者等の利用のし易さやプライバシーの保護に配慮した会場を設置し、相談事業を実施するものとする。
4) 訪問相談・指導事業	要支援難病患者やその家族が抱える日常生活上及び療養上の悩みに対する相談や在宅療養に必要な医学的指導等を行うため、専門の医師、対象患者の主治医、保健師、看護師、理学療法士等による、訪問相談・指導（診療も含む。）事業を実施するものとする。
5) 難病対策地域協議会の設置	難病法第32条に規定する難病対策地域協議会を設置し、地域における難病の患者への支援体制に関する課題について情報を共有し、地域の実情に応じた体制の整備について協議を行うものとする。

（健発0419第5号　H29.4「難病特別対策推進事業について」実施要綱より引用）

　以上、事業の概要について、国の発出した要綱にそって示しました。実際にこれらの事業は、名称が異なったり、内容が拡充されていたりと、各都道府県や保健所設置市によって実施状況が異なります。例えば、3) 医療相談事業において、「講演会」や「患者交流会」を同時に実施したり、3)や4)に関係して「リハビリ教室」を実施したり、などです。

　それぞれの地域で、本事業および他の難病事業がどのように実施されているかを知り、必要に応じて保健師に支援をつないでください。

(3) 保健師の役割

　難病の患者に対しては、療養のさまざまな時期に、さまざまな機関の支援者が療養支援にあたります。そのなかで、医療の調整、支援体制づくりなど、療養に関わるさまざまな場面での直接的な相談支援を、保健師が行う場合も多くあります。

　では、保健師による支援の役割の特徴は何でしょうか。一見すると、保健師、ケアマネジャーや訪問看護師とが重なりあう役割を担っている場合も多いことでしょう。

①個別支援における保健師の役割

「都道府県保健所・保健所設置市（含む特別区）における難病の保健活動指針（文献1）」では、保健師の個別支援における役割を、下記のとおりに整理しています。

> 保健師の個別支援における役割
> （1）患者・家族への支援
> （2）難病患者にかかる保健・医療・福祉の調整機能
> （3）地域の難病患者療養環境の整備（地域支援ネットワークの構築）

（都道府県保健所・保健所設置市（含む特別区）における難病の保健活動指針（希少性難治性疾患患者に関する医療の向上および患者支援の在り方に関する研究班　分担研究報告書 H26.3）

「（1）患者家族への支援」は、ケアマネジャーや訪問看護師等と重なりあう役割の一つです。保健師はその「（1）支援」をつうじて、「（2）難病患者にかかる保健医療福祉の調整」を行い、加えて「（3）地域の難病患者療養環境の整備（地域支援ネットワークの構築）」を行う点に、行政職としての活動の特徴があります。

②個別支援から把握される課題を地域の課題として活動すること

①で示したように、保健師による活動は、「（1）支援」が患者家族個人の課題対応にとどまらず、個人への支援をつうじて、管轄する地域全体の活動につながります。Aさんに生じている課題が、同じ地域のBさんにも生じていることを時には把握し、その対策を地域の支援機関とともに考え、その過程で療養を支えるネットワーク・システムがつくられます。

この過程において、「難病対策地域協議会（後述）」などの行政としての会議体を活用することができます。会議では、課題への対策を検討して、支援機関間の合意形成を行ったり、あるいは行政からの提案に対しての承認を得たりする、などが行われます。時にはこの過程自体がネットワークやシステムを構築することとなり、また強化することにもつながっていますが、必要な事業を立ち上げるなど、施策化についての活動も行っています。

以上のとおり、「個別支援」の成果を「地域全体」に普及し、波及することを目指すことが、保健師の活動の特徴の一つといえます。

③その他の保健師活動の強み

ここでは2つの強みについて説明します。

1つ目は、保健師は医療機関や訪問看護ステーション、ケアマネジャー等と異なり、契約をすることなしに相談・支援にあたることができます。

2つ目は、中立の立場で支援できることです。多くの場合保健師は、定期的な直接ケア（看護提供など）を実施していません。つまり通常は、サービスを利用する側（＝患者・家族）とサービスを提供する側（主治医や訪問看護師など）という支援関係が保健師にはありません。ですからサービスの利用者と提供者双方に対して、中立の立場で支援を行うことができます。

利用者と提供者、つまり当事者間で対処しにくいことは、保健師が間に入っ

2.「難病対策地域協議会」における難病相談支援センターの役割

(1) 難病対策地域協議会

2015年1月に「難病の患者に対する医療等に関する法律（以下、難病法）」が施行され、都道府県、保健所を設置する市及び特別区は、「地域における難病の患者への支援体制に関する課題について情報を共有し、地域の実情に応じた体制の整備について協議を行うために、「難病対策地域協議会」を置くように努めること」、(法第32条)とされました。

「難病の患者に対する医療等に関する法律（難病法）」（難病対策地域協議会）

第32条　都道府県、保健所を設置する市及び特別区は、単独で又は共同して、難病の患者への支援の体制の整備を図るため、関係機関、関係団体並びに難病の患者及びその家族並びに難病の患者に対する医療又は難病の患者の福祉、教育若しくは雇用に関連する職務に従事する者その他の関係者（次項において「関係機関等」という。）により構成される難病対策地域協議会（以下「協議会」という。）を置くように努めるものとする。

2　協議会は、関係機関等が相互の連絡を図ることにより、地域における難病の患者への支援体制に関する課題について情報を共有し、関係機関等の連携の緊密化を図るとともに、地域の実情に応じた体制の整備について協議を行うものとする。

なお難病法の目的は、「医療の確保及び難病患者の療養生活の質の維持向上」であり、基本理念としての目指すところは、「難病の克服」「難病患者の社会参加の機会の確保」「地域社会における尊厳の保持と他の人々との共生」であり、「難病対策地域協議会」で協議する「療養の課題、支援体制の課題」は、「医療」「地域社会における生活」「社会参加（教育、就労他）」にかかわる広い範囲の事項となります。

現在、各都道府県、保健所設置市・特別区では「難病対策地域協議会」をどのように設置し運営していくかについての検討が進められています。協議会の規模も、都道府県単位、保健所単位、二次医療圏単位、保健所設置市・特別区単位などであり、また協議する事項に応じて構成員を定めたり、協議会の下に実務者会議を設置するなど、さまざまです。

みなさんの地域ではいかがでしょうか。難病対策地域協議会の設置・運営状況を知って、活用していきましょう。

(2) 難病相談支援センターと難病対策地域協議会

さて難病相談支援センターは、「難病対策地域協議会」において、どのような役割を担うのでしょうか。

厚生労働省から出された通知「療養生活環境整備事業実施要綱」（健発0330第19号　平成28年3月30日）によると、難病相談支援センターは、「①管理責任者をおいて、②年次計画により実施・評価し、③医療機関、保健所等多機関との連携体制の構築・強化につとめ、法第32条に基づき設置された**難病対策地域協議会において地域における課題や情報を共有し、対策の検討に携わること～**」とされて

います。

　難病相談支援センターでは、①一般事業（各種相談支援、地域交流会等の活動支援、講演・研修会、その他）や②就労支援事業を各都道府県の実情に応じて実施していますが、これらの事業を通じて、難病の医療、生活、社会参加、その他の課題あるいは支援体制に関わる課題を把握することができます。また同時にその対応策についても多くのアイディアや経験を蓄積していることでしょう。

　以上のことから、難病対策地域協議会における難病相談支援センターの役割を下記のとおり整理しました。

①難病相談支援センター事業を通じて把握される難病療養や支援体制の課題、それに対する対応内容を資料としてまとめ、所管の都道府県等に適時提供すること

②協議会に参加する際は、他機関からの情報や意見を注意深く聞き、難病相談支援センターにおける活動実績に基づいて、積極的な情報提供や提案などを行うこと

　なお、難病の療養支援に携わる機関やそのネットワークのあり方は、都道府県ごとの実情によって異なります。また同様に難病対策地域協議会の設置や運営方法も異なります。

　難病相談支援センターは、事業の主管である都道府県難病主管課あるいは都道府県保健所、保健所設置市等との緊密な連携のもとで日々の活動を行い、また関係機関との連絡会等に参加し、そのネットワークのなかで十分に力を発揮することが期待されています。

3．保健師との連携

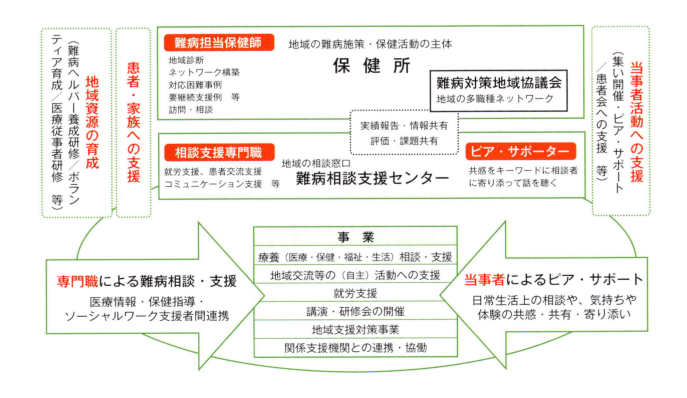

(1) 個別支援を通じた連携

　保健師は、難病患者の居住する地域の資源と制度、ネットワークに精通しています。そして病気の経過に応じた継続的な支援を行うことができます。管轄地域の市区町村を基盤とするサービス、例えば介護保険や障害者総合支援法のサービスなどにつなぎ、状況に応じ継続する調整・支援を行うことができます。

　また、家族も継続して支援する対象とします。子育てのこと、療育や就学についても関係機関との連携により支援します。

　保健師の対象とする患者の基準の例を前述しました。

　難病相談支援センターで難病患者からの相談を受けた際には、相談の目的を整理し、一つ一つ対応するとともに、単発の相談では解決できない事柄については、それぞれの支援機関に相談者をつなぐことが必要となります。どの支援機関にどうつなぐかということに迷うときにも、保健師に相談してみてください。

【保健師による個別支援の対象例】

　「疾病の進行が急速に進むため在宅療養サービスの調整が必要となる難病患者」
　（例）ALS、クロイツフェルト・ヤコブ病など
　「在宅療養が長期にわたる人工呼吸器装着難病患者やその他の医療的ケアの多い難病患者」
　「その他相談ニーズのある難病患者・家族や保健師の介入・支援を保健所長が必要と認めた者」
　（例）相談を希望する難病患者の他に、子育て中の家族への支援や虐待の恐れのある事例
　　　　他の障害を抱える家族や多問題家族など

(2) 定期的な会議等を通じた連携

　都道府県の難病対策主管課と保健師、保健所設置市・特別区等との間で、定期的な連絡会等が開催されている場合があります。通常は、難病関連の情報や業務に関する連絡会や、共通する課題についての対策を考えるワーキング会などです。

　難病相談支援センターでは、難病患者と家族に対して、より生活に近い場面での幅広い課題や対策についてのアイディアを蓄積しています。それらは保健所等における難病業務の実施にも資するものです。会議等においてそれらの情報やノウハウを発信すること、また特定の患者を介さずとも保健師との顔の見える連携の関係を築くことも大切です。

4．保健所と難病相談支援センターと連携した支援事例

相談者　：筋萎縮性側索硬化症、60歳代、女性
相談内容：意思伝達装置を使用して送信したメール

〈本人の想い〉
「呼吸器は着けないと主治医には伝えてあるが、呼吸が苦しくなり実は迷っている」

相談者は、呼吸器非装着の決意を元主治医（神経内科医）に伝えている。しかし、実際に呼吸苦を感じて、迷いが生じた。現在、神経内科医の診察は受けておらず、地域の内科の往診医が主治医になっている。現在の主治医は「専門外なので呼吸器に関する相談は受けられない」との理由で、相談者に対して専門的な立場から情報提供ができないと言っている。

〈本人の想い〉
「呼吸器を着けることについて家族と話し合いをしたことがない。自分のことを家族は迷惑に思っているかもしれない。呼吸器を着けてまで生きたいと言っていいのか」

呼吸器を装着しないと主治医に伝えた後、呼吸器について家族と話し合いをしたことがない。進行性の難病になった自分のことを家族は迷惑に思っているかもしれないのに、呼吸器を着けてまで生きたいと言っていいのか悩んでいる。一方、相談者の家族は本人の呼吸器装着に対する悩みに向き合う機会を作りたいが、どのようにしたら良いか分からないと言っている。

〈本人の想い〉
「呼吸器を着けた人はどのような生活をしているのか。寝たきりになってしまうのか。車いすに乗れず、外出もできなくなるのであれば呼吸器を着けたくない」

本人は、以前、入院していた病院の病棟看護師に「呼吸器を着けた人は寝たきりになるから着けない方が良い」と言われ、呼吸器装着後は寝たきりになると思っていた。

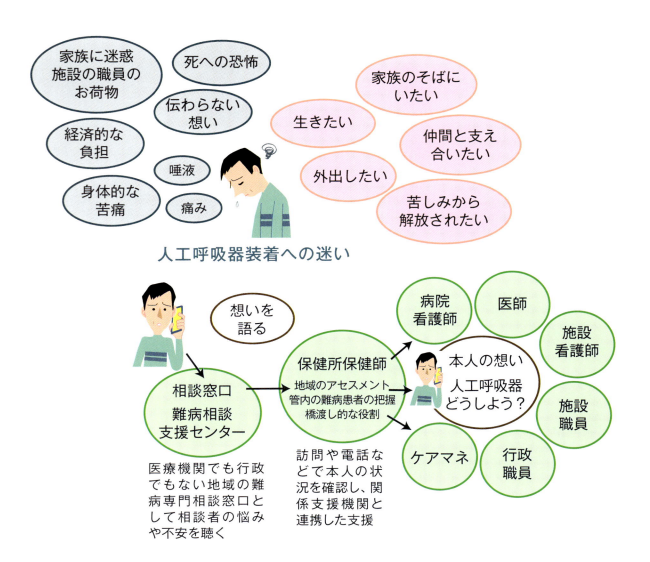

相談への対応：難病相談支援センターと保健師

①最初にメールによる相談を受けた難病相談支援センターの相談員は、その内容から、人工呼吸器装着に関する重要かつ緊急性の高い相談であると判断した。

②本人に連絡し、「専門医を含む多職種の支援者であなたの想いを支えたい」と伝えた。

③相談員は保健師へ連絡し、本人が専門医の診察を受けていない状況であること、今後の医療処置（呼吸器装着）に関して悩んでいることを伝えた。

④保健師は、本人を訪問して本人の意思を確認した。

⑤保健師は、主治医や病院看護師、ケアマネなどと支援会議を開き、本人の揺れる想いをどのように支えるかについてそれぞれの立場から情報・意見交換を行った。

⑥保健師は、確定診断を受けた総合病院神経内科の元主治医に状況を伝えた。

⑦本人は元主治医の診察を受けることになり、呼吸機能検査後、元主治医、家族と保健師、訪問看護師、相談員と今後の呼吸器装着について話し合った。

⑧保健師は、話し合い後の本人の意思決定に基づく支援方針が共有できるように、現在の主治医を含む関係者と連絡調整した。

患者会との連携

> 難病の発症を告げられた時、目の前が真っ暗になり、途方もなく不安でいっぱいになりました。ただただどうしてよいのかわからず、一人で症状に耐えるしかない時間を過ごしました。
> 患者会の存在も知らず、どこに相談すればよいのかもわかりませんでした。

このような思いをしている人が今もいらっしゃるのではないでしょうか。
2015年1月1日「難病の患者に対する医療等に関する法律（難病法）」が施行されました。国の難病対策を審議する厚生労働省科学審議会疾病対策部会難病対策委員会に2009年から初めて2名の患者代表が正式に委員として議論に加わりました。そして、患者・家族の実態と患者会の要望を伝えてきました。また患者会への厚生労働省からの説明や患者会からの訴え、要望の場を全国各地で幾度もつくってきました。2010年からは難病・慢性疾患全国フォーラムを開催し、これらの集会は大きな成果をあげる原動力となりました。こうした患者会の力で、当事者も積極的に関わり、40年ぶりの新たな難病対策、難病法の成立に至りました。

1．患者会の3つの役割

患者会には三つの役割があります。

(1) 第一は「自分の病気を正しく知る」ことです

自分の体のしくみと疾病を科学的に理解しなければ、治療や投薬に前向きに、そして主体的に対応できないからです。「同じ病気の人の治療はどうなのか。結果はどうなのかを知りたい」と思う患者・家族は多いものです。自分の疾病について学び、自分の状態を把握することが大切です。また、現代医療における未だに不十分な部分であり、インフォームドコンセントの患者側からの課題でもあることを示しています。

(2) 第二は「患者・家族が励まし合い、助け合う」ことです

1970年代には、病気を苦にして起こる不幸な事件が全国にたくさん発生し、その報道がきっかけとなり「お互いに助け合おう、励まし合おう」とマスコミなどをとおして呼びかけて誕生した患者会も多くあります。「医師から病名を告げられて、いったいどうやって家に帰ったか記憶がない」というような経験をした患者も少なくありません。むしろ多くの患者が、その場では医師の言葉を聞いていても、頭が真っ白になり何を聞いたかよくわからないという状況を体験しています。

また、これまで全くわからずにいた状態から、はっきりと病名を知ったことでかえって安心し、病気に立ち向かう勇気がわいてきたという感想をもつ患者も多くいます。

病気を知ったことによる絶望の側面だけがクローズアップされるのではなく、同じ体験をした同じ病気の仲間がいる。同じ病気だからこそ、同じような体験をしてきたからこそ、言葉だけでなく通じ合うことができます。ともに涙し、共感することができる仲間がいるのです。このことは患者・家族にとって、まさに生きる勇気と希望を与えることができるのです。

(3) 第三には「病気であっても希望をもって生きられる社会をつくる」ことです

　病気を知り、生きる勇気をもつことができたとしても、社会の理解と支援がなければ、病気に立ち向かうことはできません。たくさんの患者・家族や団体が寄り集まって連帯することによって、より大きなパワーとなり、社会の偏見や差別を正し、人間としての尊厳をもって生きることのできる社会の実現に向けて、社会の理解と支援を求める活動へと進化してきました。

2．社会資源としての患者会

　患者会は「三つの役割」を果たすために活動するなかで、自分たちだけ、会員だけを対象としたものから、同じ病気の患者・家族を対象とし、やがて地域社会の人たち、そして国民全体を対象としたものへと発展してきました。設立初期には、会員中心の「交流会・相談会の開催」「機関誌の発行」であったものが、会員以外も対象とする「医療講演会」「ホームページやメディア宣伝での情報提供」「講演・講師活動」「冊子発行」、そして患者会の意見をまとめあげて「請願・陳情」など社会への働きかけへと変化する場合が多くあります。また、反対に社会への訴えから始まって社会への支援につなげていく例もみられます。

　こういった過程のなかで、一人の患者にすぎなかった会員のなかから、たくさんの経験を積み、多くの患者・家族から信頼され、活動の中核となる患者たちが生まれています。自分の体験を土台として、同じ病気の人たちの悩みや苦しみを共有し、ともに悩み、その課題を見つける支援を行うことで、自らも気づき、さらに療養生活の幅を広げていく仲間「ピア・サポーター」として相談・支援活動を行っています。

　会員にとどまらず、病気で悩み苦しむ多くの患者や地域の人々にも利用される活動や、国の福祉や医療をよくすることをめざす患者会は重要な「社会資源」の一つです。

　2015年1月1日より施行された難病法について、厚生労働省が示す図のなかにもはっきりと患者会・家族会の存在が示されています。

国民の理解の促進と社会参加のための施策の充実（新たな難病患者を支える仕組み）

- 難病に関する普及啓発を推進、充実させる。
- 難病に関する相談体制の充実、難病相談支援センターなどの機能強化を図る。
- 障害福祉サービス等の対象疾患を拡大する。
- 「難病患者就職サポーター」や「発達障害者・難治性疾患患者雇用開発助成金」等の施策により就労支援を充実させる。
- 「難病対策地域協議会」を設置するなどして、総合的かつ適切な支援を図る

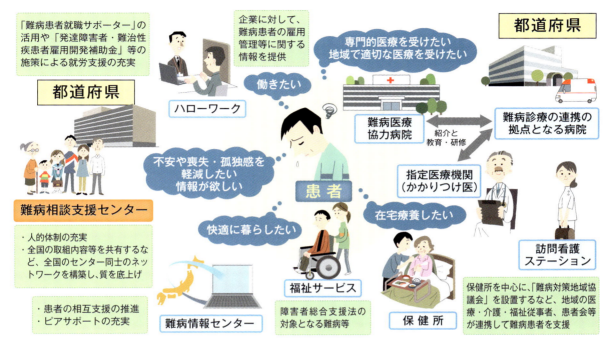

（厚生労働省 難病法説明資料参考）

3．患者会の活動

(1) 患者会の歴史

日本の患者会のはじまりは戦中・戦後の結核の療養所とハンセン病の療養所につくられた患者会からといわれています。当時はこれらの疾患は不治の病であり、業病ともいわれ感染が恐れられてきました。戦後それらの療養所において、新薬（抗生物質）による治療を求め、処遇の改善やまた隔離されていた療養所のなかで食物の横領や患者を虐待していた悪質な職員の追放と患者会の自治と療養所の解放を訴えて運動を起こしました。

やがて日本は高度成長の時代を迎え、いくつかの難病といわれた疾患の患者会が組織されていきます。このころの日本は多くの公害や医原病がつくり出されました。また1960年代には各地で不思議な病気が大量発生し、伝染病といわれ、苦痛と差別のなかで少なくない患者たちが自ら命を絶つという悲劇も起き、マスコミは「難病・奇病」と名付けました。この謎の病気を当時の厚生省は、英語表記の頭文字をとってSMON（スモン）と名付け、全国組織の研究班をつくりました。この研究班はやがて、原因は整腸剤として医師から投与されたキノホルムであるということを突き止めるという大きな成果を挙げました。

そのころ、国内では多くの原因不明で治療法もない「難病」があることが国会でも大きな問題となり、1972年の「難病対策要綱」ではスモンに倣って基礎研究だけではなく、臨床も含めた疾患ごとの全国組織の研究班をつくることが決まりま

した。それらの動きのなかで、多くの患者会が生まれ、全国難病団体連絡協議会（全難連）が設立され、また全国の都道府県にも難病団体連絡協議会ができ、長期慢性疾患の患者・家族の団体による全国患者団体連絡協議会（全患連）も設立されました。その後、全患連と地域難病連の連絡交流会が合併し、1986年、日本患者・家族団体協議会（JPC）が設立されました。さらに、2005年JPCと全難連が合併し、現在の「日本難病・疾病団体協議会（JPA）」が結成されました。

　ようやく一つにまとまったJPAの設立以降、厚生労働省の難病対策への取り組みも大きく見直されるようになり、国と全国の患者会の交渉の中心となり、国の難病対策や社会保障制度の在り方に対して、さまざまな提言や提案を行ってきました。また、患者視点での研究参加や国際交流などを通して、情報収集、情報発信など社会的役割がさらに求められています。

　小児の疾患については、小児慢性特定疾患要綱により、それらの疾患の親たちの会が連帯して、「難病のこどもを守る全国ネットワーク」が設立され、活動も発展しています。

（2）患者会のパターン

　会の結成のきっかけや動機はさまざまです。同じ病気の人の経験を聞きたい、病気のつらさをわかり合える仲間が欲しい、病気の原因や治療法を知りたい、専門医を紹介してほしい、自殺や心中などの不幸を繰り返さないために社会に働きかけたい、偏見や差別に立ち向かうための団体を仲間とともに立ち上げたい、などの思いで、これまで多くの患者会が設立されてきました。近年では、指定難病に認められ医療費助成を目的としたり、研究班への協力や治験の関連で結成された患者会も生まれてきました。

　患者会の分類については、定説はありませんが、一例を紹介します。
　1）患者団体の協議会　（連絡協議会、連合会、ネットワークなど）
　2）疾患別の患者会
　　①全国患者会（単一のもの）
　　②全国患者会（支部などの地域組織も持つもの）
　　③地域だけの疾病別患者会
　3）地域の患者会
　　①都道府県患者団体協議会（難病連、難病ネットワーク）
　　②疾患別全国患者会の地域組織（支部など）
　　③市町村の患者会
　4）機能別（病態別）患者会
　5）医師や医療機関に付属している患者会
　6）行政（主に保健所、市町村）主導の患者会
　7）企業の働きかけ（主に製薬企業など）による患者会
　8）その他

　また、組織形態の違いについても、会の目的や規模などにより、さまざまな形態があります。任意団体として誕生した患者会が、さらに広く社会に向けて活動したい、社会貢献したいと法人格を取り改組する患者会も増えてきています。患者会は会としてめざす目的がはっきりしていることが大事です。

組織形態の違い
　1）任意団体
　2）特定非営利活動法人（NPO法人）
　3）認定特定非営利活動法人（認定NPO法人）
　4）一般社団法人
　5）公益社団法人
　6）一般財団法人
　7）公益財団法人
　8）その他

(3) どのような患者会があるのか

　難病の患者会については、各都道府県の難病連や難病相談支援センターに問い合わせたり、または難病情報センターのホームページの「患者会情報」にある患者団体一覧から知ることができます。
　難病情報センターホームページ　http://www.nanbyou.or.jp/

(4) 患者会の活動について

①疾患別の患者会

　全国に支部などの地域組織を持つ患者会は、本部の活動と支部の活動として、それぞれの役割があり、目的にあった活動をしています。疾患の特性や地域の実情に合わせて必要な活動が行われますので、具体的な活動はさまざまです。一つの患者会でこれらすべてが行われているということではありません。また、ほとんどの患者会でピア・サポートは「私たち患者だからこそできる活動」として力を入れて行われていますが、患者同士の交流を目的としていない患者会もあります。

【疾患別患者会の主な活動】
- 医療講演会、療養相談、グループ相談会、個別相談会
- 全国集会、全国フォーラム、パネルディスカッションなどの催し
- 勉強会、学習会
- 交流会、宿泊交流会
- 相談、ピア・サポート
- 機関誌、記念誌等の発行
- リーフレット、ハンドブック発行
- 患者実態調査、アンケート調査
- 調査報告書や白書の発行
- 療養手帳、緊急医療支援手帳の発行
- リーダー養成研修
- コミュニケーション支援活動
- 啓発活動
- 患者講師となって伝える活動
- 行政機関等への要望、提案などの提出・話し合い
- 研究班との連携、協力
- 学会への出席・患者会ブース出展　など

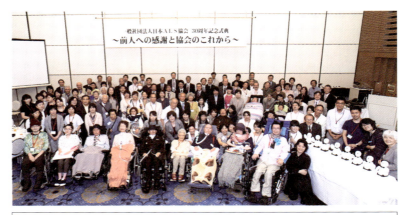

人工呼吸器を装着しても全国から集会に参加できます。体験を積み重ね、思いをかなえていく姿は、患者・家族の励ましとなっています。
（写真提供:日本ALS協会）

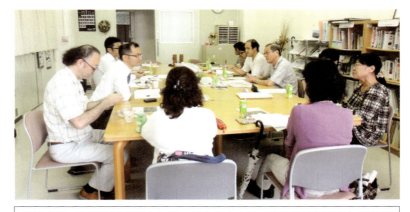

交流会は、定期的に開催されているものもあり、この日は専門医と産業医も参加し、就労を希望する人や就労経験者と共に交流できました。
（写真提供：全国膠原病友の会）

　疾病別患者団体は、専門医との協力関係が築かれており、それらを活かした活動が全国規模でも、各地域でも活発に行われています。

②地域の患者会

　各都道府県で設置されている地域難病連は、その地域で活動する患者会が加盟し、疾病の違いを越えて、難病患者が安心して暮らせる社会になるように、共生社会の実現を願ってともに協力し合いながら活動をしています。

　「難病相談支援センター」の受託・運営や難病患者らが日中活動を行う「地域活動支援センター」を設置・運営している難病連もあります。

【地域難病連の主な活動】
・難病への理解促進、社会への啓発
・相談・支援、ピア・サポート
・希少疾患の患者会の設置運営
・難病のつどい、フェスタなど社会に向けた集会
・要望署名活動
・行政機関等への要望、提案などの提出・話し合い
・地方議会議員への働きかけ、勉強会など

・人権フェスタなど関連事業への参加協力
・難病対策推進に関する会議への出席

　その他、どの患者会でも、総会、理事会、運営委員会などの協議・決定の機関や活動を支えるための事務局体制強化や資金づくり活動などは、とても大切な活動です。

4．患者会と支援者の連携

　難病法は、研究や医療費助成だけでなく、就労支援も含めた療養生活の総合的な支援として施行されました。難病法ができたから、患者・家族の抱える課題が解決されるというものではなく、この難病法により、患者・家族にとって必要な支援が行き渡るように実施されなくてはなりません。そのためには、今ある、あらゆる社会資源を総動員し、うまく連携した支援が行われるよう、疾病の特性や患者・家族の背景に合わせた柔軟な運用がなされることが必要です。社会資源の一つとして患者会は、患者・家族にとってもっとも身近な存在であり、同じ立場であるからこそわかりあえ、さらにこれまで体験してきた知識や工夫を多くもっています。

(1) 専門医、医療機関との協力

　患者にとって、医療は切り離すことのできないもっとも重要なものです。特に疾病別の患者会は専門医との関わりが強く、日頃から協力体制が築かれています。

　医療講演会や全体相談会、個別相談会などが各地で開催され、疾病の基礎知識、最新の治療情報、療養生活の注意点、将来への展望などを誰もが学ぶことができます。これらの情報は機関誌などを発行し、より多くの皆さんに情報提供しています。

　また、医師や医療機関からの依頼で、通院や入院する患者にピア・サポートを行うこともあります。患者は多様な困難を抱えており、精神的にもつらい思いをしています。現在の医療には限界があり、そんなときにもピア・サポートが役立つことがあります。同じような仲間が周囲にいることで安心することができ、医師と患者の信頼関係を築き、積極的に患者が医療に参加していこうとすることは、治療効果によい影響を与えることがあります。

(2) 難病相談支援センターとの連携

　相談では、相談員やピア・サポーターとしてセンターで勤務し、相談を受けている患者もいます。また、センターに寄せられる相談内容によっては患者会を紹介したり、相談者の了解を得た上で患者会に相談が廻され連携できているところもあります。

　医療講演会や交流会の共催、講師の紹介など、患者・家族のニーズをつかんでいる患者会は、これらの企画をセンターとともに行い、共同開催や協力を行っています。また、センターで開催される催しについて、患者会の機関誌で案内し、参加を呼びかけたり、患者会主催の催しをセンターを通して案内することもあります。

　難病のピア・サポーターは患者会に所属している人が多く、患者会という基盤

があるからこそピア・サポートできるという人もいます。センターでは、ピア・サポート研修が行われており、患者会の相談支援の質を上げるためにも積極的に参加するよう案内しています。

　センターの運営を受託している難病連などでは職員会議や運営協議会などに患者会から参加し、患者・家族の意見が取り入れられ、うまく連携が取れているところもありますが、センター側と患者会側との距離があり、うまく連携されていないこともあります。

　2003年に厚生労働省が全国の都道府連に難病相談支援センターを設置するという方針を打ち出し、北海道難病センターを20年にわたって運営してきた北海道難病連が事務局となり、患者会、医療・福祉関係者、行政、政治家、研究者、企業、支援者など多くの関係者の参画によって、「全国難病センター研究会」が設置されました。現在、難病支援ネット北海道が事務局となり、年に2回、全国各地で研究大会を開催し、情報交換、相互の交流、さまざまな課題の議論等が行われています。全国の難病相談支援センターの関係者らが、直接顔を合わせて語り合える貴重な機会となっています。

(3) 保健所との連携

　これまで、保健所では難病対策の窓口として、さまざまな事業が行われており、患者会もともに関わってきました。寄せられた相談によっては、患者訪問をともに行ったり、ピア・サポートや地域の専門職とともに患者の視点で支援を検討することもあります。

　医療講演会や交流会をともに企画したり、専門医を紹介するなど、患者会の強みを活かした協力を行っています。

　難病法により、保健所に置くよう努めるとされた「難病対策地域協議会」では、その構成員に関係団体並びに難病の患者及びその家族が入って協議するように掲げられており、例えば、難病連などに協議会の構成メンバーとして委員の派遣が依頼されているところもあります。患者・家族の実態を知る患者会からの意見が地域での難病対策に活かされることは大変重要です。

(4) 就労支援に関する連携

　医療の進歩により、早期診断、早期治療が行えるようになり、罹患期間は長くなり、多くの疾病での療養生活の質が向上してきたといえます。それにともない、患者会にも就労に関する相談が増えています。就労を希望しても企業側には「病気が治ってから来てください」と言われるなど、まだ社会の中では十分な理解が進んでいませんが、難病対策にも就労支援が組み込まれています。難病患者の雇用促進や職場での合理的配慮などが行われ、難病患者の就職や就労継続が可能となるよう、また、主治医への相談やハローワークに配置された難病患者就職サポーターや難病相談支援センターへの相談なども活用できるよう、連携を図っています。さらに、産業医や雇用側とともに就労支援を考える動きも出てきています。

(5) 地域連携

　障害者総合支援法や障害者差別解消法など、難病患者が対象となり市町村で実

施する福祉サービスが具体的な難病患者への支援となっています。しかし、それらの周知も支援体制も十分でなく、支援を受けられないでいる患者・家族が多くいます。これには、地域での難病対策をどのように行うか、実態調査や事例検討を重ねながら、患者・家族にとって必要な支援が届くようにしなくてはなりません。

　患者会の活動を通して、さまざまな関係機関の会議等にも患者会から参加する機会も増え、患者・家族を取り巻く医療・看護・介護・福祉・教育などの関係機関、関係者との顔の見える関係ができてきました。また行政との協働や話し合いの機会も増えています。患者会の紹介や闘病体験など患者講師として社会に向けて多くの人に伝えることで一般の難病への理解が深まることは、共生社会の実現につながります。

5．患者会の活動のモットー：楽しくあること

　患者会の活動のモットーとして「楽しくなければ患者会ではない」といわれています。難病を発病してから、身体の痛みやつらさ、精神的な不安、経済的にも社会的にもつらく苦しい状況が続きますが同じような思いをしている人たちとの出会いは、共感やともに歩む強さが生まれ、ほっと安心することができます。患者会はそのような場を提供する場となっています。はじめて出会ったのにずっと以前からの知り合いだったように思えたり、何でも分かりあえるような感覚に包まれたり、希望をもって治療に望もうという元気をもらえることもあります。

　患者会は患者・家族が運営する自主的な集まりで、自らも疾病を抱えながら、社会生活も送りながら運営を行っています。患者になるためにその準備や勉強してきたことなどはなく、患者になった途端に、これまでとは違ったまったく別世界に追い込まれたような、わからないことばかりの療養生活が始まります。患者会の会員も共通しているのは難病であるということだけで、年齢も職業も違う多様な人たちの集まりです。患者会には資金もなく、ほとんどがボランティアでの運営です。それでも患者会に入ったときに、心からすーっと納得できた気持ち、ほっと安心でき、助けられた思いを患者は感じることができます。また、ピア・サポートなどで話を聴くことで、感謝され、自分の経験が役に立つことがあるという実感を得ることもでき、自分もまた学んでいることに気が付きます。

　自分の体験を活かすことができることはとてもうれしいことであり、自分たちを必要としている人がこんなにもたくさんいるということを知ってもらうためにも、できるだけ楽しい企画をたくさん考えて、多くの人を巻き込みながら実行していくよう心がけています。参加したい、ともに楽しめる、楽しいから関わりたくなる。こんな患者会がさらに広がっていくことを願っています。

参考文献
1) 伊藤たてお、他：患者会の役割　西澤正豊（専門編集），辻省次（総編集）：すべてがわかる神経難病医療（アクチュアル脳・神経疾患の臨床），中山書店，2015，pp319-327
2) 伊藤たてお：厚生労働省補助事業　平成26年度難病患者サポート事業　研修会2014報告書，pp14-26
3) 日本難病・疾病団体協議会　http://www.nanbyo.jp/index.html
4) 日本の患者会WEB版　http://pg-japan.jp/
5) 全国難病センター研究会　http://n-centerken.com/

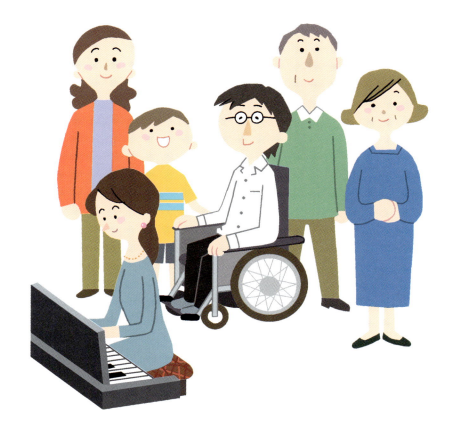

第5章　相談支援の基本スキル

- 相談支援とは
- 相談患者の心理の理解
- 相談支援のためのコミュニケーション
- 電話相談の受け方
- 面接相談の受け方
- メール相談の受け方
- 相談業務における守秘義務と同意の取り方
- 相談を記録する意義と相談記録の書き方
- 相談員のスキルアップと心のケア
- 相談支援のスキルアップ
- 相談事例の検討

相談支援とは

相談するということ・支援するということ

　相談業務を行う、患者、利用者の相談を受ける立場に立った時、「自分にできるかな」という不安を感じる人は多いと思います。難病という人生の課題に直面した人に、自分が相談にのることはできるのか、困っている人に適切な答えを出してあげられるのか、そのような不安が多いようです。病気についての医学的知識も乏しいし、難病の状況もよくわからない。経験もさほどないから、そういう時はこうしたらいい、というアイデアにも乏しい。そんな自分が相談を受けていいのだろうか。そんな声をよく聞きます。では、相談を受ける人はどのような人が適任なのでしょう。

　前述の不安をそのまま裏返してみると、病気について医学的知識が豊富で、難病（指定難病だけで330あります：2017年4月時点）がどういう状況なのかにも詳しくて、難病の人の相談の経験が豊富な人……、そのような人はなかなかいないでしょう。相談適任者が限られていれば、難病の相談は実現しにくいということになってしまいます。では、相談するとはどういうことで、支援するとは何をすることなのでしょうか。

　「相談」という言葉は、**相**互に、**相**まみえて、**相**方向に、話す（**談**）、話し合うといった意味を持った言葉です。相談する人が相談される人（以下、「相談員」とします）に課題を提出して、相談員がそれに答えを出すのではなく、お互いが相方向にやりとりをして話し合って解決策を一緒に考えていくことが「相談する」ということなのです。もちろんある程度の医学的知識はあったほうがよいですが、患者の悩んでいることは、教科書に書いてあるような、大多数の人にみられる代表的な症状であるとは限りません。医学的に同じデータを示す症状でも患者の感じ方は一人一人違いますし、環境や状況でも違ってきますから、この病気ならこういう症状、というような知識にしばられず、いわば無心に患者の言葉に耳を傾ける、患者の苦しさ、つらさ、悩みを共有できる、そういう力が相談員には必要です。

　ある程度共通するはずの病状でさえ、人によって違う悩みとなるのですから、病気に関連する気持ちについて、家族との関係について、仕事上の立場についてなど生活の中での悩みに関する相談は一つとして同じものはありません。経験がいくら豊富でも、その時々によせられる相談はみな初めてのものなのです。今までの経験に頼って先回りするより、その初めての患者の悩みをまっさらな状態で共感することが大切なのです。そこから、相談の道のりが始まります。

　皆さんが誰かに相談するときのことを考えてみてください。まず、相談相手には自分の気持ちや立場をわかってくれて共感してくれそうな人を選ぶでしょう。そして、相談することでたどりついた答えに自分も納得して初めてその答えを選ぶのではないでしょうか。仮に何か答えを出してもらっても、自分が納得できなければ、参考までに聞く程度にとどめてそのとおりには行動しないでしょう。

　つまり、相談という道のりにおいては、相談員はまず十分な共感ができることが

必要です。その上で一緒に答えを探すのですが、その答えを選ぶかどうかは相談員に決定権はなく、相談する人が自分で決めるのです。相談員がすべきことは、相談する人が自分で考え、自分で決めやすいようにする支援です。これが正解ですよ、と答えることではないのです。

　課題を抱えている人がより多くの的確な情報を得て、より豊かな安定した気持ちで、よりその人らしくその人の力を発揮して次への選択をできるように援助することをエンパワーメント・アプローチと言います。エンパワーメントとは、力をつける、パワーを吹き込むというような意味で、つまりは課題を抱えている本人がよりパワーをつけて自分の課題に取り組めるようにすることで、課題の解決に結びつけるという考え方です。相談員、援助者が代わりに正解を出して解決してあげるのではなく、その人が自分で自分の人生を生きていく力をより強く持てるように援助するのです。答えを出すのは本人であり、相談員ではないのです。

　相談員は、その人がその人らしい答えを出せるように脇役として支援しましょう。答えを出すのは本人、という原則を「自己決定の尊重」といいます。「自己決定の尊重」は、しばしば、「本人の決定したことを優先すること」と誤解されていますが、本来は「自分の力で自分のことを決める」ということです。決める内容に、本人にとって不本意な内容（あきらめるなど）が含まれる場合もあり、いずれにせよ、他者から強制されて決めるのではなくて自分で決めるということを尊重するのです。

　正解をあげるのではなく、その人がその人らしくより力を得て自分で決められるように支援すること、それが「相談」なのです。

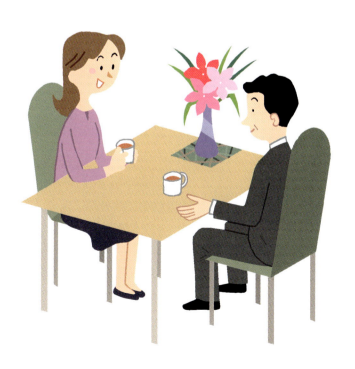

相談患者の心理の理解

1. 難病患者・家族の心理の理解

慢性疾患のなかでもとりわけ治癒の見込めない難病患者の療養生活は、連続する機能喪失への不安との闘いであり、重篤な病を患う身体とともに過ごす時間でもあります。したがって、「治療」という対応ではなく、残された機能を積極的に活かしながら生活全体の質を高めていくという奥行きのある幅広い支援が求められます。

奥行きのある幅広い支援には家族支援も含まれます。家族は患者の健康に関する考えや生活習慣などを決定づける存在として、あるいは重篤な病気・健康問題をもつ患者とともに苦しみ大きな影響力をもつ存在として、家族のQOL維持・向上には患者と共通の認識が求められます。

このように、患者・家族の心理的支援とは、幸福感、安らぎ、張り合いなどを支えることを指します。医療の質に関わる心理的支援とはどのような内容で、どのように理解し、実施していくのかについて考えてみましょう。

(1) 慢性疾患のもたらすもの

①長い闘病生活

難病は、身体機能の喪失や制限を受け、その状態は一時的でなく、何か月、何年も続くかもしれません。患者は、恐怖にさらされて強い精神的ストレスを受けて、不安定な心理的状態におかれます。

難病に共通するのは、発症が緩やかで、進行性の経過、機能不全にいたるというもので、時に機能不全から致命的となる点です。患者や家族は、長丁場の闘病生活を余儀なくされ、身体的コントロール、社会生活、人間関係などを失うかもしれないという精神的ストレスを受け、さまざまな問題への対処に多大なエネルギーを消費することになります。これらのことが身体的状態や家族関係にマイナスの影響を与えることは言うまでもありません。身体的状態と心理的状態の相互作用のよい循環をめざすには心理的支援が欠かせないのです。

②機能喪失の予期不安

1) 対象喪失の予期による悲哀

人は自分の肉体を含めて愛着のある大切なものを失うとき「悲嘆」にくれます。この心理過程を「悲哀」と呼びます。

一部の難病患者やその家族は、長い闘病生活と症状の進行性から、"大切なもの（対象）を失うのでは"と考え、悲哀の心理的体験をすると考えられます。現実としては、難病患者と家族のかかわりは続いているけれど、心の奥では、互いに、その対象を失い始めているということです。

患者自身は自分の身体・家族・社会的生活を、そして家族は、それまでの平穏な生活や一人の家族メンバーを失い始めている状況です。そのような心の経過のなかで、患者・家族は「病気が何かの間違いではないか」、あるいは「治療法があるはず」と思いを巡らし、情報を探し、医療機関受診を繰り返すなどの行動がみられます。

③情緒危機と悲哀

一般に、対象を失う場合、大別して2つの心理的な反応があるといわれています。

> 1）対象を失うことが一つの心的なストレスとなって起こる急性の情緒危機
> 2）対象を失うことによる持続的な悲哀の心理

1）は、目の前の状況に適応する際に起こる危機と結びついています。例えば医師に病気の説明を受けた時や、予後の見通しを聞いた時などに起こります。

2）はもっと内面的な心のなかの営みであり、疾病受容過程と結びついています。難病患者と家族はこの1）および2）を連続的に体験するといってよいでしょう。

(2) 治癒を望めないという現実のもたらすもの

①希望の維持

難病は進行性で治癒が見込めないという特徴があり、そこには二重のストレスが考えられます。

1つは病気のイメージからくるストレスです。難病の告知では、「病気の進行によって自分の身体を自分の意思で動かすことができなくなる」、と告げられることがあります（例えば、呼吸する、会話をする、食べる、歩く、排泄、入浴、着替えなど、生活上の動作、行動をつかさどる身体機能の喪失など）。生活に多くの手助けを必要とし、これまでの自律的生活が脅かされることを想い、ストレスを感じます。

2つ目は文化的、社会的レッテルです。患者・家族を含む人間には無意識のうちに健康重視の価値観があり、全面的に他人の世話になって生きることを疑問視し、その意味を問います。他者の眼を意識し、自己で自分を非難することによるストレスです。私たちの健康重視の考え方が病気の受け止め方に影を落とします。

この二重のストレスによって、なす術なく無力感に満ちた人々をどう支援するのか、心理的な援助はそこに焦点を置き、QOL向上をめざして取り組まれる必要があります。

②3つの実存的問題

難病を患うことに関わる実存的問題は、「孤独」「生きることの意味」「自由の問題」という3つです。

1）「孤独」とは、受け入れてくれる他者との関わりを求める一方、「あなたにはわかるわけはない」という思いをもち、一人一人に違いがあり同じではないことに注意が必要です。心理的支援では、孤独な心情を自分の心の中に留めておくのではなく、言葉にしてもらうことが大切です。言葉に出すことによって、自分の体験を客観的に眺めて、はじめてその問題への対処法を考えられます。

2）次は「生きることの意味」です。気管切開をしなくてはならない患者が次のように言いました。「気管切開することで家族に大変な負担をかけることに

なるが、家族に対して自分が生きる意味を示すことができるのか…」と。生きる意味を探し、見つけることによって、心の落ち着きを取り戻し、困難に耐える力を生み出す可能性が広がります。

3）3つめは「自由の問題」です。生活のすべてを他者の手助けに委ねなければならない状況から生じる問題です。患者はたとえいくつかの選択肢の中からでも行動の選択ができたら、主体性が保障され、心の自由につながると考えているのです。

2．健康に関わる「信念」について

(1) 信念・価値観に代表される内的モデル

他者の世話になって生きることについて、私たちの健康重視の信念や価値観によって自分を責めることになります。その結果、他者の眼を意識することとなり、ストレスが増します。

さて、「健康が一番」という信念が、ストレスを増やし、QOLに影響を与えるのであれば、健康重視の考え方からの開放が、QOL維持の重要な課題になります。健康であることを人生上の一番目の価値にしない在り方の模索が、心理的支援の大きなテーマであるということになります。

【病気を受け入れるということは？】

難病の患者を苦しめるものには、病気の進行を含めて、多くの事柄があります。そのなかでも患者の心を不自由にさせ、さまざまな訴えを引き出すものの根底には、病気の受容を巡る心の葛藤があります。そこで、疾病受容に向かうためには何が必要かをDembo-Wrightの障害受容論（1960）より紹介します（**表1**）。

表1　立ち直るための〈価値観の4つの変化〉

1．価値の範囲を拡げる
2．身体的価値を従属させる
3．比較において自己評価しない
4．障害に起因する波及効果を抑制する

価値観は病気（障害）の受け入れに深く関係し、経験の意味づけや理解を支配します。ただでさえ困難な状況にある患者に大変な課題に取り組むことを強いることはとても過酷なことです。疾病受容とは非常に難しいプロセスであると理解しておきましょう。

(2) 家族の信念・価値観

家族には家族メンバーによって共有されている価値観があります。それは夫婦それぞれが生まれ育った家庭（実家）から持ち込まれた信念・価値観であったり、家族の歴史のなかで新たにつくられた価値観であったりします。この価値観は病気に対する家族の考え、介護についての家族の考えとなって表われてきます。

(3) 支援の方向性

　支援者はどのように人の信念や価値観にかかわればいいのでしょうか。

　大切なのは、相手の考え方を理解し、尊重することです。否定されずに理解されるなかで、患者・家族が頻繁に病気への対処についてコミュニケーションを図り、自身の信念や価値観の見直しが生じるような支援を目標とすることが大切です。支援は人間関係ですから相互関係を育むことが目標です。

　難病をどのように受け止めるかによって病気体験は大きく変わってくるということを忘れないようにしましょう。

3．関係性のなかに潜む悪循環について

　新たな課題に直面することになった家族も、それまでの長い歴史のなかで内外のストレスに、家族なりの対処法で安定を守ってきているのです。難病患者の出現という危機状況にも、家族が助け合っていけるように、援助と理解が必要となります。

　家族への援助と理解は、直接的、間接的に患者への援助となり、援助者は、患者、家族、援助者の三角形を頭に浮かべ、その三角形が相互作用のよい循環となるように援助を考え、組み立てることが必要です。

(1) 家族を理解する

　患者の出現は、経済、心理、社会的に家族にさまざまな問題を投げかけます。家族もまた、患者と同様に対象喪失の情緒的危機にさらされ、疾病受容過程を歩むことになります。そして同時に経済的、社会的問題に対処し、患者を支え、受け入れ、新たな家族関係を築いていかなければならないのです。

　危機状況を乗り越えるために、家族がどのような課題に直面するかを考えてみましょう。

①家族を縛るもの

　病気の進行を止めることができない、療養を十分に支えていない、などによって生じる無力感、命を預かるという責任感、なんでこんな目にあうのかという怒り等が、家族の心を不自由にします。

　したがって、家族を支援をする際には、家族の心に生じる否定的感情を普通のこととして受け入れること、責任感に押しつぶされないように目標を低くすること、患者の病気にとらわれないで、人とのつながりを取り戻せるように、社会的サービスの利用を提案することを意識するようにしましょう。

②家族内コミュニケーションの増強

　難病患者の出現という危機状況は、日頃の家族内コミュニケーションのあり方が試されるときでもあります。

　例えば、つらいことや悲しいことを隠すコミュニケーションをしていると、家族が不治の病にかかったときにつらさや悲しみを共有するために必要なオープンな会話の経験や方法も持っていません。危機状況を乗り越えるためには日頃にも増して家族内のコミュニケーションが必要です。したがって、情緒と情報のコミュニケーションがとれている家族のほうが危機を無事に乗り越えていくことができるといえます。

③家族内役割の変更

　病者をかかえることによって、家族は役割変更を強いられるため、それにともなう心理的葛藤に対処していかねばなりません。家族内役割の変更がうまくいくか否かは、家族の一人一人の役割変更能力（他のメンバー役割を補えるか、その心理的葛藤に耐え得るかなど）と外的要因（親戚、会社の理解、社会資源とのつながり、サポート）にかかっています。

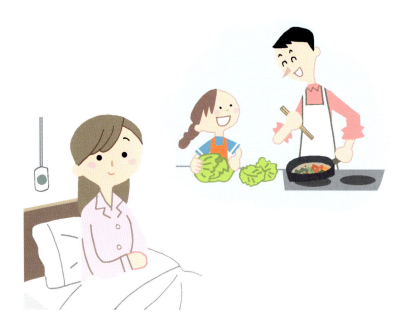

相談支援のためのコミュニケーション

1．コミュニケーションするとは－思考する前提としてのコミュニケーション

　私たちは頭のなかにある考えをことばにすること、すなわち自分の内から外に出すことによって、初めて自分のなかにある雑多な考え、思い、気持ちを対象化できて、思考を始めることができます（**表1**）。

表1

> 1）相手に語ることを通して、自分自身にも語る
> 2）語ることは、自分と相手を同時に刺激し、影響を与える
> 3）人の考えはコミュニケーションを通して明らかになり、変化する
> 4）変化に必要なのは、①自分を語る②聴いてくれる人がいる　こと

　私たちは自分の考えがあらかじめ自分のなかにあると考えがちですが、実は、考えはコミュニケーションのなかで初めて明らかになり、コミュニケーションの結果、私たちの感情や意志が変化するのです。

2．コミュニケーションによって実現する事柄－何をコミュニケーションするのか－

(1) 心理的コミュニケーションの要点

　一つは、問題の受け入れがたさや違和感をコミュニケーションすること（要点1）、二つ目は、問題とその人を分けるコミュニケーションを心がける（要点2）ことです。

　要点1によって、問題の受け止め方や問題への向き合い方を考えることができるようになります。違和感とは受け入れがたい感覚に関係しますので、こうありたかった願望と病気になってしまった現実との差について考えるきっかけとなります。要点2で示した「問題とその人を分ける」は、その人に問題が所属するという考え方への異議です。"その人の問題"とすることは、"責任はあなたにある"という考え方に通じて、責任追及に向かいがちです。問題への対処について考える力を引き出すには、問題を一旦その人から離すことが大切なのです。

　以上を整理してみます（**表2**）。

表2

> 1）問題の受け入れがたさ（違和感）をコミュニケーションする
> 2）問題とその人を分ける〈問題の外在化〉
> 3）問題の受け止め方をコミュニケーションする
> 4）問題との付き合い方（対処法）をコミュニケーションする

3．意味を見出すコミュニケーション

　二重のストレスによって、なす術なく無力感に満ちた人々をどう支援するのか、心理的な援助はそこに焦点が置かれ、QOL向上をめぐる取り組みになります。これまでのQOL研究において、進行性で根治療法がなく長期の療養が予想される病気において、患者・家族のQOLは下がるという仮説は訂正され、人には病気という新しい状況に適応する力があるということが明らかになりました。

(1) 力を引き出すコミュニケーション

　肯定的なコミュニケーションは、患者・家族の意欲を高めることになります。ナラティブ・セラピー（narrative therapy）を活用すれば、Morganが述べているように『クライアントが語るドミナント（支配的）ストーリーを脱構築し、未だ語られていないオルタナティブ（代替の）ストーリーを引き出していくことによって、クライアントの問題解決を支援していく』ことになります。

　例えば、「病気になって得たこと」に心がとまるようになると、「失うことばかりでない」と病気にくっついているドミナントストーリーを書き直すことができます。このようなコミュニケーション支援によって、患者・家族が自分たちの置かれた状況を肯定的に受け止めることを助けます。

(2) 可能性を広げるコミュニケーション

1）病気を外在化する会話

　病気を病気にかかっているその人（家族）から、切り離すことです。例えば患者に対して、病気を擬人化して会話してみることです。ある患者の発言ですが、"「病気」（というやつ）が自分のところに来たと思っているよ…"という表現によく表れています。

2）隙間を広げる会話

　外在化する会話を心がけると、患者や家族と問題との間に距離が生まれ、病気との向き合い方について話し合うことができます。病気をどのように受け止めるか、つまり、自分の病気への対処法について考えることが可能になります。病気になった自分を責める考え方から解放され、気持ちを楽にもってコミュニケーションできるからです。

3）希望を言語化する

　1）の外在化と2）の隙間を広げる会話によって、病気になって以来言葉にしなかった思いが表現されると、病気に支配されている自分の心から自分を取り戻せる可能性がでてきます。自分の人生の目標を思い出したり、いま可能な事柄に思いめぐらすことができるようになります。この働きは自己効力感に関係し、"自分にもできる"という感覚をもてるコミュニケーションといえます。

Column No.6　難病患者・家族の心理的援助

1．コミュニケーションのあり方
（1）肯定的コミュニケーション

　病気に関する物語（捉え方）は家族の文化や体験に影響されるため、世代を越えて伝わる家族共有の病気の物語があります。例えば、病気になったことを否定的な捉え方で受け止めている場合、援助者の「どうして…しなかったのでしょう？」という問いかけを、患者、家族が非難と受け止める可能性があります。逆に、肯定的なコミュニケーションによって新たな意味づけができた場合には、病気に対する肯定的意味づけが伝わります。患者・家族の自責感と自己否定に気をつけ、患者・家族の努力を認めるよう関わることが大切です。

（2）相互コミュニケーションの促進

　患者・家族の病気に関する独自の物語（捉え方）について、家族間で相互にコミュニケーションできるように援助する必要があります。家族間でも異なった見方や行動を知ることにより、家族間の相互理解が深まります。

〈難病患者援助の特殊性〉

　難病患者は、病気の進行によってコミュニケーション能力、意思伝達手段を奪われることが多くあります。言語障害、気管切開のために会話不能であったり、四肢麻痺、四肢脱力のために筆談も不可能となり、意思の伝達が極めて困難になる場合があります。このことは患者が大変につらい状況に置かれると同時に家族や支援者もまた、患者の理解に四苦八苦し、相互にいらだち、葛藤します。

　支援者は繰り返し訪問・面談するなかで、注意深い観察と辛抱強い関わりによって、患者が自分に可能な伝達手段を使って意志を表現していることが理解できるようになります。

　コミュニケーションは言語を通してだけでなく、非言語レベル（表情、眉や口の動き、手の握り方）でも行われます。また、必要に応じて文字盤を使用した意志疎通が選ばれることもあります。

2．二者関係視点から三者関係視点へ

　二者関係とは"私とあなた"のコミュニケーション関係です。個人に対する援助のコミュニケーションもその一例で、患者は自分の立場や体験の語りに集中し、援助者も理解することに集中します。また、患者同士、患者と家族の二者関係コミュニケーションの場合もあります。

　この二者関係に第三の人が加わって成立する関係が「三者関係」です。第三者の存在は二者の関係や自己を対象化させ、客観的に眺めることができるようになるので、二者関係コミュニケーションの行き詰まりや閉鎖を解消でき、コミュニケーションを開かれた相互作用に変化させます。

　グループの集団構造はこの三者関係過程を通して、集団内相互作用が生じます。例えば、メンバーは他のメンバーの発言を受けて自分の体験を語り、さらに他のメンバーに関わるコメントを語るなど、メンバー相互に支持的な関係が成立します。こうして他のメンバーの思い・願い・価値観を知り、自分の考えに新しい文脈が加わり、柔軟で有効なコミュニケーションが成立するのです。

3. 個人的援助と集団的援助
(1) 個人に対する心理的援助

個人に対する心理的援助とは、身体的コントロールの喪失を含む、苦痛な症状とそれに関連した情緒的な問題をもつ患者に、対話による交流を介して援助することです。

〈症状〉とは患者が苦痛として訴える事柄を指します。援助者が規定する問題のことではないので注意しましょう。〈情緒的な問題〉とは症状に関係する心のなかの悩み、葛藤のことです。自身や病気に対する患者の意味づけが土台となっている可能性を心に留めておく必要があります。〈対話による交流〉は、患者が中心で、援助者は脇役です。患者の話に耳を傾け、理解に努めることで成り立つかかわりです。

〈援助者の姿勢・態度について〉

相手を変えようとすることは難しいと考えましょう。心理的援助において大切なのは、自由に会話が広がる関係をつくり、相手を理解しようと努めることです。その支えのなかで、患者は病気に対する自分の考えや意味づけを語ってくれるようになります。そのような会話の実現には、援助者の姿勢・態度が重要です(**表1**)。

表1

①関心をもつこと
②聴くこと
③肯定的であること
④中立であること

ここに挙げた4点によって、会話のための自由な空間をつくることが可能となります。中でも②の「聴くこと」はもっとも大切です。単に"聞く"のではなく、"聴く"の文字は"耳"と"目"と"心"によってできています。患者の語ることに、耳を傾け、心を寄せて、正確に把握（目）するという内容が含まれているのです。

〈話の理解のために〉

語られる言葉を正確に聴きとるために、話のなかの3つの要素を理解し、話の内容を整理することが役に立ちます(**表2**)。

表2

・事実
・感情
・考え

例えば、「身体の具合が‥‥‥で（事実）、どういうことなのかわからず困っていて（感情）、今度の診察のときに先生に聞いてみようかと思っている（考え）」という話をしたとします。この場合、順に「事実」「感情」「考え」を伝えていることになります。

〈応答のヒント〉

①**質問のしかたについて**

「事実」部分への質問は"閉ざされた質問"といい、明確な事実について尋ねるときに有効ですし、情報を得るには最適な質問法です。しかし、コミュニケーションは広がらず、質問に回答するという一方向コミュニケーションに終始しがちです。一方、"開かれた質問"は、相手の態度、考え、感情について詳しく語ってもらうときに有効です。双方向のコミュニケーションに展開する可能性が広がり、相手の気持ちをほぐし、価値観に通じる内容も語る機会をつくります。

②**会話のズレについて**

会話には、情報の伝達のレベルと対人関係の確認のレベルがあり、患者がどちらのレベルでコミュニケーションしたがっているかの理解が重要となります。ズレが起こると患者は話しの通じなさを感じ、会話は中断する可能性があります。例えば、「今朝、トイレで転びそうになった…」という患者の話しに、「トイレの手すりの位置が悪いのかなー…」と応じるか、「怖かったでしょう…」と応じるかです。前者が情報の伝達のレベルで、後者が対人関係の確認のレベルです。患者と援助者との間のレベル合わせが大切な鍵といえます。

③**リフレーミング（枠組み）について**

援助者のものごとの捉え方の傾向に関係します。自分は、ものごとを肯定的に捉えがちか、否定的に捉えがちかを知っておくとよいでしょう。例えば、コップに水が半分入っているとしましょう。"半分もある"と捉えるか、"半分しかない"と捉えるかで、相手に伝わる内容が異なります。前者は満足が、後者は不満が伝わってしまうのです。病のなかにあって、自分や置かれている状況に否定的となっている患者を援助するには、どちらの捉え方が助けになるかは自明のことです。どんなに小さなことでも、肯定的な側面の見つけ方上手になりましょう。

(2) 集団による心理的援助

集団による援助の始まりは1905年に遡ります。ボストンの内科医であったJoseph Prattが、当時不治の病として偏見の対象であった肺結核を患う人々に、教育的治療グループによるサポートを実施したことに始まるといわれています。彼は、「治療が必要であるのは疾患でなく、人間である」また「共通の疾患をもつことからくる仲間意識は大きな意味をもつ」という内容を述べ、現在においてなお通じる示唆を、約100年も以前に提示していました。

集団による心理的援助は、一定の場所・時間・間隔で開催され、同一スタッフの参加のもと、同じ病気で苦しむ人々が集まり、語り合い、そのつながりによって自分らしさと他者への関心を取り戻し、孤立感と鬱感情から開放されることをめざす援助のかたちをいいます。そのコミュニケーションは、問題を分かち合い、互いへのフィードバックがなされ、他者への思いやりと自分への肯定感が生じるように配慮されています。

以下に示す内容は、集団による心理的援助（サポートグループ）において援助的な相互作用を促進するための項目です（**表3**）。

表3 援助的な相互作用を促進させる会話のためのヒント

- 中立性、率直さ
- go around
- コミュニケーションのネットワーク
- フィードバックサイクル
- キーワード

・「中立性、率直さ」とは、グループでなされる話や相互関係に等しく関心をもつことです。メンバーの誰かに肩入れするのでなく、また、あるメンバーの好ましい面だけに目を向けずに、公平であることをいいます。

・「go around」とは、一人のメンバーからでる話題を他のメンバーに回していくことです。これによってメンバーひとりひとりの参加を促し、尊重し、時には他のメンバーの発言を聞きながら休むことも保障されます。

・「コミュニケーションのネットワーク」とは、メンバーの発言をメンバー間で伝え合うことです。これによりメンバーの誰が何をどこに伝えるかの筋道が明瞭になり、相互コミュニケーションがより効果的に成立します。この作業のポイントは次の点です。

・「フィードバックサイクル」とは、メンバーの発言が他のメンバーに伝わったか確認しながら進めることです。このプロセスを丁寧に行うことが、グループダイナミクスを活発に導くことに繋がります。

・「キーワード」とは、コミュニケーションしているメンバーの核心的内容を表わす言葉のことです。キーワードを使い、短くわかりやすくフィードバックすることによって、グループコミュニケーションが焦点化され明瞭に展開します。

(3) 以上の個人的援助と集団的援助を比較した場合の関係性や関心などは表4のようになります。

表4 アプローチの比較

	個人的援助	集団的援助
関係	二者関係	三者関係
姿勢・関心	語り手に集中	コミュニケーションの連鎖
対象	問題を巡る事実、感情、考え	メンバー同士のコミュニケーション
応答	キーワードの把握・肯定的リフレーミング	

電話相談の受け方

1．相談の基本的な対応

(1) 相談者の訴え（主訴）を確認するためにまずは話を聴きます

相談者が何から話したらよいか迷っている場合は、「どのようなご相談ですか」「何にお困りですか」などと声かけすると話しやすい雰囲気をつくることができます。

(2) 相談員は、丁寧に話を聴いて相談者と一緒に考え、相談者の伴走者となって、相談者が自分自身の力で問題解決できるように支援します

```
相談の心得（カウンセリングの視点から）
○相談者が自分を振り返ることが大切
○相談にのる側は、鏡となって相談者が自分を振り返ることを助ける
○相談者がどう感じるかが話し合いの中心であって、相談にのる側がどう感じるかは関係ない
○情報以外の助言は役に立たない
○相談者が提供された情報に対しどう感じるかを振り返り、その情報をどう使うか自分で決めていくために支援する
```

2．電話相談の受け方の基本

(1) 電話相談を受ける前の準備

①席に着いたらパソコンを立ち上げ、相談票入力（記入）の準備、メモ帳、筆記用具などの確認をします。

②相談を受ける場所はプライバシーに配慮した個室や仕切りがあり、相談員が相談者の話に集中できるように静かな空間が望ましいです。

③相談者は電話から漏れ聞こえてくる相談員の背後の環境音に敏感です。相談中の相談員に話しかけたり、周囲で話したりすることは最小限にとどめましょう。

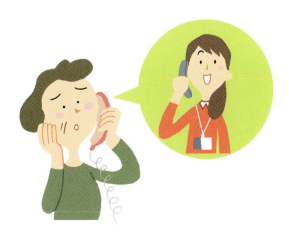

(2) 受話器をとる際の注意点
①電話が鳴ったら2～3回待ってから受話器をとります。
②その間に相談を受けるための心の準備をしましょう。
③電話が鳴っているわずかな時間は、相談者が「相談をしようか、やめようか」と迷いが生じる時間です。電話が鳴った直後に受話器を取ると、相談者のとまどいを招くこともあります。
④電話がつながる前に電話を切ることもできるという、相談者の「相談しない権利」を保証する時間をつくりましょう。

(3) 受話器をとったら
①はじめに「はい、難病相談支援センターです」とアナウンスします。
②相談員の個人名は名乗りません（電話相談の匿名性）。

(4) 相談員に関する質問への対応
①専門職の相談員の場合
「相談員の職種は保健師および看護師です」「相談員は他にも○曜日には社会福祉士がおります」など。
②ピア相談の場合
「相談員は○病の当事者です」「相談員は研修を修了したピア相談員です」など。
③相談員の個人名を尋ね、次回も同じ相談員の対応を希望された場合
「電話相談では、原則としてお互いに匿名でという決まりになっています」
「（こちらの呼び名は）相談員（または職種、ピア相談員、ピア・サポーターなど）ということではいかがでしょう」
「当センターでは必要な情報を相談記録に記録しております。次回のご相談時には、相談時期や病名などをお伝えいただければ前回の相談記録を見ることができるようになっていますのでご安心ください」
「複数の相談員がおりますが、ご相談者の情報を共有させていただいて対応させていただいております」

POINT

丁寧に話を「聴く」こと、「質問する」ことで、相手のニーズを引き出すことが基本です。その上で、こちらの助言や情報を「伝える」ことが大切です。

(1) まずは相談者の話を丁寧に積極的に聴く（傾聴）
①熱心に関心を持って相談者の話を聴きます。
②先入観を持たずに相談者の話を聴きます。
③適時、相づちを打って相手が話しやすいようにします。
④相談員は、評価や自己解釈をしません。
⑤「でも」「しかし」など否定的な接続詞は使わないようにします。
⑥沈黙が訪れても、なるべく自分から話さないで、できるだけ相談者が話し出すタイミングを待ちます。適当な間をとることも効果的なことがあります。
⑦話の流れを相談者のペースに合わせます。
⑧自分が話し手にならないようにします。
⑨相手が話し終わるまで、口を挟まないで最後の言葉までしっかりと聴きます。

> **傾聴の効果**
> ○相談者は、安心感を持って、自分の気持ちを言葉にしていく作業が可能になる。
> ○多くの人は、自分の力で問題に気づき、解決したり、気持ちを整理したりすることができる。
> ○多くの人は、困難に直面しても自分自身で気持ちを整理していく能力を持っていて、話を聴いてももらうことでその能力を高めることができる。

(2) 相談者の主訴は何かを考えながら聴く

相談者の主訴として、例えば「専門医の情報が欲しい」という内容であったとしても、その情報が本当に相談者に必要なものなのかどうかを見極めることが必要です。情報提供の前に、主治医からどのような病状説明がなされているかを相談者から聴いて確かめるなど、結果として納得できる医療を受けるにはどうしたらいいかを一緒に考えることも必要です。

(3) 相談者に「質問」する

①「質問」することで、思いや考えを整理します。
　気づいていないこと、はっきりしていないことなどに対して、相談者の心のなかで混沌としていることを整理できます。
②「質問」することで相談者から思いや考えを引き出します。
　例)オープンの質問　「その後、いかがですか」「どんな感じですか」
　　　　　　　　　　「どのようにされていたのですか」
　　　　　　　　　　「具体的に教えていただけますか」
　未来型の質問「次に何ができますか」「どうしたいと思いますか」
　肯定型の質問「どうしたらうまくいくと思いますか」
③答えを予期して行う質問、詮索的質問、問題に直接関係がないと思わせるような質問は避けます。

(4) 相談者へ「伝える」

①私メッセージで「伝える」
　相談員が私メッセージを伝えることは、相談者は評価されたと感じません。前向きなところを見つけて伝えることで、相談者は「自分のがんばりを認めてもらえた」と感じることができます。
　例)「私はあなたが本当によくここまでがんばっていらしたと感じました」
　　「あなたが努力を続けたことに感心しました」
②あらかじめ前置きをする
　情報や助言を伝えるときに相手に許可をとってから伝えます。
　次に続く言葉を受け入れやすくなる効果があります。
　例)「こちらで用意できる資料があるのですが、ご覧になりますか」

(5) 相談者の情報の整理を助ける

相談者が何らかの情報を欲していても、それが何なのか相談員にはわからない

こともあります。まずは話をよく聴いて、「何がわからなくて困っているのか」確認して、どうすればその情報を得ることができるのかを一緒に考えます。情報提供は量よりも質です。病気の進行に応じて、主治医や支援者が計画的に情報提供する場合もあります。特に神経難病のように、命に関わる医療処置の選択をすることが予想される場合の情報提供は慎重にしましょう。

情報提供の基本

○「こうしたら」という助言の代わりに「こういう方法もある」という情報提供を
○その情報をどう利用するかは相談者の自由
○客観的、中立的な情報提供につとめる
○適切な情報提供は、大きな心理的支援になる
○相談者の自主性を尊重する
　例）「あなたの場合、どれが合っていると思いますか」

---

(6) 相談内容を相談者が納得しているか、理解できているかを確認する

例）「お話のなかでわかりにくいところはなかったでしょうか」

(7) できることとできないことを明確にする

相談員の責任においてできることとできないことをはっきりわけ、できるかどうかわからないことを、簡単に約束したりしないようにします。

(8) 相談に無関係な話題への対応

時には、相談者が相談員に対して、個人的ないし社交的質問をしてくることがあります。そのようなとき、相談員はそれに巻き込まれて、自分の意見を長々と述べたりしないように気をつけましょう。率直で簡単な返事をして、その質問をそのまま返す方が、相談者がその話題について話すことになって効果的です。

(9) 批判的質問や発言を避ける

相談者に感情的な反発を起こさせるような、批判的質問や発言を避けます。相談者の私事や秘密に関わる事柄で、あまり話したがらないようなことに、追及をしないようにします。しかし、それが本題につながる重要なことだと考えられる場合は、少し間をおいて別の機会に取り上げるのも、一つの方法です。

(10) 相談者の行動に結びつくように促す

相談者は情報を得るだけでは相談終了後に「次に何をすべきか」がわからないことがあります。例えば「保健所で手続きをしてください」と口頭で伝えるだけよりも、相談員の連絡先をメモして渡すことで相談者の次の行動が促されます。

(11) 電話相談の特性と限界を認識する

電話相談では、実際に会って話を聴くことよりも、相談者が訴えることが事実であるかどうかを判断するうえで、確認できる情報に限界があります。そのため、

相談内容から相談背景などは十分にアセスメントされずに、相談者の質問に即応することに注力する傾向があります。相談者が情報を偽って相談している可能性もありますので、これらの限界を認識して相談を受ける必要があります。

(12) 電話相談は原則として匿名で1回限りの相談とする

電話相談の特性と限界を考慮し、相談は原則として1回で終了できるように対応します。情報収集に時間がかかり、後に相談を受ける場合もあります。しかし、難病相談支援センターは原則として1回の相談で次に相談者が適切な医療や支援を受けることができるように、次の相談窓口を紹介して終了します。

(13) 相談の終了のしかたを工夫する

相談者の話は時には長時間に及ぶこともあります。同じ話の繰り返しになり「相談をそろそろ切り上げた方がよいかな」と相談員が感じた場合、次のように伝えるとスムーズに相談を終了することができます。

例)「お話の途中ですみません。まだお話を伺いたいのですが、ずいぶんと相談時間が長くなってしまいました。お疲れになっていると思いますので、続きは後日伺いたいと思うのですがよろしいでしょうか」
「またいつでもご相談ください」

3. 相談者の孤立感に寄り添うことができるように心がけましょう

(1) 傾聴する

難病という「回復のしない物語」を生きることは、受け入れがたく、つらい経験です。

周囲の人や家族からそのつらさを理解されないときに感じる孤立感は想像以上であることを忘れないようにしましょう。何度も同じことを話すのは、それが相談者にとって「今は乗り越えることができない事柄」だからです。

(2) 心に寄り添う

専門職の相談員は、相談者の心に寄り添うように努力します。電話相談は「相談者が一人」でない時間です。

ピア相談員による「共感」は、相談者が「私だけでなかった」ことを実感することができ、孤立感の軽減にとても有効です。

(3) 相談者との距離感に注意する

相談者に寄り添って心情を受け止め、より理解しようと努めることは、時には「相談者に巻き込まれ」、相談員（ピア相談員）自身のバーンアウトにつながる場合もあります。したがって、「適当な距離を取ること」を常に意識することが大切です。

4. 電話相談終了後に行うこと

(1) 記録する
　電話相談中には、必要な情報のメモをとり、終了後はできるだけ直後または早期に相談記録を記入します。

(2) 相談記録で情報共有する
　相談記録は相談員のその日の業務記録としても重要です。特に、どのような相談があったかを示す相談内容や対応に関する記録は、簡潔に必要な情報を記し、相談員間の情報共有をするために有益なものになるようにします。

(3) 連絡する
　相談者の次の相談先に必要があれば連絡します。
①関係機関に連絡するときには、本人の希望を確認して、本人より関係機関への情報提供の許可を得ます。
　例)「○○難病相談支援センターの○○です。相談を受けた方の件で連絡させていただきます。○月○日、A氏から○○の件の相談の結果、そちらでのご相談を希望されています。後ほど、ご本人から相談がある予定ですのでどうぞよろしくお願いいたします」
　「ご相談内容をご本人の了解を得た範囲で伝えさせていただきます」
②多くの場合は、次の相談先において相談者自身で相談内容を伝えるために、情報提供は最小限にとどめます。

面接相談の受け方

面接相談は、電話相談よりも相手の表情や反応など確認することができます(「相談の受け方の基本」は電話相談のものを参考にしてください)。

1．面接相談の準備

(1) 相談室の環境整備

①プライバシーを守ることができる相談コーナーが望ましく、相談内容や相談者の希望によっては、個室や仕切りがある空間が必要です。
②座る位置は、同じ視線の高さで、斜め45°の位置に座ります。
③窓がある部屋では、相談員が窓を背に座ります。
④相談員は不測の事態に備えて、いざというときに外部に連絡したり、面接室から出ることができるようにします。
⑤快適な室温調整のためのエアコンや暖房器具を用意します。
⑥痛みがある相談者のために、座り心地のよい椅子、クッションを準備します。
⑦感染予防のためにマスク、ティッシュ、手指消毒剤などを準備し、空気清浄機を設置します。

(2) 面接相談を受ける前の準備

①面接相談の場合は、電話相談と違って氏名や連絡先(住所、電話番号)、病名など必要最小限の個人情報を確認します。
②面接相談は原則として予約制とします。できるかぎり事前の相談電話などで相談者の情報収集を行い、面接の目的を確認します。
③面接の目的に応じ、予想される情報提供の準備をします。

POINT

・相談者の態度、反応のしかた、表情などにも気をつけ、相談者の感情にそって反応していくように心がけます。
・相談者に関心を集中します。原則として電話や来訪で中断することがないよう注意しなければなりません。面接の中断は、相談者に不愉快な感情を与えることもあります。
・面接時間が比較的長くなるような場合は、ときどき話の要点を整理し確認します。
・相談者の状況を見ながら、面接中に必要なメモをとり、面接終了後なるべく早く、記録するようにします。
・相談員の言葉は、相談者に対する尊敬と敬意の気持ち、相談者を理解しようとする気持ちから発することが大切です。専門用語の使用は避けます。

2．面接相談の終了のしかた

(1) 相談内容をまとめる

①予定された面接時間の終了が近くなるか、面接の目的が達成された場合には、面接の終了に向けての準備を始めます。

②今回の面接で話し合ったことをまとめ、確認します。

③次の相談先を紹介するときには、連絡先が明記されたパンフレットやメモを渡します。

④継続して相談を受ける予定がある場合には、次回の面接のタイミングや内容、それまでの目標や予定を確認し、簡単な計画を立てます。

⑤これから取り組む課題について確認し、優先順位をつけてどのように取り組むかを相談者と一緒に考えて面接を終了します。

(2) 面接相談を終了する工夫

①相談者が疲れないうちに、適当なタイミングを見計らって相談を終了に導くよう配慮します。

②相談者に自分の問題を解決しようという気持ちがみえたときや、明るい話題が出て一段落ついた時などは、面接を終了に導くよい機会です。

③面接の開始時にあらかじめ時間を設定して、約束の時間が近づいたら面接相談終了に導くようにするのも一つの方法です。特にとりとめのない話が続く相談者の場合にはこの方法が効果的です。

④面接相談してよかったと相談者が感じるように心がけることは大切ですが、過大な期待を抱かせるのではなく、相談員としてできることを率直に述べるようにします。

メール相談の受け方

メール相談は、匿名性が高く、時間的な制限もないため気軽に相談できるメリットがある反面、相談者がどのような立場にあるのか確認することが難しく、対応には限界があります。また、メールでの回答（情報提供）はネット上に残り、どのように利用されるか予測できず、時には思いがけない悪い影響を及ぼすことがあります。

そのため、メールでの相談対応は、主に制度や支援機関の相談窓口、患者会などに関する情報提供のみとします。

病気に関する情報提供は原則として行いません。相談者がネットなどから一般的な情報を収集可能であるのに加え、たとえ製薬会社や患者会のパンフレットに記載されている情報であったとしても、本人や関係者へ不適切な時期に情報提供されることで、患者が精神的なダメージを受けたり、主治医との信頼関係が崩れたりする危険性もあるからです。

メール相談の事例

相談内容

「私の婚約者が、全身性エリテマトーデスという病気です。これからの結婚生活ではどんなことに気を付ければ良いですか。また、病気が悪化することはありますか。妊娠はできますか。」

POINT

このメールは、一見すると、相談者の婚約者が全身性エリテマトーデスであるため、今後の結婚生活に関する質問をしているかのようにみえます。

しかし、次のように考えることもできます。相談者は、義母になる予定の女性で、難病の女性と結婚をする息子を心配し、病気のことを調べているのかもしれません。もしかしたら、できれば結婚を反対したいので、その理由を探しているのかもしれません。そう考えると、返信したメールの内容によっては、結婚を決めた二人の将来に関わる可能性もあります。

そこで、「病気の情報は主治医から」という原則に基づいて次のような回答例を作成しました。メール相談の場合はすぐに返信せずに、上司や同僚と相談し、回答内容を確認してから返信しましょう。

回答例

「メールを拝見しました。ご婚約者が全身性エリテマトーデスで、今後の生活や病気のことなどについてのご質問ですね。ご質問の内容は、病気の自己管理や予後、妊娠といった医療に関することですので、大変申し訳ありませんが、当センターではご相談に応じることができません。

しかしながら、ご相談者とご婚約者の将来のためにとても大切なご相談だと思われますので、ご婚約者を通じて、あるいはお二人で主治医にご相談してみてはいかがでしょうか。病院のソーシャルワーカーに相談して、受診時に同席してもらい、主治医と話しやすいように手助けしてもらうこともできます。

また、当センターでは、膠原病の個別相談会を開催しています。よろしければご参加ください。参加申し込みなど詳細は…」

相談業務における守秘義務と同意の取り方

個人情報の保護について

　相談の場で相談者が話した内容は、外部に漏れないことを伝えましょう。個人情報保護の姿勢を明確に示すことで、安心して相談ができるようになります。

　ピア・サポーターは、相談の場で見聞きしたことを誰にも話してはいけません。「ここでお話しされた内容が、あなたの了解なく外部に話されることはありません」と、相談者に伝えましょう。

　また、メモを取る際も相談者に説明して了解を得ることが大切です。メモを取るのは、相談の記録を残し次回の相談時に活用したり、活動内容を振り返りスキルアップにつなげたりするためです。

　さらに、相談内容によっては、ピア・サポーターの仲間や経験者に連絡するなどの対応が必要な場合があり、その際にもメモが役立ちます。ただし、相談内容を伝える際には、相談者の了解を事前に得ましょう。

　研究班では、2016年、各都道府県の難病相談支援センターを対象に、相談業務における守秘義務と同意の取得状況について、対面相談の場合・電話相談の場合にわけて、電話による聞き取り調査を行いました。対象は全国の計48センターで、うち1センターを除く47センターから回答を得ました。

　対面相談では、個人情報保護や守秘義務に関して相談者に伝えているかについて、毎回伝えているが10センター（21.3％）、ケースバイケースが26センター（55.3％）、伝えていないが11センター（23.4％）でした。さらに、関係センターに情報を伝えることに関して相談者の同意をとっているかについては、47センターすべてが同意を取っていました。多くが口頭による同意でしたが、中には、書面で説明し、同意の署名を得ているセンターもありました。

　電話相談では、個人情報保護や守秘義務に関して相談者に伝えているかについては、必ず伝えているが13センター（27.7％）、ケースバイケースが28センター（59.6％）、伝えていないが6センター（12.8％）でした。さらに、関係機関に情報を伝えることに関して相談者の同意をとっているのは44センター（93.6％）、ケースバイケースが2センター（4.3％）、取っていないが1センター（2.1％）でした。

　さらに、個人情報の取り扱いについて書式を用意しているセンターから、任意で資料の提供を受け、分析した結果、参考資料1から3のような書式や伝え方の例が挙げられます。

【参考資料1】個人情報の取り扱いについて

ご利用者様

○○難病相談支援センター
センター長　　○○　○○

○○難病相談支援センター事業に伴う個人情報の取り扱いについて

　○○難病相談支援センター（以下、当センター）では、「全国難病相談・支援センター間ネットワーク事業運用規則」に則り、個人情報を管理し、その取扱いに十分な配慮および適正な措置を講じております。

　つきましては、当センターのご利用者様の個人情報の取り扱いを下記の通り行わせていただきます。

記

1　個人情報とは、ある情報を見たときに特定の個人が識別できる情報であるとわかる情報のことをいいます。

2　当センターでは、ご利用者様へ適切な支援を行うことを目的として、以下の個人情報を収集することがあります。
　　・相談者氏名、相談者と対象者の続柄、相談対象者氏名、性別、年齢、住所、電話番号、受診医療機関、主治医名、身体障害者手帳の等級、利用しているサービス
　　・相談記録

3　収集した個人情報は、難病相談支援センターに関わる業務以外には利用いたしません。

4　収集した個人情報は、「全国難病相談・支援センター間ネットワーク事業運用規則」に従い保管いたします。

5　収集した個人情報を外部に提供することはいたしません。ただし、外部機関と連携して支援を行う必要がある場合には、利用者の承諾を受けた範囲の個人情報を支援者間で共有いたします。

6　利用者は、以上の個人情報の収集に関して、事前に（電話相談の場合は口頭で、面接相談の場合は本書にて）説明を受けたのちに当センターを利用した事実をもって同意したものとみなします。

以上

【参考資料2】　個人情報の取り扱いについての説明（電話相談の場合）

電話相談での相談内容の守秘義務の伝え方と同意の取得

□難病相談支援センターです。
　（相談者）「難病のことで相談があるのですが…」

□どのようなご相談ですか。
　（相談者）「実は、夫が○○病と診断されたのですが。主治医からこれから自宅でサービスを受けながら療養しなければならないと言われました。何をどうしていいかわからないのですが」

□お話しいただき、ありがとうございました。ご相談を受ける前に当センターの個人情報の取り扱いについて説明いたします。お時間を1分ほどいただきますがよろしいですか。
　（相談者）「わかりました」

□ご協力いただきありがとうございます。

【参考資料3】　個人情報の取り扱いについての説明（対面相談の場合）

対面相談での相談内容の守秘義務の伝え方と同意の取得

□当センターでは、「全国難病相談・支援センター間ネットワーク事業運用規則」に則り、個人情報を管理し、その取り扱いに十分な配慮および適正な措置を講じております。

□収集した個人情報は、難病相談支援センターに関わる業務以外には利用いたしません。

□収集した個人情報および相談内容は相談票に記録し、「全国難病相談・支援センター間ネットワーク事業運用規則」に従い保管いたします。

□収集した個人情報を外部に提供することはいたしません。ただし、外部機関と連携して支援を行う必要がある場合には、利用者の承諾を受けた範囲の個人情報を支援者間で共有いたします。

□ご不明な点はございますか。

□ご協力いただきありがとうございました。それではご相談をうかがわせていただきます。

相談を記録する意義と相談記録の書き方

1．相談記録の意義

難病相談支援センターの相談記録の目的は、相談業務を効果的かつ効率的に行うことです。また、データの活用は、何のために（目的）、誰がどのように活用するかが重要になります。さらに、保管と廃棄に関しては、保管方法および保管期間と廃棄方法に関して留意する必要があります。

相談内容を記録する際は、以下のような重要な場面で用いられることを意識し、「読まれるための記録」づくりを心がけましょう。
　①相談・支援の内容を明確にし、証明するため
　②相談・支援を振り返り、検討するため（事例検討会やカンファレンスのときに情報を共有するため）
　③相談員の心のケアのため、心のケアを受けるときのため
　④より多くの貴重な記録を種々の目的での分析に役立てるため

2．相談記録の書き方の基本

(1) 共通の書式を使用する

相談記録フォーマット（記録用紙・電子相談票など）を利用しましょう。その理由は、効率よく必要な情報収集を行い、相談者の持つ課題の可視化を行い、アセスメントした内容の共有化を図るためです。

相談記録フォーマットの作成にあたっては、センターに寄せられる相談内容を分析・検討し、入力項目を決定し、データ化を可能とするような記入・入力方法を用いましょう。

(2) 書き方のルールを持つ

相談記録に書く内容については書き方のルールを持つようにしましょう。具体的には、支援に必要な「客観的具体的事実」と相談員（福祉職や看護職等）の「専門的知見に基づく印象や評価」が記載されます。

(3) 相談記録のポイント

相談記録作成にあたっては次のようなポイントがあげられます。
　①日付と時刻、記載者の署名
　②相談後できるだけ早い時期に書く
　③読みやすく、決められた様式に従う
　④客観的に、相談者の行動や言葉を引用し、具体的に記載する
　⑤助言等の支援を行った根拠となる「事実」を記載する
　⑥相談後の相談者の反応を記載する
　⑦今後の計画を具体的に行動レベルで記載する

相談記録フォーマット（電子相談票）の例

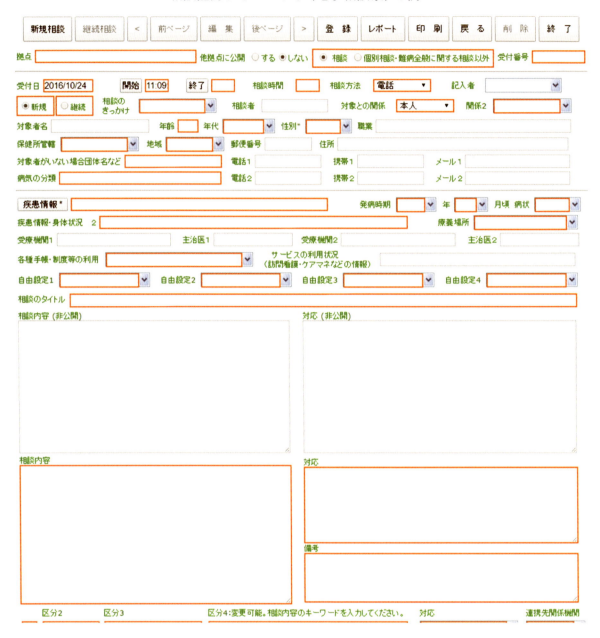

3．相談記録例

「SOAP」と呼ばれる、相談記録のためのルールが参考になります。

Subjective（主観的情報）	相談者からの情報、主訴
Objective（客観的情報）	相談員が見聞きした情報、収集した情報
Assessment（アセスメント、見立て）	相談者や問題に対する印象や解釈
Plan（支援計画）	長期的目標と短期的目標を設定する、目標達成のための手段（禁煙、禁酒など）を目標と混同しない

※SとOの情報をおりまぜて相談内容を立体的に描くこと、およびSとOに書いていないことは書かないことが必要です。

実際の相談を例にみてみましょう。

―相談事例―（20歳代男性の母親より、多発性硬化症）

息子が難病になってしまいました。どこに相談しても対応できないと言われるのです。こちらでも対応していただけなければ、もうどこに相談したらいいかわからない。息子が『死ぬ』っていうんです。どうせ治らないなら死んだ方がましと。彼女と暮らしていて、もうすぐ、パチンコ店の正社員になれるはずだったんです。彼女がそこがよいっていうので。その矢先に発病してしまって。何もする気がしないって。このままだとだめになってしまう。彼女ともうまくいかなくなって。母子家庭なもので、かまってあげられなかったんです。だから中学校の時からぐれてしまって。でも専門学校で高校の卒業資格はとれたんです。多発性硬化症です。3か月前に診断されました。治療はまだしていません。特定疾患の受給者証がまだ来ていないから。どんな治療をするかもわかりません。息子は27歳になりました。最近は定職に就かずにいました。でも家計が苦しいから働かせたくて。私の母と3人暮らしです。近くに結婚した姉がいます。面接相談を希望します。とにかく話を聞いて下さい。

上のケースでは、次の情報が、それぞれSOAPに該当します。

Subjective（主観的情報）	「どこに相談しても支援を受けることができない」 「本人が死んでしまうほど悩んでいる」 「家計が苦しいから働かせたい」
Objective（客観的情報）	「難病について支援機関は関わっていない」 「息子が難病を発病したために母親が精神的に混乱している」 「本人は、27歳男性、現在は無職。3か月前に多発性硬化症発病、病状は不明、特定疾患申請中のため治療は開始されていない」
Assessment（アセスメント、見立て）	「母親は、孤立感を強く感じ、何らかの支援を必要としている」 「現在の病状と病気や治療、自己管理に対して本人がどのように感じているか確認が必要」 「現在は、母親が息子を扶養しているが、この状態を継続することは難しい」
Plan（支援計画）	「短期的目標：家族（母）は療養者の課題（受療、自己管理）に対応することができる」 「支援計画：本人、母親と面接し、病状や今後の治療方針に対する認識や何に困っているかを確認する」 「長期的目標：本人が、適切な医療を受け、病気の自己管理をしながら自立した生活を送ることができる」 「支援計画：月1回の電話・面接相談で経過観察を行い、必要時に医師や地域の支援者と連携する」

4．相談データの活用と注意点

相談記録データを作成した後は、有効に活用していきましょう。

①多くの記録を種々の目的で分析することで、その有用性を高めることができます。さらに、②データ分析では、個々の記録のうしろに隠れている真実を抽出することが可能で、個々の記録を見るだけではわからなかった実態を見い出すことができます。

相談データを活用する際の注意点については、個人情報の保護と安全確保があげられます。

相談データを活用する際の注意点

①個人情報保護法（個人情報取り扱い事業者に対しての規制）によって、利用目的の特定、本人の同意を得ずに個人データを第三者に提供することが原則として禁止されています。
②個人情報保護を目的に、記録用紙、記録媒体（USBなど）、パソコン本体は業務終了後は鍵のかかるロッカーなどに保管するなど、保管方法を決める必要があります。
③保管期間を確認する必要があります（医療法によると、診療記録は5年間です）。

データ分析は…

多くの相談に共通する問題の根に光をあてる

多くの相談に共通する重要な解決の芽（鍵）が見い出される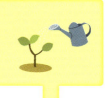

相談記録の価値が飛躍的に高まる

参考文献
「相談援助職の記録の書き方－短時間で適切な内容を表現するテクニック」
八木亜紀子、中央法規出版、2012．

Column No.7　相談記録の書き方
相談記録における倫理的責任と法的義務（個人情報保護と安全確保）

相談内容を記録することにより、相談支援における改善点を見つけましょう。

相談者と話し合った後には、活動の記録を残しましょう。記録することで、相談者と対面していたときには思い及ばなかったことが見えてくるものです。

1．相談記録とは何か？

相談される内容は多岐にわたり、その場ではどのように答えたらよいのかわからないこともありますが、記録しながら時間をおいて考えると、答えが見つかることがあります。

また、相談者の表面上の言葉だけでなく、その言葉の奥に隠れていた本音や不安などについても、記録することによって理解できる場合もあります。

記録することで、状況を客観的に振り返ることができ、あなた自身の改善すべき点が見つかることもあるでしょう。活動記録を残すことによって、相談員としてのスキルは確実に向上するはずです。

ただし、残された記録は個人情報が含まれているので、管理には十分気をつけましょう。

2．わかりやすく記録する

相談内容を記録しておくと、次回の相談に役立ちます。特に、複数の相談員が相談を受ける場合、記録がないと話し合った内容を混同してしまう心配があります。相談者と2回目以降に会うときは、記録を事前に読んで、前回の内容を振り返っておくとよいでしょう。前回の内容をしっかり把握しておくことは、お互いの信頼関係を深める意味でも大切なことです。

また、記録を残すために活動を振り返ることで、自らの言動が適切だったのか冷静に検討することができ、相談員としてのスキルアップにつながります。さらに、相談員の経験者や仲間と情報を共有するという意味でも重要なことです。記録を読んだ経験者や仲間から助言を得ることができます。何かの事情で相談員が交代する場合も、記録が役に立ちます。また、読みやすい字で、わかりやすい表現を使って記すことも大切です。

3．相談記入シートを用いる

相談支援の相談内容を書き込む「相談記入シート」を紹介します（図1）。この「相談記入シート」は、あくまで一例ですので、それぞれの地域や活動の事情に合わせた「相談記入シート」を独自に作成してください。

また、書式の全項目を埋めるために質問する必要もありません。相談支援活動でもっとも大切なのは、相談者の話を十分に聴くことで、相談員の側から細かい質問を重ねることは避けたほうがよい場合もあります。無理のない範囲で、答えてくれることを書き込むという姿勢で十分です。結果として「相談記入シート」に空白が多く残ったとしてもまったく問題ありません。

4．相談員同士で相談する

相談支援活動をしていて何か困難を感じたとしても、一人で悩む必要はありません。別の相談員に、困ったことを積極的に相談してみましょう。ただし、個人情報を守る必要があるので、相談者の許可を得てから相談することが大切です。

相談員は、自分の知識や経験だけでは答えられないような難しい質問を受けることもあります。そのときに一人で問題を抱え込まないことが大切です。記録に基づいて、相談員の仲間や経験者など、第三者からの

アドバイスを得るとよいでしょう。

　特に、1対1で相談を受けた場合、どんな話し合いが行われたのか、第三者にはわかりません。記録があれば、どんなやりとりがあったのか、ある程度のことがわかります。仲間や経験者に記録を見せ、異なる視点から意見をもらって問題が解決することもあります。

5. 個人情報の取り扱いについて

　個人情報の取り扱いは慎重に行う必要があります。図2のような書類を用いて、相談者に伝えることが望ましいでしょう。

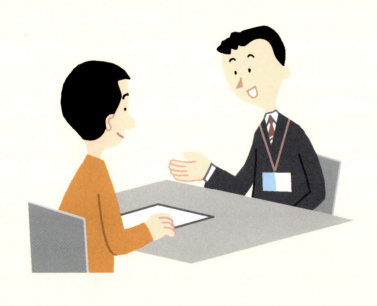

第5章　相談支援の基本スキル

難病患者相談記録票　No.

患者氏名		男・女	年　　月　　日生	年齢	歳
住　所			電　話		
疾患名		特定・小慢・その他	受給者番号		
相談機会	相談会・申請（新規・継続・他）・その他来所・電話・その他（　　　）				
相談日時	年　月　日　AM・PM　時　分～　時　分			対応者	
相談者	本人・本人以外（氏名：　　　　　　　　患者との関係：　　　　）				
経　過					

相談時の状況

症状・障害	生活：就労・就学・家庭内自立・その他（　　　　　）・不明

日常生活動作（1　）番号－1：自立　2：一部介助　3：全面介助（2、3は具体的に）
- 歩　行（　）　・立　位（　）　・座　位（　）　・寝返り（　）
- 着替え（　）　・食　事（　）　・排　泄（　）
- 入　浴（　）　・服　薬（　）　・意思伝達（　）

受　療	入院（　年　月　日～）・通院（年　回）・在宅（往診月　回）・なし
医療機関	
主治医	
福祉制度	障害年金（　級）　障害者手帳（　級）　その他（　　　）
その他	

相談内容	区分：申請　病気　治療　看護・日常生活　福祉制度　就労　就学　栄養　歯科　他

対応内容	

難病事業へ参加	今後の方針	支援区分（※）	A・B・C

図1　相談記入シートの一例

難病相談支援センターを利用される方へ

個人情報のお取り扱いについて

○○難病相談支援センター
センター長　○○　○○

当センターはあなたの個人情報は、以下のとおり取り扱います。

1．個人情報に関する当センターの基本的姿勢
　　当センターは個人情報保護法に従い、利用者の個人情報を適正に取り扱い、利用者の権利利益を保護します。

2．当センターが保有する個人情報
　①当センターは、利用者の属性や相談内容に関わる情報、当センターが提供する支援内容などの個人情報を有しています。
　②①の情報は、厚生労働省補助金事業「難病相談支援センター間ネットワーク事業（実施主体：難病情報センター）によるネットワークシステム（相談票）において、暗号化されたのち安全に管理された専用ネットワーク上に保存されます。

3．個人情報の利用目的
　　利用者の個人情報は、当センターが行う相談支援のために利用します。また、各種統計資料の作成や相談支援の質向上のための事例検討、研究発表のために利用することがありますが、その場合、個人情報は含まず個人が特定されることがないように配慮いたします。

4．個人情報の第三者への提供
　　利用者の個人情報は、必要な場合には、利用者の許可を得てから関係支援機関に提供します。その場合、個人情報保護のための必要な措置を講じます。

上記について説明を受け、同意します。

　　　　　　　　　　　　　　　　　　　年　　月　　日　署名　　　　　　　　　　　　　　

図2　個人情報の取り扱いに関する書式例

相談員のスキルアップと心のケア

　相談員は、相談後の記録の作成などを通した自己の振り返りや、時にはスーパービジョン（ベテランの相談員や相談の専門家に自分が対応したケースや相談員としての悩みを打ち明ける、相談員のための相談）で自己理解を深めることができます。そして、それを次の相談業務に活かすことで相談のスキルアップにつながります。

　実践⇒スーパービジョン⇒自己啓発（学習）⇒実践⇒スーパービジョン⇒自己啓発（学習）⇒実践……という成長サイクルを回すことが相談員の自己理解と共にレベルアップになります。

　また、相談員が相談を受ける準備ができているのか、次のチェックシートを使って確認してみましょう。

　さらに、支援者である相談員の心のケアも重要です。バーンアウトを防ぎ、対処するために、コラムも参照して、健康な心で相談にのれるようにしましょう。

参考文献

　安藤潔、柳澤厚生編著．難病患者を支える　コーチングサポートの実際．真興交易　医書出版部

　田村智英子著．ピア相談のスキルアップを目指そう－今日から使えるこつを学ぶ－．平成24年度群馬県難病団体連絡協議会・難病相談支援センター合同研修会資料

チェックシート：相談を受けるための準備はできていますか？

あなたが「そう思う、これからはそうしたい」と感じる点にチェックをいれましょう

相談者は
- ☐ 相談をすることで悩みやストレスが消えるわけではない
- ☐ 話を聞いてもらうことで、苦しみや心の痛みと向き合うことができる
- ☐ 話を聞いてもらうことで、悩みを消し去るのではなく、悩みを持っている自分を自然に受け止めることができるようになる
- ☐ 自ら気づき、自らを助けていく力を持っている

私（相談を受ける側）は
- ☐ 相談者の話に関心を持って熱心にじっくりと聴く
- ☐ 自分と同じような経験を分かち合う
- ☐ 自分が知らない病気であっても相談者がそれによりどのようなことに困っているかを聴く
- ☐ 相談者に対して「こうすべきだ」と言わない
- ☐ 相談者の代わりに答えを出さない
- ☐ 客観的、中立的な情報提供につとめる
- ☐ 相談者が考えているときには沈黙する
- ☐ 相談者に質問することで内容を深める
- ☐ 相談者の言葉を繰り返したり、言い換えたりして、共感しながら相談者の話を聴く
- ☐ 共感は相手の立場に立ってすることで、同意とは違う
- ☐ 相談者が悩むことを認める
- ☐ 5秒待ってから「大丈夫」「心配ない」「いかがですか」と言葉をかける
- ☐ 「こうしたら」という助言ではなく「こういう方法もある」という情報提供をする
- ☐ 相談者が自分の問題に自分で答えを見い出して行けるようにつきあう
- ☐ 相談者の問題を解決してあげるのではなく、相談者が自分で決める（自己決定）ことを助ける
- ☐ 相談中にわき起こってくる自分の感情は出さない
- ☐ 自分には「できること」と「できないこと」がある
- ☐ 相談を受けた後、振り返りのための時間をつくる
- ☐ 悩みを相談することができる
- ☐ 自分を大切にすることができる

Column No.8　支援者のバーンアウトへの対処

ストレス・マネジメントについて

価値観を広げること

難病に関わる支援者は、自分のなかの価値観に向き合う必要が生じます。「健康」に関する信念から発する無意識の言葉が、自責感で敏感になっている患者・家族に否定や非難として受け止められる可能性があります。価値観を広げるには、物事を多角的に理解してみることが役に立ちます。物事にはひとつの意味しか持たないということはありません。

信頼感が問われる

生活のほとんどを他者の手助けなしには生活できない人々と、その家族を支援するということは、支援者自身の信頼感が問われます。人生の歴史や価値観はさまざまですので、支援に困難が生じる場合が多々あると思います。それを乗り越えるのは、支援者の仕事への覚悟と自分への信頼です。自分を信頼できてはじめて、患者・家族の考え、思い、行動を尊重できます。

限界と境界の理解が大切

支援者は一生懸命に取り組むほどに疲弊し、不全感と無力感で一杯になってしまいます。まさに"燃え尽き症候群(burnout)"状態です。

限界を知るとは、自分にできることとできないこと、あるいは、自分がやるべきこととやるべきでないことを、区別できることです。また、どんなに役立ちたいと思っても、病気の進行を止めることはできず、患者・家族の心痛をすべて理解できるわけでないという他者との境界を意識しましょう。また、他者と自分の境界を意識することは、被支援者に感情的に巻き込まれないためにも役立ちます。

チームワークという認識

支援は一人でできるものではなく、多職種で連携し、協働して行います。一人で抱え込まず、多職種で情報を共有し、コンサルトし合いましょう。そして、適切な役割分担によって総合的な支援となるように、相談できることが望ましいといえます。

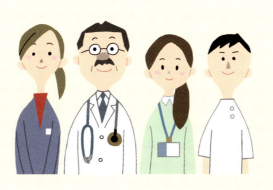

相談支援のスキルアップ

1. 時代や状況の変化への対応の重要性

　難病を取り巻く社会状況は日々変化します。国の施策をはじめとして、医療機関や治療法、企業やハローワークなどの就労に関する状況、情報機器や情報ネットワークなどのITに関する状況などについて、常に目配りをしておくことが相談員にとって必須要件です。そのためには、これらの事柄について日頃から情報源をリストアップしておくことが必要です。また、厚生労働省や地域の主要な医療機関のウェブサイトなどを定期的にチェックし、情報の更新の確認を日常の習慣とすることが大切です。

　情報の更新は、難病の相談支援においてはいわば大前提のことです。新しい情報を収集した上で相談者に対する適切な相談支援を行っていくことが、相談員の中心業務になります。そして、この「適切な相談支援」を可能にするのが相談員としてのスキルです。スキルがなければ、どれだけ最新の情報が集められていたとしても、相談者へ届けることができません。さまざまなスキルが難病の相談支援には求められますが、主要なものについて見ていきましょう。

2. 難病の相談支援に必要なスキル

　第一に、カウンセリングのスキルがあげられます。相談者の気持ちに寄り添いながら、相談者にとって何が問題となっているのかを相手とともに考えていきます。必要に応じて、支援の方針を立て、これを遂行していきます。これらを感覚的に行っていては、適切な相談支援にはなりません。

　第二に、記録のスキルが必要です。記録は、次回の相談に向けて残されるだけでなく、難病相談支援センターとしての情報管理やスキルの蓄積としての意味もあります。また、記録が蓄積されていくことで、組織としての活動実績の把握が可能になります。相談件数をはじめ、相談内容、対応のしかた、関わった連携機関などの情報が蓄積され、課題点・解決策等が可視化されていけば、組織としての業務改善の方策を立てることが可能になります。後で振り返って、何のことだかわからないような記録では残す意味がありません。近年、記録のための機器やネットワークも整備が進んでいます。こうした新しい機器やネットワークの操作スキルを身につけることで、質の高い記録が可能になります。

　第三に、前の「記録のスキル」と関係が深いものとして、ケースマネジメントのスキルがあります。この場合、「ケース」とは寄せられた相談一件一件のことです。すぐに解決しないケースは次回へ持ち越されますが、その際には、より適切な相談支援のあり方を考えなければなりません。同時に、他の相談とのバランスも考える必要があります。一つのケースに多大な時間と労力が注がれた結果、他のケースへの対応がおろそかになるようなことがあってはなりません。つまり、ここでいう「マネジメント」とは、個別のケースについて相談支援の適切なあり方を検討し、同時に、相談支援全体に対する考慮をしながら日々の業務を進めていくことを指します。ケースマネジメントが適切になされていないと、相談員としての日々の業務がコントロールできなくなり、相談者に対する支援そのものが危うくなってしまいます。

第四に、主に管理者に求められるスキルとして、相談支援事業のマネジメントスキルがあります。事業を支えるのは人であり、そして限りある資源です。活き活きと活躍できない環境が放置されていると、職員が業務を継続することが困難になります。また、有限な資源が計画性や透明性を欠いたまま使われていると、事業は停止を余儀なくされます。常に人材や資源が適切に動いている状態を保つために身につけるべきマネジメントスキルが、相談支援事業の基盤になるといってよいでしょう。主に管理者に求められると述べましたが、管理者だけがこうしたスキルを身につけていればよいということはありません。組織で働くすべての職員が意識を共有してはじめてマネジメントが完遂されます。管理者には、こうした意識の共有を促していくことも必須要件として求められます。

第五として、地域の関係機関との連携のスキルがあります。難病相談支援センターが相談の窓口であるとしても、相談内容の全般にわたる専門性を有しているわけではありません。内容に応じて関係機関との連携をはかっていくことは、相談者にとっての適切な支援に結びつくだけでなく、相談支援業務やセンター事業の安定の面でも必要なことです。

以上にあげたことは、難病の相談支援において主要なスキルですが、これがすべてではありません。個々の相談支援の置かれている状況に応じて、他のスキルが必要になることもあるでしょう。重要なのは、相談支援に従事する自分自身に何が不足しているのかを常に問いかけることです。不足しているスキルについては、各種研修等を通じて学習することができます。

3. スキルアップのための研修

最後に、研修についてみていきましょう。現在、難病相談支援センターの職員を対象として国が行っている研修として「難病患者支援従事者研修（難病相談支援センター職員研修）」があります。国立保健医療科学院が毎年秋に2日間のスケジュールで開催しています。研修プログラムには、難病対策に関する保健・医療・福祉等の制度の動向に関する講義のほか、カウンセリング技法に関する講義・演習、難病患者の就労支援に関する講義・演習などが組まれています。

近年では、特定の疾病や治療法など、個別的・具体的なテーマを扱った研修も、地域ごとに開催されるようになりました。都道府県が運営するものもあれば、その他の機関によって開催されているものもありますので、近隣の都道府県の難病相談支援センター、医療機関、その他の関係機関とのヨコのつながりをもちながら、地域ごとに行われている研修に関する情報収集をはかりましょう。

相談事例の検討

1. 相談事例を検討することの意義

　難病相談支援センターが担うべき基本的な機能は、患者の持つさまざまなニーズに対応したきめ細やかな相談支援を行うことです。しかしながら、日々相談に従事していると、対応のしかたについて非常に困難な事例に直面することがあります。その際に重要なのは、自分一人で抱え込まないことです。複数の関係者の間で事例の共有をはかり、適切な対応のしかたを検討しましょう。

　現在、多くの難病相談支援センターでは、困難事例について協議する定例の会議の場を設けています。センターの内部及び外部から多職種の関係者が集まり、それぞれの視点から対応方法についての意見を出し合い、支援の方向性を精査する場となっています。そうした事例検討の機会を持つことで相談支援の質が左右されるだけでなく、相談員が安心して、活き活きと業務に取り組める環境が整います。

　関係者が協働して一つの事例の対応方法を検討することは、あらゆる対人援助の領域で日常的に行われていることです。まじめな人ほど、他の人に助けを求めることを躊躇し、自分で判断して解決を図ろうとするかもしれません。しかし、協力を求めること・他の人の意見を参考にすることは、相談員の「スキル」の一つであり、それ自体、業務のなかで重要な柱の一つであることを意識するようにしてください。

　とはいえ、マンパワーに制約があり、簡単には検討会を開催できないというのが、多くのセンターが抱える現実かもしれません。そこで重要になってくるのは記録です。関係者が共有できるようなかたちで記録を残しておくことで、すぐにではなくとも、後から記録を見た関係者からの提案や助言を得ることが可能となります。難病情報センターを中心に開発された難病相談支援センター間のネットワークシステムや電子相談票を利用するのもよいでしょう。

　このように、事例検討の機会を持つことは、定例の場であれ、臨時に実施する場であれ、「業務の一部」であることを意識することが重要です。これによって、相談者への支援が充実するだけでなく、相談員として業務環境が守られるということを理解しておく必要があります。自分一人で対応に困難を感じるときには、必ず事例の共有・検討を実施することを習慣づけてください。

2. 困難事例への対処方法

　さて、困難事例への対応方法の具体的な中身についてみていきましょう。対応において重要なことは、一度立てた対応方針にこだわらずに、状況の推移をみながら対応策を柔軟に練っていくことです。基本的には、以下の循環的なプロセスを経ることになります。

　第一に、何をもってその事例が「困難」となっているのかを明確にすることです。このことは、当たり前のようで、意外と見過ごされがちです。必要な知識・情報がないからなのか。相手とのコミュニケーションに障害があるからなのか。あるいは、問題が複雑に絡み合っているために、どこから着手すべきであるのかが整理できていないからなのか。まずは、冷静になって目の前の事例の「困難」を整理するところ

がスタート地点です。

　事例の困難な点が整理されることで、対応の輪郭が少しずつ現れてきます。そこで重要になってくるのが、緊急度・優先度の見立てになります。困難事例の相談者の多くは、複合的な問題の中にあって身動きが取れない状況に陥っています。ここで相談員が行うべきことは、当面の支援課題の順序・順位を明確にすることです。ここでは、通常、上記のように複数の関係者による事例検討が行われ、立てられた支援方針が実行に移されることになります。

3. 振り返りの必要性

　ただし、ここで付けた順序が、その後の支援の過程のなかで固定化されるとは限りません。当初、優先順位の低かった課題が、事態の成り行きとともに、実は大きな課題として顕在化することもあります。そこで重要になってくるのが、一つ一つのアクションに対する「振り返り」になります。

　一般的に、対人援助領域の振り返りでは「K・P・T」が鍵となります。

　Kとは「KEEP」。すなわち、今まで行ってきて一定の意味が見出せることから、継続して行っていくべきことを指します。

　Pとは「PROBLEM」。すなわち、今までの支援において効果的ではなかったこと、方向修正をはからなければならないことです。

　そしてTは「TRY」。すなわち、KEEPとPROBLEMを踏まえた上で、取るべきアクションです。TRYがスラスラと出てくることはほとんどありません。むしろ、多職種の関係者が意見を出し合って練り上げていくことになります。TRYは実際に行動に移すものですから、抽象的な事柄ではあってはいけません。

　振り返りをしながら、必要に応じて方向修正をし、行動に移していくわけですが、それで必ずしも問題が解決するとは限りません。先に「循環的なプロセス」と述べたように、ここでもなお困難な問題が残されたときには、最初のステップに戻ることになります。すなわち、残された困難な問題の「困難」の中身を分析することです。

　以上のように、相談支援において困難事例は日常的に直面するものです。したがって、それら困難事例について、自分自身で判断をせず、複数の関係者の間で検討することは、はずかしいことではなく「業務の一部」であるという意識を持ちましょう。そして、困難事例への対応に当たっては、感覚的・直観的な動き方をするのではなく、事例の内容を循環的なプロセスのなかで適宜分析を行った上で行動に移していくことが重要です。

※詳しい事例の検討は次の章で行います。

第6章 難病の相談支援の実際

- はじめに －難病の相談支援にあたって－
- A．「診断未確定期」の相談事例
- B．「診断確定直後期」の相談事例
- C．「症状進行・悪化期」の相談事例
- D．「病状安定期」の相談事例

はじめに －難病の相談支援にあたって－

人生とは自分の物語を創る過程

Life isn't about finding yourself. Life is about creating yourself.
―人生とは自分を見つけることではない。人生とは自分を創ることである―
（バーナード・ショー 1896–1950）

この言葉どおり、人生とは、学び、選択して、自己決定することを繰り返しながら、自分の物語を創る過程といえます。

人の手を借りなければ生きることができない乳児が歩けるようになり、さまざまなことを学び、成長します。多くの場合、自立した後は、自己決定をしながら、それぞれの人生を歩み続けます。そして、歳を取って、再び自分の身の回りのことを人の手にゆだねるときが訪れます。たとえ、健康な人であっても、日々の生活や人生の進路決定にあたって、何らかの不安や悩みを抱えたときには、誰かに相談して困難を乗り越えるものです**(図1)**。

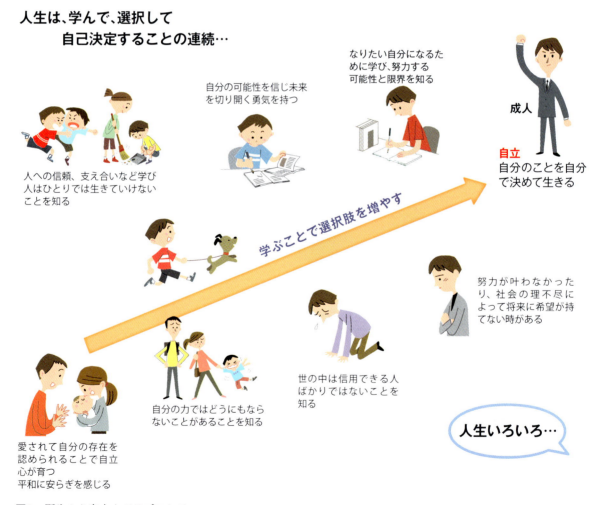

図1　誕生から自立までのプロセス

難病のために生じる問題、それによってつらいと感じること

それでは、難病になって生じる問題や、つらいと感じる点には、どのような特徴があるのでしょうか？

難病は誰しもが罹患する可能性があるにも関わらず、その希少性のために当事者になり、はじめて「難病」の存在を知り、「まさか自分が難病になるなんて」と診断後大きなショックを受ける人が少なくありません。

難病による症状の苦しみはもちろんですが、それを治療によって緩和できたとしても、多くの人は「自分の描いていた未来が変わってしまった」「自分のことを自分で決めることができなくなる」「自分でできていたことを人にゆだねて生きなければならない」と悩みます。図2のように、難病により自立した生活が困難になることについてつらいと感じることが多いのです。

この患者の自己決定のための支援として、コミュニケーション支援ツールの開発など、さまざまな工夫が行われています（図3）。

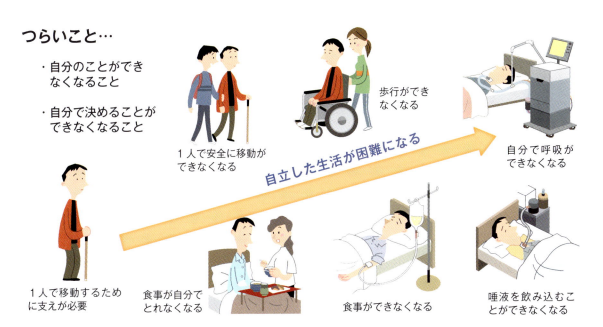

図2　自立した生活が困難になる例

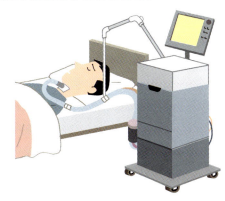
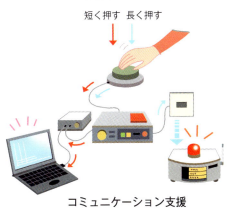

図3　患者の自己決定のための支援の例

難病の相談支援にあたって心がけること

　相談は「相談者の悩みや不安を解消する」ことを目的としていますが、相談することだけで相談者の悩みや不安のすべてが解消するわけではありません。

　例えば、次のように相談者の悩みは解決に向かっていくでしょう。
　まず、相談者は「聴いてくれる存在（家族、友人、相談支援専門職、ピア・サポーターなど）」に話をし、励まされたり共感されたりすることで、「ああ、自分はこんなにつらい思いをしていたのだ」と気持ちが落ち着き、整理されます。
　同時に、自分が置かれている状況を客観的に捉えることができます。例えば、「漠然とした不安のために、余計に混乱していた。自分の悩みは○○と△△だった」など、抱えている不安や悩みの種類や大きさを知ります。
　さらに、支援者から「○○については市役所のX窓口で、△△についてはYというサービスが利用できますよ」と対処法を教えてもらうことで、不安の原因となっている問題に向き合うことができるようになります。
　したがって、話を聴いてくれる存在や相談できる窓口は、たくさんあるほうがより問題解決への手段を見つけやすいといえます。

　支援とは、自分のタイミングで、自分のことを自分で決めて、自分の力で成し遂げることができなくなった人の自己決定のために、それぞれの支援者が役割を果たすことです。地域にはそれぞれの役割を担う支援機関があり、目的に合わせた支援体制が構築されています。

　それぞれの支援機関は「連携」をして、相談者の問題の解決を図ります。
　連携とは、支援者間の情報・課題共有を目的とした報告、連絡、相談のみを意味しているのではありません。連携には、支援者間が互いの役割を理解することが必要で、支援会議などがとても役に立ちます。

　さらに、支援や連携をする際には、「いつ、誰が行っても同じ成果を得ることができる」よう常に意識して、支援者間で共通認識された役割を果たすことが重要です。
　たとえ「良かれと考えて行った支援」であっても、自らの役割を越えて関わった場合には、結果的に地域の支援力を低下させてしまう可能性がある点を忘れないようにしましょう。

難病の相談支援の検討

　相談者の主訴は、難病の特性である難治性・進行性・再燃性のために生じた問題に加え、病気の進行や症状の変化、加齢などにより問題が増えたり複雑化したりするため、明確にとらえることが難しいことがあります。
　しかし、多くの場合、相談者の状況は「診断未確定期」「診断確定直後」「病状悪化・進行期」「症状安定期」のいずれかに該当します。

　相談員は、まず、「相談者がなぜ相談することになったか」「相談者が一番困っていることは何か」に想いを巡らせながら、丁寧に、かつ積極的に話を聴きます（傾聴）。時には共感し「自分の立場に立って十分に話を聴いてもらえている」と相談者が感じることで信頼関係を築きます。また、心に寄り添い「一人ではない」と相談者が感じることで孤立感の軽減を図り、相談者が安心して相談できるようにします。

　相談において「聴く」ことは情報収集のためのみではありません。相談記録票に記入欄すべてを埋めるために、あらゆる情報（氏名、年齢、住所、病名、受診先の医療機関、家族の状況など）を収集しようとせずに、相談者の相談ニーズに対応するために必要な情報のみを確認するようにします。相談者が話したくない情報を無理に聞き出

すことは避けなければなりません。

　また、相談員は、相談者の個人情報や相談内容を外部に漏らすことがないこと、相談に不要な情報提供を求めないことを相談者に保証することで、相談者が安心して相談できるようにします。

　この章では、相談者の相談時の状況を「診断未確定期」「診断確定直後」「病状悪化・進行期」「症状安定期」の４期にわけ、相談者と相談員の実際のやり取りを再現した相談事例とコメントを通して、相談の対応方法を学ぶようにつくられています。研修会などで、これらの事例を用いて、参加者が相談者役、相談員役を演じ、そのやり取りを聞いていた参加者とともに意見や感想を述べあうことも一つの学習方法です。

　それでは、17の相談事例を検討していきましょう。

POINT

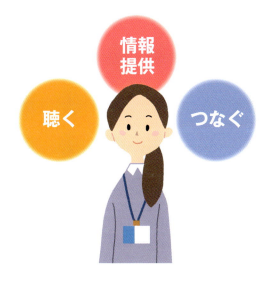

A.「診断未確定期」の相談事例

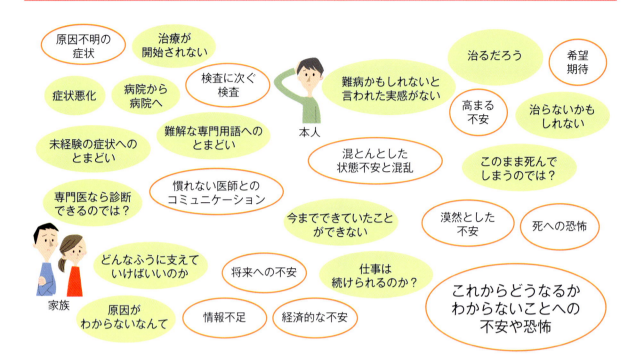

診断未確定期の相談者のイメージ

診断未確定期の相談

　難病では身体に異常を感じ、何らかの病気を示唆する症状や検査数値が認められていても長期間にわたり確定診断に至らない場合があります。そのため診断未確定期の患者は、病院で診察を受けても医師から経過観察を告げられ、次第に焦りや不安を強く感じるようになります。この時期には、ほとんどの場合、地域の支援機関は関わっていません。

相談例

- 早く確定診断を受けて治療を受けたい
- 専門医であれば診断できるかもしれないので、専門医がいる病院を教えてほしい
- 難病かもしれないと言われているが何かの間違いかもしれない
- もしも難病だったらこれからどうなるのか

相談者の特徴

　確定診断を望む一方で、未知の病気への不安や恐怖を抱いています。また、この時期には、自分が置かれている立場を冷静に認識できずに、多くの場合、家族とともに混乱の時期となります。

相談対応のポイント

- 病名を示唆するような発言は避ける
- 主治医からの説明に対して、相談者がどう感じているかを聴く
- 主治医と病気や検査に関する情報・意見交換ができているか確認する
- 専門医に関する最新の情報を収集・提供する

事例1　電話相談：本人（男性）

相談内容
「難病かもしれないと言われて不安な気持ちを話したい」

相談員の役割
不安な気持ちに共感して気持ちの整理を支援する

POINT

相談の内容から、明らかに進行性の難病であることがわかったときに、相談員は「大変ですね」と言ってしまうことがあります。

しかし、相談者が漠然とした不安を抱きつつも「もしかしたら症状がなくなるかもしれない」「難病というのは医師の見込み違いかもしれない」と希望をもっていた場合には、その相談員の言葉に「やはり自分は難病で大変な状況なのか」と思ってしまうかもしれません。

病気を受容する過程は人それぞれです。相談員は、**相談者の言葉を繰り返しながら**丁寧に話を聴きます。相談者の感情を相談員が一方的に解釈して表現すると、相談者は違和感を覚えることがあります。なぜならば、相談者は自分の感情を分析されるよりも**「ただ話を聴いてもらいたい」**からです。

事例1では、相談者は死を意識するほど不安を感じ、混乱しています。相談員は診断前の不安な気持ちに理解を示し、話を聴くことで相談者の気持ちの整理を助け、相談者が次の行動に移れるように支援しています。

〈実際の相談事例〉

相談者
「先生から『難病かもしれない』って言われたのですが不安で誰かに話を聞いてもらいたくて。まだ検査の結果はでていません」

相談員
「先生から『難病かもしれない』と言われ不安なのですね。まだ検査の結果はでていないのですか」

※このように相談者の言葉を繰り返すことは、傾聴の一つの方法です。

相談者
「そうです。1年位前からですが、まっすぐ歩けなくなって。はじめは疲れたせいかなって思っていましたが。最近、ふらつくようになって、話し方もなんだか酔っぱらっているような感じになって。近所のかかりつけの先生に、大きな病院の神経内科を紹介されました」

相談員
「まっすぐに歩けないことがあってから、最近ではふらつくことがあって、話し方も酔っぱらったような感じになったのですね」

※相談員は「ただ」聴いているだけのようですが、このように語ることで相談者は自分の考えや気持ちを整理できます。

相談者
「先生は『検査の結果がわかったら診断書を書くから、難病の医療費助成の申請書を保健所からもらっておいてください』って言って。だから、難病なのかなって思ってね。検査結果がわからないから病名はまだ言われていないのだけど」

相談員
「病名はまだ言われていないのですね」

相談者
「そうです。病名もわからないし、心配で。難病だったら死ぬことだってあるよね。家族になんて言えばいいのか」

相談員
「まだどんな病気かわからないのですね。死ぬことだってあるかもと心配されているのですね。ご家族がいらっしゃるのですか」

相談者
「そう、妻と子どもが一人。子どもは高校3年生なんでね。これからお金がかかるから仕事を辞めるわけにもいかないし。妻にはどう説明しよう。難病なんて」

相談員
「奥さんにはまだ病院の先生から聞いた話を話していないのですか」

相談者
「そうだよ。妻には話すことがまだできていない。でも話さないといけないかな。次の受診の時に一緒に病院に連れて行こうかな」

相談員
「そうすると奥さんも先生から直接話を聞くことができますね」

相談者
「病気のことは先生から話してもらったほうがいいかもね。やっぱり難病なのかな。症状はよくなるどころか少しずつ悪くなっているみたいで。胸がつかえているようで不安で。今はこの症状の原因となっている病気のことを早く知りたいよ」

相談員
「症状があるのに病気のことがわからないと不安ですね」

相談者
「ああ、でも話したら少し気持ちが落ち着いてきたよ。次の受診の時に妻と一緒に先生からよく病気の説明を聞いてくるから。またわからないことがあったら相談します。今日は相談してみて良かったよ」

相談員
「そうですか。またいつでもご相談ください」

※「話すことができていない」から「次の受診の時に連れていく」ということを相談者自身が考えることができています。

※相談者が自分の気持ちを素直に話していることがわかる言葉です。

事例2　電話相談：嫁、本人（女性）

相談内容
「転院先について迷っている」

相談員の役割
療養上の課題解決（入院中の転院、指定難病の申請）を支援する

POINT

相談者は専門的な支援が受けられる相談窓口の情報提供を必要としています。時には具体的な回答よりも**今後の支援を受けることができる他の社会資源を紹介する**ことが大切です。

事例2では、入院中に、指定難病医療費助成の申請窓口や、転院先の病院の情報に関する相談をした相談者に対し、ソーシャルワーカーについて情報提供して今後の支援につなげています。このような入院中の相談に対して、制度や医療機関の情報提供のみで終わらないようにしましょう。

〈実際の相談事例〉

相談者 「義父のことについて相談したいのですが。義父は、プリオン病の疑いで大学病院に検査入院中です。もうすぐほとんどの検査が終わり、退院の予定ということです。主治医からは『難病だと思いますがとりあえず、検査終了後の転院先をみつけてください。』と言われて。次の病院と言われても、どこに行ったら良いか途方に暮れてしまいました。病棟の看護師からも転院先病院をいくつか紹介されましたが、こちらで連絡するものでしょうか。主治医からは病名がはっきりしたら、難病の申請をするようになると説明を受けたのですが、どこに申請するのでしょうか」 **相談員** 「そうですか。転院先の病院と指定難病医療費助成の申請窓口についてのご相談ですね。病院のソーシャルワーカーには相談してみましたか」 **相談者** 「いいえ、まだ相談していません」 **相談員** 「現在の病院のソーシャルワーカーに相談すると転院や手続きの方法など相談にのっていただけますよ」 **相談者** 「そうでしたか。病院のソーシャルワーカーに相談してみます」 **相談員** 「またいつでも、ご相談ください」	※具体的な回答より、今後のサポートをする社会資源を紹介することが大切です。

事例3　電話相談：本人（女性）

相談内容

「診断未確定で難病ではないかもしれないが、仕事に関する相談がしたい」

相談員の役割

不安な気持ちに共感して気持ちの整理を支援する

POINT

　難病は、**確定診断のためには経過観察が必要**な場合があります。患者にとっては症状があるのに診断未確定であることで気持ちの整理がつかず、漠然とした不安を抱えることになります。

　事例3は、まだ何も支援を受けていない「診断未確定期」に、不安な気持ちを聴いてもらいたいというニーズをもつ相談者の事例です。

　相談員は、**相談者の不安な気持ちに寄り添い、共感する**ことで**相談者に安心感を与え、相談者の気持ちの整理**を助けています。そして、今後困ったときには頼ることができる相談窓口の一つとして存在することを伝え、相談者が安心して病気と付き合っていくことができるように支援しています。

〈実際の相談事例〉

相談員 「はい、難病相談支援センターです」 **相談者** 「相談してもいいですか」 **相談員** 「はい、どのようなご相談ですか」 **相談者** 「実は、私は発熱や関節痛の症状がありますが、まだ病名がわからないのです。今までいろいろな病院で診ていただきましたが『免疫系が弱い。自己炎症性の疾患ではないか？』と言われたこともあれば、別の病院では、『免疫系疾患ではない』と言われたりして混乱しています。今は膠原病として診ていただいています。診断名はついていませんが、リウマチに使う薬で症状を抑えています」 **相談員** 「病院に受診しても、症状があるのに診断がつかない、行く先々で違う見立てだとしたら混乱もしますよね。無理もないです。病院は、何科に受診したのですか？」 **相談者** 「いろいろな科に受診しました。今は、内科に受診しています。とりあえず、今は診断がつかないけれど、仕方ないかな…とも思います。ただ、困っているのは、病気のこと以外で、仕事の悩みです。仕事が続けられるのか不安で。まだ診断名はついていないし難病ではないかもしれないですが、こちらに相談してもいいですか？」 **相談員** 「どうぞ、お話を聞かせてください。こちらのセンターには、難病の診断にも至らず困っている方の相談が入ることもあります。お話を伺い、お力になれればと思います」	※相談者の話を整理して共感します。 ※事務的ではない温かい言葉がけを心がけます。

事例4　電話相談：本人（女性）

相談内容
「職場の上司がプライバシーに配慮しないで病気に関する話をすることがストレスに感じる」

相談員の役割
不安な気持ちに共感して気持ちの整理を支援する

POINT

相談は相談者の嘆きや不満で始まることが少なくありません。相談員は「誰かに相談したいくらい悩んでいる相談者の状況」に対して「大変な状況」であることに共感を示しながら、時には**「相談者の言葉を繰り返す」**ことで**相談者が自分の置かれている状況を確認する**ことを助けます。そして、相談者の視点を変えるような質問や言葉がけをすることで、**相談者が自ら問題を解決するために必要な気づき**を促します。

事例4は原因不明の症状を抱えながら就労している相談者が、上司や同僚の態度に対して過敏になりつらい気持ちを誰かに聴いてもらいたいというニーズに対して、相談員が相談者の言葉を繰り返すことで丁寧に話を聴き、つらいと感じていた状況を整理することを助け、相談者が視点を変えて状況を捉えることを支援しています。

〈実際の相談事例〉

相談者 「今の職場は、2年目になります。職場の上司には、病気のことは話してありますが、パワハラみたいなことを言われつらいです」 **相談員** 「パワハラみたい…と言うと、どのようなことですか？」 **相談者** 「上司には、『こういう症状があって、病院に通院しています。』と話してあるのに、皆に聞こえる所で『病院に行っているのか？』『薬は飲んでいるのか？』と言われたんです。周囲の人に通院のことを知られるのではないかと、その場では答えたくないことを聞かれ、ストレスです」 **相談員** 「上司が通院や服薬のことを話題にしたときに周囲に人がいたのですね」 **相談者** 「そうです。しかも、診断がついていないので、病気であるかどうかもはっきりしないし、これでは説明ができません。質問されても、答えようがないじゃないですか」 **相談員** 「診断がついていないので、病気の説明もできないわけですね」	※相談者の使った「パワハラ」という言葉をとりあげて繰り返すことで、相談者の気持ちに寄り添っています。 ※ここでも相談者の言葉を繰り返しています。「聞いていますよ」「共感しますよ」というメッセージになります。

相談者 「そうです。診断がついていないので何らかの制度が使えるわけでもないですし、相談できる所もわからない。周りの人に知られたくない情報が洩れないかと不安なので、上司には相談できません。職場の人事課に『上司が病気のことを周囲にかまわずに聞いてくる』と相談して、そのことが上司に伝わって関係が悪化するのも嫌だし。病気がわからない不安と上司のパワハラが重なって精神的にまいってしまいました」	
相談員 「そうですか。話しにくいこともあったかもしれないのに、お話してくださってありがとうございます。不安や気持ちが滅入っているときに、上司から皆さんの前で答えたくないことを聞かれ、余計につらく感じたのですね」	※「聞いている」ことを示すことで相談者はより詳しく自分の状況や心情を話すことができています。
相談者 「そうです。心が折れてしまいました」	
相談員 「心が折れてしまうくらいつらかったのですね。上司には、勤め始めの頃、病気についてどのようにお話されたのですか？」	
相談者 「『熱が出たり、関節痛があったりして病院で診てもらっているけれど、診断がつかない』と、話しました」	
相談員 「そうですか。外見だけではわかりにくい症状ですし、診断がつかず悩んでいることも伝わると、職場の人も察してくださるかもしれませんね。今、職場に配慮して頂いていることは、ありませんか？」	※十分話を聞いたうえで、少しだけ視点をずらして、相談者の気づきを促しています。
相談者 「一応、配慮してもらっています。上司に病気の話をしたら、本当は、週6日の勤務を5日で採用してもらいました。その点は、配慮してもらっているので感謝しています」	
相談員 「そうなんですね。上司は勤務日数を配慮してくださったんですね。そのことについて『感謝している』と思えることは、大事なことですね。病気がハッキリしない不安もあるなかで仕事を継続できていることは、素晴らしいことですね」	※あえて「素晴らしいこと」という表現を使い相談者が自分の状況を改めて確認できるよう促しています。この対応が有効なのは前段で十分に相談者の話を聴いているからです。
相談者 「そうですね。言われてみれば、まったく理解してもらっていない訳でもないですね。上司も私の体調を気遣ってくれていたかも。でも気持ちが弱っているときに、職場の仲間がいるなかで病気のことを言われると、隠しておきたいことなのにつらくなって、『パワハラだ』と思ってしまいます。話しても解決しないことだったかもしれませんが、話を聴いてもらって少し気持ちが楽になりました」	
相談員 「いいえ、こちらこそ、お話を聞かせていただきありがとうございました。解決しないことかもしれませんが、今回のように、『誰かに聴いてもらいたい、相談したい』というときは、遠慮なくご連絡下さい」	※「聴く」ことの力が現れている相談経過です。「ただ聴く」ということは大切な相談対応方法です。

事例5　電話相談：本人（男性）

相談内容
「難病かもしれないが、職場の上司に病気のことをどのように伝えたら良いか悩んでいる」

相談員の役割
療養上の課題解決（職場への病名告知）を支援する

POINT

相談員は、相談の途中で「大丈夫」「そんなことないわよ」と相談者を励ます意味もこめて、つい言ってしまうこともありますが、相談者は話を聴いてもらうことで「まだ大丈夫かもしれない」「少し先走って心配していたようだ」と**自ら気づく力**を持っています。

さらに、相談者は、**自らの療養上の課題を解決する力**があります。相談員は**伴走者のように寄り添い**、相談者が「これからどうするか」を決める過程を支援しています。

事例5では、相談員が相談者の不安な気持ちに寄り添い、話を丁寧に聴くことで、相談者は職場の状況を思い起こし、自分なりの解決方法を見出すことができました。

〈実際の相談事例〉

相談者 「難病だったら仕事は辞めなくてはならないのでしょうか。高校生と中学生の息子が二人、パート勤めの妻の収入だけだとやっていけないですよ」 **相談員** 「ご家族もいて、経済的なこともあって仕事のことがご心配なのですね。今、仕事をするのが大変なくらいの症状がありますか」 **相談者** 「いや、今は壁や物につかまれば歩けるし、なんとか会話もできるし仕事は今のところ大丈夫。でも薬局の販売員をしているのだけど、病名がはっきりしたら職場の上司に言わなくてはならないのかな。どんな病気なのかな。病気が悪くなったら仕事を辞めなければならないのかなと、いろいろと考えると心配で」 **相談員** 「今は仕事に支障がないようですが、病気のことで仕事を辞めなくてはいけないと心配されているのですね」 **相談者** 「そう、今は仕事には支障がないから。そうだな。でも、考えてみたら病名がはっきりしても職場の上司にはまだ言う必要はないかな」 **相談員** 「病気の症状があったとしても、今は仕事に支障はないのですね」 **相談者** 「もうすこし症状が進行したら上司に相談してみようかな。その前に上司が病気に気づいて声をかけてくれるかもしれないから、そうしたら正直に話すしかないかな」	※「難病だったら仕事は辞めなくてはならない」ことはなく、つい、「そんなことはありませんよ」と答えを言いたくなるかもしれませんが、まずは、相談者の話をよく聴いています。 ※話すうちに相談者は「もうすこし進行したら話す」という答えを自分の力で探り始めます。

相談員 「職場の上司には病気のことを相談できそうですか」 **相談者** 「たぶん上司は話を聴いてくれると思います。今はまだ病名もはっきりしないし、先生から病気の説明もないから。先生から病気の説明があって、この後どうなるかわかったら、上司にどうやって伝えるかを考えることにしようかな。また、その時は相談にのっていただけますか」 **相談員** 「はい、またご相談ください」	※相談員が答えを出したわけではないのですが、相談者は手助けをしてもらったという手応えを感じています。

事例6　電話相談：両親、本人（男性）

相談内容
「難病の息子の就職活動について」

相談員の役割
療養上の課題解決（障害者枠での就職活動）を支援する

POINT

難病の就労活動の基本は、まず①**病気を告知する**、②**病気を告知しない**、という選択肢があります。①の場合はさらに③**難病を対象にした支援を受ける**、④**身体障害者として支援を受ける**、のどちらかを選択します。③の場合には難病を対象にした制度を利用することができますが、相談時には身体障害者手帳の取得可能か確認が必要となります。④の場合はもっとも対応する制度が整備されています。②の場合は、一般と同様の就労活動をすることになり、難病であることに対して職場に配慮してもらうことは難しくなります。

就労に関する相談の場合には、まずは上記の基本的な考え方で**相談の焦点を明確**にします。さらに就労支援は、療養と就労の課題解決のために医療・保健・福祉・就労の各支援者が連携した支援体制を構築する必要性があり、相談時には**今後につながる資源（病院のソーシャルワーカーや難病患者就職サポーターなど）を紹介する**ことが大切です。

事例6では、就労に関する明確な情報提供をすることで相談の焦点を明確にし、定期的に通院している病院のソーシャルワーカーへ繋げることで、今後、相談者が身体障害者手帳の申請、制度の情報提供、関係支援機関の紹介など継続的な支援を受けることができるように支援しています。

〈実際の相談事例〉

相談者 「息子は現在大学3年生で、シャルコー・マリー・トゥース病の疑いで、大学病院神経内科に通院治療中です。筋力低下の症状もあり歩くのもゆっくりで、何とか大学へは通学できています。いろいろ検査はしていますが、診断はされていません。卒業後の就職について、病名がはっきりしないので、通常での就職か障害者枠での就職にしたほうがいいのか迷っています。就職先の希望としては公務員を希望しています」 **相談員** 「まだ確定診断されていないのですね。公務員試験を受験予定で、障害者枠での採用を希望しているのですね。難病では障害者枠での採用の対象にならないので、身体障害者手帳の取得が必要となります」 **相談者** 「やはりそうですか。医師に相談したら現段階で障害者手帳の申請は可能とのことで、どうしますかと聞かれました。早めに申請する必要がありそうですね」 **相談員** 「まずは公務員試験の応募に間に合うように身体障害者手帳を申請したほうが良いですね」	※就労についての基本的な知識を説明しています。相談の焦点が明確な場合は明確な情報を説明することが有効な場合もあります。

相談者 「はい、息子も病気や障害があっても少しでも就職に有利になるように障害者枠での就職を希望しているので。息子と相談してさっそく医師に相談します」 **相談員** 「申請についてわからないことがあったら、病院のソーシャルワーカーに相談してみたらいかがですか」 **相談者** 「ソーシャルワーカーですね。はい、そうしてみます」	※今後につながる資源（病院のソーシャルワーカー）を紹介することも大切です。

B.「診断確定直後期」の相談事例

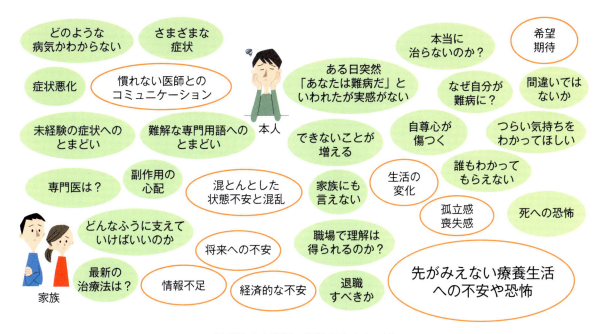

診断確定直後期の相談者のイメージ

診断確定直後期の相談

　診断確定により患者や家族は深い悲しみや無念の感情を抱きます。また、今後の生活に対して不安を感じたり、時には自分の想像以上に早く訪れるかもしれない死について悲嘆を抱いたりすることもあります（予期悲嘆）。多くの場合、家族も苦しんでいることに気づくことはできません。「ある日突然、難病患者となった」ことに戸惑い、「これまで自分が描いていた人生が送れなくなるかもしれない」と喪失感を感じる時期です。

相談例

- 何かの間違いではないか、専門医であれば違う診断ができるかもしれない。専門医がいる病院を教えてほしい
- これから自分はどうなってしまうのか、他に患者はいるのか
- 家族として本人をどのように支えていけばよいのか

相談者の特徴

　絶望感や喪失感で将来を描くことが難しい状況です。確定診断後にも根治的な治療法がないことを告げられ、自ら最新の医学情報の収集を試みてもうまくいかず、相談に至ることもあります。時には絶望のあまり医療から離れてしまうこともあります。

相談対応のポイント

- 主治医から説明された病気や予後について、相談者がどのように受け止めているかを聴く
- 主治医と病気や治療、予後について情報・意見交換ができているか確認する
- 専門医に関する最新の情報を収集・提供する
- 同病者との交流ができる機会に関する情報を収集・提供する

事例7　電話相談：妹、本人（男性）

相談内容

「難病であと3～4年の命と医師に告げられて患者・家族が混乱している」

相談員の役割

不安な気持ちに共感して気持ちの整理を支援する

POINT

面接相談は予約していただくことが基本です。相談員の体制の問題や資料等の準備があるからです。しかし、確定診断直後などで病名を聞いて混乱し、不安が強く切迫した状況では予約なしで面接相談を希望されることもあります。例外的な対応が可能である場合でも、**相談者には本来のルールを伝える**ことが大切です。

事例7ではキーパーソンとなるかもしれない家族が、危機に陥った家族の課題に向き合うために支援を求めて予約なしの面接相談を希望しました。相談員は、その切迫した状況を察して臨機応変に対応しています。

〈実際の相談事例〉

相談者 「兄のことで相談に行きたいのですが。兄が難病だと言われて、医者にあと3～4年しか生きられないと言われました。妹の私は今、嫁ぎ先から実家に帰ってきました。話を聞いてください。お願いします」 **相談員** 「お兄さんのことでご相談ですね。実の妹さんですか。お兄さんの病名を教えていただけますか」 **相談者** 「病名はわからないのですが、神経難病と言われて入院していました。兄は退院してきたばかりで、実家にいます」 **相談員** 「そうですか。面接相談をご希望ですね。ご都合の良い日時を教えてください」 **相談者** 「実は、私は帰らなくてはならなくて。今日、面接できますか。1時間くらいあればそちらに伺えます」 **相談員** 「そうですか。通常、面接は予約制になっていますが、そのようなご事情があれば、今日は予定が空いておりますので面接させていただきます」 **相談者** 「ありがとうございます。妹の私と一緒に来ている夫の2人で相談に伺います」	※このように質問を重ねた場合には「実の妹さんですか」という質問には答えが返らないことも意識しておく必要があります。 ※例外的な対応をする場合でも「本来は」というルールは伝えておきましょう。今回の例外的な対応がいつも可能なわけではないと知らせるためです。

相談員 「詳しいことは面接の時にうかがいますが、どのようなご相談か簡単に教えていただけますか」 **相談者** 「実家に帰ってきたら、家族はみんな混乱していて。母は泣くばかりだし。みんな不安ばかり感じていて、これから何をしたらいいか。とにかく話を聴いてください」 **相談員** 「お兄さんの病気のことで、ご家族が大変な状況なのですね。わかりました。それではお気をつけてお越しください。当センターが入っている施設のロビーで1時間後の2時にお待ちしております。受付でセンターに相談に来たとおっしゃってください」 **相談者** 「わかりました。よろしくお願いします」	※行き違いがないように「1時間後の2時に」など丁寧に確認しています。

事例8　電話相談：妹、本人（男性）

相談内容
「難病であと3～4年の命と医師に告げられて患者・家族が混乱している。今後どのようにしたらよいか迷っている」

相談員の役割
不安な気持ちに共感して気持ちの整理を支援する

POINT

進行にともない、さまざまな支援を必要とする難病では**多職種連携による支援**が必要です。そのために「地域の支援体制を構築し、連携して支援する」といわれますが、「支援体制を構築する」とは「それぞれの役割を果たすために協力し合う関係をつくる」ことで、「連携」とは、単に連絡を取り合うことではなく「お互いの役割を理解し、目的を明確にして支援をつなぐ」ことです。

事例8では、確定診断直後で、本人や家族は死への恐怖と将来への漠然とした不安を抱えており、この状況を心配した妹が相談しています。この時期は医療費助成の申請前や直後で保健所保健師は関わっていないとはいえ、すでに病院では医師や看護師、ソーシャルワーカーが本人や家族の不安な気持ちに寄り添い、相談を受けていることも多くみられます。しかし、納得がいくまでさまざまな立場の人に相談したいと感じることも少なくありません。

この事例の相談者は、不安で混乱しています。相談員は、**「不安な気持ちを語る」ことができるように働きかけ、相談者が客観的に自分の置かれている立場を捉える**ことができるよう促しています。さらに、**地域の支援システムについて情報提供**することで、相談者は落ち着きを取り戻し、次の行動計画を相談員に伝えています。

ここでは、相談員は、まずは不安な気持ちを丁寧に聴き、相談者が安心して次の支援機関に相談できるように支援しています。

〈実際の相談事例〉

相談者 「先日、兄が難病と診断されて。ほら、ここに病名を書いてきました。筋萎縮性側索硬化症というそうです、実家では、兄も両親もすっかり気落ちしてしまい。母が泣くので、父も兄もみんな混乱しています」 **相談員** 「お兄さんの病気は筋萎縮性側索硬化症ですね。お兄さんもご両親も精神的に混乱していることが心配なのですね」 **相談者** 「そうです。私は県外で離れて暮らしているので。これからのことが心配で」 **相談員** 「どのようなことがご心配ですか」 **相談者** 「まずは病気のことです。進行性の病気で、筋力が落ちて、いずれは歩けなくなるっていうし。呼吸もできなくなるから、人工呼吸器を着けるかどうか決めてくださいって言われたそうです。人工呼吸器って言われても、どんなものかわからないし」	※不安や心配をより具体的に話してもらうことで状況を見直すことができます。 ※ここで人工呼吸器とは、と説明するのでなく、より詳しい状況を語ってもらうことで相談者が自分の状況や気持ちを整理することを助けます。

相談員
「それはどなたから聞きましたか」

相談者
「兄です。兄は『いずれにしても長い命ではないから、みんなに迷惑はかけたくない。延命処置は一切しない』と言っています。それを聞いて母が泣くんです。私もつらくて、どうしていいかわからなくて」

相談員
「お兄さんはみんなに迷惑をかけたくないとおっしゃっているのですね」

相談者
「はい、これからどんな生活をしたらいいのか。今はまだ話しにくいだけで、歩くこともできますが握力はほとんどないみたいです」

相談員
「病気の症状が少しずつ出ている状況なのですね」

相談者
「これからのことを誰に相談したらよいのでしょうか」

相談員
「病院のソーシャルワーカーや保健所の難病担当の保健師に相談してみましたか」

相談者
「病院のソーシャルワーカーには、指定難病の手続きのことで兄や両親が相談しているかもしれません。そういえば母が『保健所の保健師が家に来た』と言っていました。保健師には何を相談できるのですか」

相談員
「この病気は進行性で、徐々に自分のことが自分でできなくなります。医療や看護、介護の専門職に助けていただきながら自宅で療養される方が多いのですが、介護保険や障害者のための制度などのサービスを上手に使いながらご本人やご家族の負担がなるべく軽く済むように療養生活を整えることが大切です。難病は同じ病気でも進行のしかたは人それぞれです。その人に合ったサービスを受けることができるように、在宅療養支援を全体的に調整をしたり、相談に乗ったりしてくれるのが保健所の保健師の役割です」

相談者
「保健師に相談できるのですね。これからのことがいろいろと心配だったのに、誰に相談できるのかわからず不安でした。兄と両親に伝えてみます。私も一度電話してみます」

※ここで初めてより具体的な「説明」をしています。ここまでのプロセスを踏むことがとても大切です。

相談員 「そうですか。病院ではソーシャルワーカーや相談部門の看護師にも相談できますよ」 **相談者** 「病院には定期的に通っているから相談できる人がいると心強いですね。兄に伝えます」 **相談員** 「お兄さんも相談できる窓口があることがわかれば心強いかもしれませんね」 **相談者** 「今はまだ混乱して大変ですが、相談できる人がいることがわかったので少し安心しました。まずは病院のソーシャルワーカーや保健所の保健師に相談してみます」 **相談員** 「こちらの難病相談支援センターにもいつでもご相談ください。一人で悩まないでくださいね。同じ病気のピア・サポーターや患者会の紹介もしています」 **相談者** 「はい、ありがとうございます。兄がかわいそうで。これからのことを考えると両親にもどこまで負担がかかるか心配でした。つらいですが、いろいろな人に相談しながらやってみます」	※たくさんの相談相手がいる、サポーターがいることを伝えることが短い相談でいくつかの答えを渡すよりはるかに有力です。 患者や家族がもっているすべての答えを手にしたと同じことだからです。 ついついいろいろ説明して知識を渡したくなりますが、これからにつながる支援を心がけましょう。

事例9　電話相談：知人

相談内容

「難病らしいと言われたが、主治医から指定難病医療費助成制度について説明を受けていないらしい知人のために情報が欲しい」

相談員の役割

療養上の課題解決（専門的な情報提供）を支援する

POINT

電話相談には**相手が見えない**というリスクがあります。時には家族や友人を装って本人が相談することもあります。**病気や治療に関する情報提供は慎重に行い**、特に生命予後や遺伝に関することについては、「そのようなことにはお答えできませんので、主治医にご相談ください」と伝えます。

また、さまざまな理由により電話越しに相談者のイライラした感情が伝わることもあります。このような場合、相談員が相談者の言葉を繰り返して状況を確認することで、相談者は自分が何を望んでいるかを言語化できるようになります。

相談員は、**自らの役割において「できること」と「できないこと」を明確**にして、相談者へ適切な情報提供を行います。

事例9では、相談者である知人をつうじて制度やセンターの機能、ピア・サポートなどについて情報提供し、本人の不安が軽減するように支援しています。

〈実際の相談事例〉

相談者 「知人が難病らしいと言われたのですが、主治医から指定難病の医療費助成のことを教えてもらっていないようです。そういうことはありますか」 **相談員** 「難病らしいと言われたのですか？」 **相談者** 「そうです。CNGミオパチーと言われたそうです」 **相談員** 「CNGミオパチーですね。たしかに指定難病になっていますね」 **相談者** 「でも、主治医からは指定難病の制度については説明がなかったそうです。そんなことありますか」 **相談員** 「主治医から制度の説明は受けなかったということですね」 **相談者** 「この方は一人暮らしなので、身体が動くうちに手続きが必要であれば、したほうが良いと言ったのですが。主治医から制度についての説明がないということは指定難病ではなかったのかなと思って」	※いきなり医療費助成の話をするのではなく、丁寧に状況を聞くことから始めています。 ※「そんなことありますか」というやや情緒的な質問に正面から答えるのではなく、状況を確認する対応をするうちに相談者が自分で答えを探し始めます。

相談員
「一人暮らしで、必要な手続きがあれば早めに済ませたほうが良いとおっしゃったのですね。たしかに、早く申請すればそれだけ医療費の負担が軽減されますね」

相談者
「指定難病だったとしたら医療費が補助してもらえるのですよね」

相談員
「実は、指定難病の医療費助成制度については確定診断の他に重症度分類による認定基準というものがあります。指定難病の特性に応じ、日常生活または社会生活に支障があると医学的に判断される程度の方に対して医療費を助成します」

相談者
「医療費の助成って、医療費が無料になるということですか」

相談員
「医療費の助成は対象となる方の所得などにより異なりますので、詳しくは指定難病医療費助成の申請窓口となる住所地の保健所などにお尋ねください」

相談者
「そうですか。それじゃあ、知人が指定難病だとしても医療費助成制度が使えるかどうかわからないということですね」

相談員
「そうですね。まずはご本人から指定難病の医療費助成制度の申請を希望することを主治医に伝えて、認定基準を満たしているかどうかなど相談してみたらいかがでしょうか」

相談者
「そうですか。たとえ指定難病だとしても医療費助成制度の認定基準があって制度を使えないこともあるのですね。さっそく本人に連絡して主治医に相談するように勧めてみます。
　それから、今、本人はアルバイトをしています。面接はしているらしいのだけど、『脚が悪い』と言うと断られてしまうらしくて。一人暮らしだし、将来のことも心配になります。今、アパートの2階に住んでいて、やっと手すりを使って昇っている感じ。買い物も大変らしいし。難病相談支援センターでは、仕事のことや生活の相談にものってもらえますか」

相談員
「はい、仕事や生活のご相談ですね。まずはご本人よりお話をうかがわせていただければと思います。難病相談支援センターでは、ご相談者と一緒にお困りになっていることを整理し、一緒に考えます。問題になっていることを解決するために別の相談窓口をご紹介することもあります。必要に応じてご本人の同意をいただいてから先方にこちらから連絡します。ご希望があれば、同じ病気の方と交流できるように患者会の紹介をしたり、難病のピア・サポーターの方が中心となって運営している難病サロンの情報を提供したりします」

※ここで初めて制度の説明をしています。ここまでのやりとりがあって状況を十分共有できていると説明を理解してもらいやすくなります。

※このようにセンターの機能を説明する語彙を準備しておくとよいでしょう。

相談者 「難病サロンですか？」 **相談員** 「はい、難病サロンは茶話会のような感じで、異なる病気の方々が体験談を話したりして交流するサロンで、養成研修を修了した難病ピア・サポーターの方々が世話人となって運営されています」 **相談者** 「そうですか。本人も一人で悩んでいるみたいなのでこのような相談窓口があると知ったら喜ぶと思います。私も助けてあげたいけどどうしていいかわからなかったので。今日は相談してみて良かったです」	※このようにセンターの機能を説明する語彙を準備しておくとよいでしょう。

事例10　電話相談：妻（相談者）と本人（50歳代）

相談内容

「夫が筋萎縮性側索硬化症と診断を受け、呼吸器は装着しないと言っているが、妻としてどうしたらいいのか相談したい」

相談員の役割

療養上の課題解決（家族の療養上の課題）を支援する

POINT

人工呼吸器装着の選択に正解はありません。できる限り本人の希望が優先されるべきですが、命に関わる重大かつデリケートな問題であり、家族で十分に話し合う必要があります。しかし、家族間でこのような話題を話し合うことはとても難しく、時には**第三者の介入が必要**となることがあります。

事例10では、本人の真意を測りかねた妻が、本人を連れて面接相談に訪れました。相談者である妻は、**自分の気持ちを言葉にする**ことで、**自分が不安を抱えていることと信頼できる支援者の存在に気づく**ことができました。

主たる介護者になる妻が不安を抱えるのは当然です。相談員は、**家族の気持ちに寄り添い、これから始まる療養生活に向き合うことができる**ように支援しています。

〈実際の相談事例〉

相談者（妻） 「本人は先生から診断を受けた後も落ち着いていて『自分は呼吸器を着けない。話ができるうちに仕事を片付けておきたい』と言って忙しくしています。でも私は本当にこれでいいのかと思えて仕方ないのです」 **相談者（本人）** 「自分は呼吸器を着けてまで生きたいとは思わないよ。お前たち家族が世話をするのも大変だしな。俺の考えに賛成してくれる先生にも会えたし、これでいいんだよ。それよりも、動けるうちに仕事を整理しておかなければ」 **相談者（妻）** 「自営業で人を使う仕事をしているので、皆さんに迷惑をかけてはいけないって電話ばかりしています。周りの方にも病気のことは伝えていて、協力できることは手伝うよって言って下さっているのに」 **相談員** 「そうですか。先生からのお話はお二人で聞かれたのですか」 **相談者（妻）** 「はい、そうです。病名を言われる前から本人は自分で調べていたみたいで、薄々、気付いていたそうです。私は主人とは違って驚くばかりだったので、隣で先生と主人が話しているのを聞いているだけでした」 **相談員** 「そうですか。奥さんはご主人と違って驚くばかりだったのですね」	※家族だけのときに、このような重大な話題を話し合うことは案外難しいものです。相談員がいるからこそ、このような家族、夫婦の会話が成立しているのかもしれません。 ※相談者の言葉を繰り返すのは傾聴の技術の一つです。

相談者（本人） 「自分でもね、いろいろと調べましたが、呼吸器を着けて家族の世話になりながら寝たきりになって生きていくなんて自分は耐えられないんですよ。家内にはそう言っているんだけど、納得できないみたいでね。すみませんが、私は仕事の電話が入ってきているので外にいます」→退室	※このような場面を当事者と一緒に経験しながら相談することで「共に考える」こともできます。
相談者（妻） 「あんな感じで仕事ばかりです。症状の進行が早いみたいで、段々と話しにくくなって、唾が口から零れるようになったので焦っているんだと思います。自分の考えを通す人ですし、先生のお考えと主人の考え方は合うみたいなので。私も先生のことを信頼しています。でも、他の方はどんなふうに考えているのか、一緒に動けるうちに話を聞きに行ってみようと今日は私が誘ったら来てくれました」	※十分話を聴いたうえで、「家族で話し合う」という方法を提案しています。答えを出すのは当事者です。方法提示は相談者にできることの一つです。
相談員 「そうですか。口の動きの症状が強くなっているのですね。奥様は、同じ病気の方はどうなのか知りたくてこちらに来てくださったのですね。ご主人が呼吸器を着けないと話していらっしゃることについては、他のご家族で話をされたことはありますか」	
相談者（妻） 「私から子どもたちに話しました。子どもたちは『お父さんの決めたことだからそれでいい』と言っています。先生も『本人の考えが一番大切だと思う』とおっしゃっていて、私もそのとおりだと思ってはいるのですが」	
相談員 「そうですか。たしかに私がこれまでに関わらせて頂いた方々も悩んで、迷っている方がほとんどでした。ご家族全員で話し合うことも必要ですね」	
相談者（妻） 「そうですよね。主人は自分の考えを変える人ではないし、私たちのことも思って、着けないと言ってくれているんだと思います。先生はとても良い方で話しやすくて、何でも相談してくれていいと言ってくれました。良い先生は少ないって言うじゃないですか。私たちは有難いねって主人と話しているんです」	
相談員 「そうですか。良い先生と出会えたのですね」	
相談者（妻） 「はい。でも主人は仕事のことで忙しくしているし、私が介護保険とかいろいろと準備をしていかないといけないですね。実は、知人にケアマネジャーをやっている人がいて、知っている人に担当してもらうほうが安心だろうからお願いしたいなと思っているんです。きっと、これからはいろいろと相談しながらやっていくことになりますもんね」	※相談者の言葉を繰り返したり確認しているうちに相談者は自分で「こうしたらいいですね」「こうしたいです」と自分の考えを整理しています。これも「傾聴」の力です。

相談員
「そうですね。相談できる方が身近にいらっしゃるのですね。いろいろと相談しながらやっていけそうなのですね」

相談者（妻）
「はい、身近に頼りになる人がいると思うと心強いです。その人に何でも相談していきたいと思っています。でも、こうやって話を聴いてもらうことも大切ですね。本当は、本人が一番不安で悔しい気持ちがあると思うんですよ。それなのに、私だけが不安になっていたような気がしてきました。また相談してもいいですか」

相談員
「奥様も不安ですね。また、いつでもご相談ください」

C.「症状進行・悪化期」の相談事例

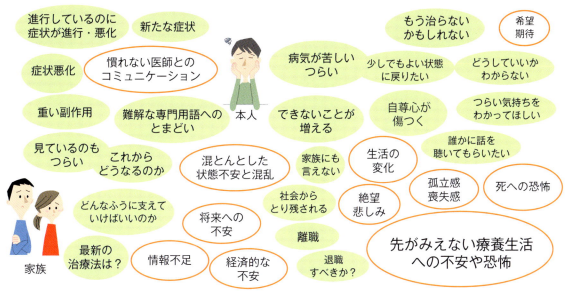

症状進行・悪化期の相談者のイメージ

病状進行・悪化期の相談

　難病は、「進行性」「再燃性」「症状不安定」という特徴があります。例えば、進行性の神経難病では、数少ない治療薬を服用しながら病気の進行に身を任せるしかない場合も少なくありません。また、慢性疾患のように注意深い自己管理が必要となる場合もあります。自己管理は、不適切に行われた場合は病状の悪化につながりますが、適切に行われていても病状が悪化することもあります。休学・休職、退学・退職を余儀なくされ、先の見えない療養生活への不安や恐怖を感じ、職場や家庭内でこれまでの役割を果たすことができなくなり、孤立感を感じるつらい時期です。

相談例

- 専門医であれば違う治療ができるかもしれないので、専門医がいる病院を教えてほしい
- どのように病気と付き合えばいいのか、他の患者の療養生活の様子を教えてほしい
- 経済的に苦しい、何か利用できる制度はないか

相談者の特徴

　病気と向き合う時間が多くなり、周囲に気を配る余裕はありません。治療法の選択肢は少なく、無力感を感じることもあります。新たな目標を掲げることは難しく、将来の夢を諦めきれないことに苦しみを感じます。失敗を繰り返しながら病気と上手く付き合えるように試行錯誤を繰り返す時期でもあります。

相談対応のポイント

- 病気の進行や症状は個別性が高いことを考慮し、その人なりの病気との付き合い方を見つけることができるように、まずは主治医から説明された病気や治療、自己管理について、相談者がどのように受け止めているかを聴く
- 主治医とのコミュニケーション不足が相談者の不安につながっていないかアセスメントする
- 自己管理によって症状が改善したなどの成功体験を相談者と共有する

事例11　電話相談：本人（男性）

相談内容

「病気が悪化し、治療に不満があるので医者を変えようか迷っている」

相談員の役割

療養上の課題解決（医師とのコミュニケーション）への支援

POINT

医師と患者・家族のコミュニケーションがよりスムーズに行われることは、両者の信頼関係を築き、治療効果とともに患者のQOL向上により効果的です。

病院では医師は多忙で、コミュニケーション（情報・意見交換）の質や量が不十分となりがちです（人は多忙であるほど相手への「共感力」が薄れる傾向にあります）。また、医師は「説明と同意」が患者の満足と納得につながると考えますが、**患者は自分の言い分や状態、感じていることなどじっくりと聞いて欲しい**と考えています。患者は医師の対応や姿勢を見ていて、「診察中、自分のほうを見てくれない」といった不満がよく聞かれます。このように、一般的にはコミュニケーション不足は医師に問題があると思われがちですが、**診察の場面で患者側にも工夫できる点がある**ことも忘れてはいけません。

事例11では、相談員はまずは**相談者の治療に対する不満を聴くことに努めています**。その上で**診察の場面での工夫を具体的に提案**し、医師との必要な情報・意見交換により相談者が適切な治療を受けることができるように支援しています。

〈実際の相談事例〉

相談者 「もう何年もA病院に通っているけど、全然よくならないので薬が間違っているんじゃないかと思います。症状も悪くなってきている気がするし、この治療で合っているのか納得できない。違う病院の医者に診てもらったらどうだろうと考えているが、そういうことはできないのか教えて欲しい」 **相談員** 「そうですか。現在受けていらっしゃる治療に疑問をもっていらっしゃるのですね。少し質問をさせていただいてもよろしいですか」 **相談者** 「はい。何ですか」 **相談員** 「今いちばん困っている症状やこれまでの経過について教えてください」 **相談者** 「そういうことはちょっと。私は違う病院の医者に診てもらえるのかどうかを教えて欲しいのです」 **相談員** 「そうですか。治療について納得できないというお話しでしたが、そのように感じていることを先生に伝えたことはありますか」	※相談者の言葉を繰り返していったん受けてから、質問しています。いきなり質問されるより相談者は安心して話すことができます。 ※相談員の質問が拒否されました。ちょっと焦るところです。落ち着いて一呼吸つきましょう。

相談者 「話すわけはないじゃないですか。本音を言えば、薬を飲んでいたのに病気が悪くなった責任を取ってもらいたいくらいです。ちゃんとした薬を出してくれていれば病気が悪くなることもなかったはずです」 **相談員** 「治療について疑問に感じていらっしゃるのですね」 **相談者** 「医者が病気を治さずに悪くしていたら、患者は怒っても仕方ないと思いますよ。ちがいますか」 **相談員** 「たしかに、病気を治さずに悪くしたように感じたら怒りたくもなりますね。先ほど『先生に治療について納得がいかないことを話していない』とおっしゃっていましたが、これまでに病気や治療について先生とどのように話し合ってきたか教えていただけますか」 **相談者** 「先生は忙しそうだし。そんなことを先生に相談したら、自分の治療に不満をもっていると思われて気を悪くするのではないですか」 **相談員** 「本当は先生にどんなことを相談したいですか」 **相談者** 「薬を飲んでいたのに手のこわばりや関節の痛みが強くなってきているのです。この薬で合っているのですか、と聞きたいです」 **相談員** 「症状が悪くなっていると不安ですね。この病気は薬の量の調整が難しいそうです。血液検査などの結果にくわえ、朝起きたときの手のこわばりや関節の痛みの具合から薬の量を調整しますから、患者さんから先生に伝える情報は治療をする上でとても重要です。患者さんが自分にしかわからない自覚症状を伝えなければ、先生も症状に応じた治療ができません」 **相談者** 「そういえば、あまり細かい症状のことは言ってなかったなあ」 **相談員** 「ノートに症状や先生への質問を書き留めておいたらいかがでしょうか」 **相談者** 「そうだね。次の受診のときまでにノートに症状と不安なことを書いておこうかな。受診のときは、つい急いでしまって言いたいことも言えなかったから。これからは先生に症状も伝えて、治療について疑問に思っていることも聞いてみようかな。こちらの症状がわからなければ薬も調整できないっていうことだよね」	※相談者の言葉がヒートアップしています。相談者の気持ちは相談員個人に向けられているというより状況に向けられていると考え、落ち着いて対応しましょう。 ※他の医療機関などをいきなり紹介するのでなく、相談者が自分の状況に気づくように促していくということが大切です。 説得、説明ではなく相談者の気持ちの動きを感じながらまずは相談者の話を丁寧に聴きながら、相談者の気づきを促します。焦らず、ゆっくり待ちましょう。

相談員 「そうですね。短い受診の時間の中で先生に相談するのは難しいかもしれませんが、試してみていただけますか」 **相談者** 「ちょっとやってみますよ。それでだめだったら違う医者を紹介してもらいたいのだけど」 **相談員** 「その時はまたご相談ください」	※相談者はいろいろな気づきを得ながらも、「違う医者」という思いを捨ててはいません。そんな気持ちも受け止めましょう。

事例12　電話相談：本人（女性）

相談内容
「仕事や生活の相談はどこで対応してもらえるか」

相談員の役割
療養上の課題解決（就労）への支援

POINT

難病の就労に関する相談は、その希少性ゆえに支援に苦慮することが少なくありません。そのため**難病患者就職サポーター**を中心に支援チームをつくり、丁寧に支援会議を重ねて、本人の希望、病気や自己管理に関する情報を整理して共有し、療養と就労を両立できるように支援する必要があります。

事例12では、就労に関する最初の相談窓口になったセンターが、就労相談の受付としての役割を担い、今後の支援につなげています。

〈実際の相談事例〉

相談者 「今、アルバイトをしています。面接の時に『脚が悪い』と言うと断られてしまいます。一人暮らしだし、病気は進行していて将来のことも心配になります。今、アパートの2階に住んでいて、やっと手すりを使って昇っている感じ。買い物とかすると大変だし。難病相談支援センターでは、仕事のことや生活の相談にも乗ってもらえますか」 **相談員** 「はい、仕事や生活のご相談ですね。まずはご本人よりお話をうかがわせてください。こちらでは、相談者と一緒にお困りになっていることを整理し、一緒に考えます」 **相談者** 「一緒に考えてくれるのですね。それは心強い。どこに相談しても『こちらの担当ではありませんので』と言われて、どうしていいかわからなかったので、それを聞いてなんだかほっとしました」 **相談員** 「それは大変でしたね。こちらでは、より専門的な相談窓口をご紹介することもあります。必要に応じてご本人の同意をいただいてから先方にこちらから連絡することもあります」 **相談者** 「どこに相談したらいいかわからなかったので助かります」 **相談員** 「それでは、まずはお話をうかがわせてください。どのようなことにお困りですか」	※「一緒に考える」というのは相談する上での基本的姿勢で大事なキーワードです。 ※まずは「相談窓口がなかった」という悩みに対応したと言えます。

事例13　電話相談：本人（女性）

相談内容

「希少難病だが同じ病気の方と交流したい」

相談員の役割

孤立感が軽減するように支援する（同病・難病の患者との交流）

POINT

患者会活動への参加は、難病患者がもつ孤立感の軽減に役立つ場合があります。

しかし、すべての病気に患者会があるわけではありません。そこで、近年では、各地で**「難病サロン」**など、病気を限定しない形での難病の当事者同士の交流が行われるようになりました。

また、難病法制定以降、難病ピア・サポートの役割に期待が寄せられ、専門的な研修を修了した**難病ピア・サポーター**が各地で活動しています。難病ピア・サポーターは「生き方モデル」であり、不安や孤立感に苛まれている者にとって「灯台」のように**希望を与えてくれる存在**でもあります。

事例13では、相談員が難病サロンなどの情報提供をすることで、相談者の孤立感が軽減するように支援しています。

〈実際の相談事例〉

事例	備考
相談者 「最近病気が進行していて、もうすぐ車いすを使わなくてはならないほどです。自分のような病気の人は、他にいないのかと思うと時々悲しくなります。家族も自分のことをわかってくれなくて。もっと頑張れって励ましてくれるのですが、これ以上何を頑張ればよいのかと思うと気が滅入ってしまいます。病気や治療のこと、不安な気持ちが強くて。できれば同じ病気の方と話してみたいのですが」 **相談員** 「病気や治療のこと、いろいろと不安な気持ちなのですね。同じ病気の方とお話してみたいということですが、こちらでは患者会や難病のピア・サポーターの方が中心となって運営している難病サロンの情報を提供することもできます」 **相談者** 「実は全国の患者会には入っているのですが、希少難病なので近隣には同じ病気の方がいないのです。難病サロンですか？」 **相談員** 「はい、難病サロンは茶話会のような感じで、難病といっても異なる病気の方々が体験談を話したりして交流するサロンです。サロンは養成研修を修了した難病ピア・サポーターの方々が世話人となって運営されています」 **相談者** 「そうですか。難病の方が集まるのであれば参加してみたいです。今まで一人で悩んでいました。こうやって話を聴いてもらうだけでも少し心が軽くなりました。難病サロンにも、近いうちに参加してみたいです。今日は相談して良かったです」	※まず気持ちをうけとめてから、情報提供をしています。

D.「病状安定期」の相談事例

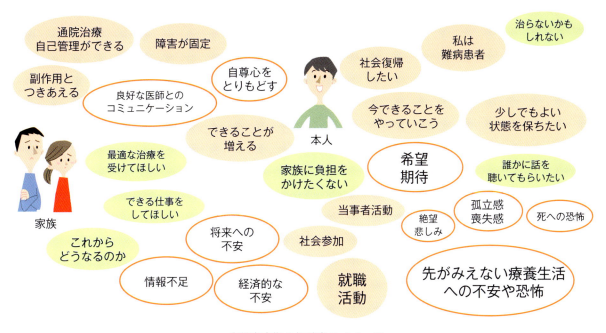

病状安定期の相談者のイメージ

病状安定期の相談

多くの難病は、医学の進歩や適切な自己管理により、生活の質をある程度維持することが可能になりました。将来への不安は消えることはありませんが、療養生活にも慣れ、少しでも良い状態を保ち、自分らしく生きたい、今できることをやっていこうなどと、前向きな気持ちをもてるようにもなります。

症状が安定すると、社会復帰したいという気持ちも高まりますが、職場復帰や就職活動に対し不安や悩みが生じることも少なくありません。ピア・サポートやボランティアなどの社会参加に関心をもつ時期でもあります。

相談例

- 復職する予定だが、今まで通り働くことができるか不安
- 再就職をしたいが、病気のことをどのように伝えれば良いだろうか
- 自分の経験を活かして、人の役に立ちたいが、どのような活動があるか
- ピア・サポートに取り組んでみたい

相談者の特徴

将来への不安や恐怖が消えたわけではありませんが、自分らしく生きたいと思う心の余裕が生まれます。難病により失われていた輝きを取り戻すために「自分の物語」を再構築する時期です。

相談対応のポイント

- 相談者の物語に耳を傾け、伴走者となる
- 相談者の自己実現に必要な社会資源の情報提供を行う
- 就労については関係機関と早期に連携して支援を開始する
- 希少な体験を共有するピア・サポートや患者会などの当事者活動に関する情報提供を行う

事例14　電話相談：本人（女性）　※複数回目の相談

相談内容
「障害者職業センターの支援を受けることで就職困難な理由が病気以外にあることに気づいた」

相談員の役割
療養上の課題解決（就職活動）を支援する

POINT

就職先は、報酬や仕事内容などの条件に加え、企業との相性も十分に考慮して慎重に選択する必要があります。

一般的に、難病であることで優遇されることは少なく、企業側にとって重要なのは、病名よりも、**「持っている能力」**と**「どんなことに配慮すれば仕事ができるのか」**という点です。そのため、まずは相談者自身が就きたい仕事について情報収集し、**病気のために必要な配慮を具体的に説明できるように準備します。**

事例14では、すでに専門的な就労支援機関が関わっていますが、就職試験に失敗したことで相談者は不安を感じ、センターの相談員に話を聴いてもらいたいと思っています。

相談員は**ともに状況を確認することで、相談者の気持ちを整理し、自ら課題に気づくことができるように支援**しています。

〈実際の相談事例〉

相談者 「ハローワークで申し込んだ求人は、全部不採用通知でした。すっかり落ち込んでしまい、電話しました」 **相談員** 「不採用通知を受け取って落ち込んでしまい、電話をくださったのですね。どのような求人に申し込んだのですか？」 **相談者** 「一つ目は人材育成事業の会社の紹介で。食品工場でしたが、勤務地が家から40分くらいの所にあり3交代制です。求人には、勤務時間13時〜22時と書いてあって『自分には無理かな？』とも思ったのですが、なかなか就職先が決まらなくて焦っていたので申し込みました。でも、ダメでした。就職が上手くいかず地元のハローワークにも相談しましたが、具体的なアドバイスはなく、これからどうしたらいいかなあ、と思って電話しました」 **相談員** 「自分には『無理かな？』と思いながらも、就職への焦りがあって申し込んだのですね」 **相談者** 「はい。実は、来月、従兄弟の結婚式に出席しますが、親族が集まります。仕事のことを聞かれたときに無職とは言いたくないので、早く就職しなきゃいけない、と思って」	※言葉を繰り返して、相談者の意図を確認しています。確認は共感につながります。

相談員 「そういう理由があったのですね。親族から聞かれたときのことを心配して、焦っていたのですね」 **相談者** 「そうです。今まで体調は安定していましたが、最近は、就職が決まらないことがストレスになって、血便だけでなく、粘液状のものまで出てしまって。就職活動を理由に外出でもしないと、息が詰まる思いがしまして。焦りもありました。それで幾つか求人を見つけ応募しました」 **相談員** 「焦りの気持ちもあり、求人を探したのですね。仕事の内容や通勤時間などは無理のない範囲でしたか？心配なことはありませんでしたか」 **相談者** 「はい、無理があったと思います。心配でしたがどうしようもなくて。仕事探しは、病気の方では大丈夫だろうと思っても、通勤手段が難しかったりしました。実は、以前の仕事で対人関係につまずいて辞めたこともあるので、病気とは別の不安もあります。しかも、今ではどんな職種が適しているのかさえもわからなくなってしまい、悩んでいます」 **相談員** 「一人で考えれば考えるほど、わからなくなってしまうこともありますよね。職種で探すというより、職務で苦手なこと、得意なことは何かを客観的に評価してもらうことも参考になります。それが、先日ご紹介した障害者職業センターの職業カウンセラーによる職業評価です」 **相談者** 「はい、職業カウンセラーを紹介してもらって良かったです。先日の面接では『あなたは、指示された作業は頑張れるけれど、あれこれ横から言われると混乱するということはないですか？自分のペースで一つの作業をすることは得意という方もいますが、あなたはいかがですか？』と聞かれました。自分に当てはまっていたので、何だかスッキリした気分でした。以前、対人関係が苦手とか、大きな音に敏感とか悩んでいたことがあって、自分には何か病気以外の原因があるのかなと思っていたのです。今まで就職が上手くいかなかった原因は、潰瘍性大腸炎だけではないかもしれません」 **相談員** 「そうですか、就職活動が上手くいかなかった原因が潰瘍性大腸炎だけではないと気づかれたのですね」 **相談者** 「はい、これからも職業カウンセラーと相談しながら就職活動を頑張りたいと思います。また報告しますね」 **相談員** 「ご報告をお待ちしております」	※状況を整理しながら、「無理はなかったか」という点について気づきを促しています。 ※「職業カウンセラー」という方法をいきなり出すのではなく、相談者の状況や気持ちを十分聴いて共有した上で話題にしています。 ※「職業カウンセラー」との体験を言葉にすることで、相談者はこれからの行動を自分で確認しています。 ※常套句のようにみえますが、このような言葉は相談者の心に響くものです。

事例15　電話相談：本人（女性）　※複数回目の相談

相談内容
「発病10年、病気も安定してきた、自分にあった仕事を探して働きたい」

相談員の役割
療養上の課題解決（就労関係機関との連携）を支援する

POINT

　難病の発病により、志半ばで高校や大学の中退を余儀なくされた結果、成人になって病状が落ち着き、就労を考えたときには、一般的な就労の時機を逸していることもあります。多くの場合、心に傷を抱え、戸惑いや不安を感じながら、就職活動を始めざるを得ません。

　事例15では、社会経験が少なく、就労についてどこに相談したらよいかわからないため、難病相談支援センターに電話し、面接相談を希望しています。

　相談員は**丁寧に話を聴き、相談者の気持ちに寄り添い、共感して、相談に至るまでの苦労をねぎらっています**。相談者は自分のつらさを吐き出すことで気持ちが軽くなったと感じています。

　※他の支援機関へつなぐ際には、本人から個人情報の共有に関して同意を得る必要があります。同意書は2枚用意し、署名していただき、1枚は本人に渡し、もう1枚は保管します。相談者に対して、先方の支援機関で受けられる支援内容についても情報提供しておくと、スムーズに支援をつなぐことができます。

〈実際の相談事例〉

相談者 「昨日、電話で相談をお願いした者です。私は、高校へ入学して間もなく具合が悪くなって学校を休むことが多くなり、高校2年で中退しました」 **相談員** 「高校へ入学してどんなふうに具合が悪くなったのですか？」 **相談者** 「口内炎、下痢、便に血が混じるとか、腹痛、陰部に潰瘍ができるとかです。はじめは家の近くの開業医さんに通院していました。全然良くならなくて大学病院で検査して診断されました。それからずっと入院したり、退院したり、家の中でゴロゴロしていて親もあきらめていました。でも昨年から病状が安定しているので、働きたいのです。今まで働いても病気が悪くなり退職しましたが、自分にあった仕事を探したい。ハローワークに行っても緊張してしまうけれど、二十歳過ぎているので情けなくて親にも一緒に行ってほしいと頼めなくて」 **相談員** 「大変でしたね。高校入学してからずっと頑張ってきたのですね。症状がひどいときはつらかったでしょう。自分でも病気との付き合い方もわかってきましたか。毎日の生活リズムを大切にして、自分の体の調子とか病気の記録を書いてみるといいですね」	※まずは、それまでの相談者の苦労をねぎらい、共感の気持ちを伝えています。その上で、具体的なアドバイスを行っています。

相談者 「はい、前から病気が悪くなったときを記録しています。わたし、もっと早く相談に来ればよかった。そうしたらこんなに回り道をしなくてよかったのに（声を出して泣く）」 **相談員** （しばらく間をおいて、相談者が落ち着いた頃に） 「まずはハローワークへ行って相談しましょうか。難病相談支援センターでは相談に同席することができますが、いかがですか」 **相談者** 「心細かったので助かります。よろしくお願いします」 **相談員** 「それではこちらからハローワークに連絡させていただきます。ハローワークに連絡する際に、ご相談者のお名前や病名、住所、相談内容などを伝えることになりますがよろしいでしょうか。こちらが関係機関に連携する際の同意書ですので、お読みになって同意の場合は署名してください」	※泣けるのは心を開き、安心していることの表れでもあります。 相談者のつらい気持ちをゆっくり受け止めましょう。 ※相談者が感情的になっているような状況でも冷静に手続きを進めます。

事例16　電話相談：本人（女性）　※複数回目の相談

相談内容
「自分の適性に合った職業選択を一緒に考えてほしい」

相談員の役割
療養上の課題解決（就労）を支援する

POINT

就労が困難になる理由は**難病だけではありません**。難病以外にも**職業適性や性格の特性が影響している**ことも少なくありません。難病によって生じた問題に固執せず、本人が就労について振り返る機会をつくり、ともに考えることが必要です。多職種が関わることで、相談者は**より多角的に問題を捉える**機会を得ます。

事例16では、就労できない理由が難病ではなく人間関係にあるという相談者に対し、相談員は、相談者がこれまでの経験を肯定的に捉え、自分の強みに気づき、自立して就労活動ができるように支援しています。

〈実際の相談事例〉

相談者 「就職するときに難病のことを伝えておいたけれど、やっぱり食堂の仕事は無理でした。実は病気が原因というよりも、一緒に働く人との関係が怖くてつらいのです。責任を押し付けられたりするのが嫌で」 **相談員** 「食堂の仕事は、一緒に働く人との関係がつらかったのですね」 **相談者** 「はい、そうです。注意されたりすることも苦痛でした」 **相談員** 「注意されることが苦痛だったのですね。どのような注意をされたのですか」 **相談者** 「注意って言っても、返事が小さいとか、教えたことをなかなか覚えられないとか。もしかしたら仕事を覚えるまでは仕方がなかったのかもしれないけど。もともと緊張しやすくて、人がたくさんいる職場がダメだったのかもしれません」 **相談員** 「もともと緊張しやすかったのですね」 **相談者** 「はい。私は一人でする仕事のほうが合っているのかもしれません」	※相談者の状況を確認したうえでより詳しく話すように促しています。 ※相談者はより詳しく話すことで自分の経験を振り返り確認できています。

相談員 「一人でする仕事ですか」 **相談者** 「以前調べた、手芸の学校に入学して勉強してみたいと思うのですが」 **相談員** 「たしかに以前にも手芸の先生になりたいとおっしゃっていましたね」 **相談者** 「はい、手先が器用な方ですし、だれとも話さないで作業に集中するほうが自分に合っていると思うからです」 **相談員** 「自分に合っていることがわかっているのですね」 **相談者** 「はい、今度、手芸の学校を見学に行ってきたら報告しますね」 **相談員** 「そうですか。では報告を待っていますね」	※相談者の言う「一人でする仕事」が何かを相談員が考えて提示するのではなく、相談者自身が具体的に考えることが大切です。 ※本人の強みを言葉にしてみせています。このような言葉が本人の自信につながります。

事例17　電話相談：本人（女性）　※複数回目の相談

相談内容

「自分に合った仕事を探して働きたいが、就職活動がうまくいかずに悩んでいる」

相談員の役割

不安な気持ちに共感して気持ちの整理を支援する

POINT

　相談者は、相談することで自分の心のなかにある迷いや不安な気持ちを整理しています。つまり、相談は問題解決に向けた積極的な行動といえます。たとえ、相談者が朝の出来事やペットの話、家族への愚痴など、病気とは関係ないことを語り続けていたとしても、相談者にとっては本来の問題に向き合うまでの必要なプロセスかもしれません。相談員は相談者の語りには意味があることを忘れないようにしましょう。

　事例17では、相談員は相談者の言葉を繰り返しながら一緒に状況を確認することで、相談者が考えを整理できるよう助けています。相談員は、相談者が自分のことを自分で考えて決める（自己決定）ことができるように支援することが大切です。

〈実際の相談事例〉

相談者 「ハローワークに書類を出して面接を受けたけれど、まだ、返事はこないし、私は病気があるから外されたのかな。会社に出した難病に関する情報提供書は難病相談支援センターで一緒につくってもらったのに」 **相談員** 「まだ返事がこないのですね」 **相談者** 「返事がこないということはだめだったのかなあ」 **相談員** 「返事がこないので不採用なのかもしれないと考えているのですね」 **相談者** 「でも実は、仕事ができるかどうか不安だったから、もしかしたらこれで良かったのかもしれないとも思っています」 **相談員** 「そうですか。採用されなくても、もしかしたら良かったかもしれないと思っているのですね」 **相談者** 「はい、でも応募したときは、やってみなくてはわからないと思っていて。ハローワークの難病患者就職サポーターからは『トライアル雇用やジョブコーチを使ってやってみたら』と助言もいただいていたので」	※相談者の言葉を繰り返しながら一緒に状況を確認しています。相談者は言葉にすることでより考えを整理しやすくなっています。

相談員 「そうですか。いろいろな制度を利用して、まずはやってみようという気持ちだったのですね」 **相談者** 「はい。でも体のことが心配でした」 **相談員** 「たしかに、社員食堂の仕事なので、作業の途中で自由に休憩できないし、立ち仕事なので体力が続くか心配とおっしゃっていましたね」 **相談者** 「もし採用されなかったら、手芸が好きなので手芸の先生の資格を取りたいと思っています。まずは結果を待って、もう少し考えてみます」 **相談員** 「手芸の先生の資格にも関心があるのですね。ご報告を待っていますね」	※相談者が自分で考える手助けをしています。相談員から「手芸の先生」をアドバイスするのでなく本人から提案されるのを待っています。

Column No.9　医療に関する相談支援
医療コミュニケーション（コミュニケーション一般）

1．話を聴く際に配慮すること

　相談を受けて話を聴くとき、服装や座り方などちょっとした気遣いがコミュニケーションをより円滑にするきっかけになります。

　会話に役立つヒントなどを参考に、じっくり話を聴くようにしましょう。

（1）服装

　相談者は大きな不安をもち、真剣な想いで相談に来ています。そうした気持ちを尊重し、華美な服装は避ける一方で、軽装すぎて失礼のないようにすることが大切です。

　服装は自己表現手段の一つなので、個性を発揮することは、本来、悪いことではありません。しかし、相手に不快な感じを与えてしまってはいけません。相談者から信頼してもらうためには、高価な服を着る必要はありませんが、清潔感のある、はつらつとした印象の服装が望ましいでしょう。

　服装のほか、薬物療法の副作用で吐き気に悩んでいる人もいるので、香水や整髪料など香りにも気をつけましょう。

（2）あいさつ、自己紹介

　あいさつと自己紹介は、名前と立場を正確に伝えることが大切です。第一印象で安心感を持ってもらうようにしましょう。

　最初に「こんにちは。相談員の○○です。よろしくお願いします」などの言葉であいさつし、簡単に自己紹介するとよいでしょう。名前を伝えるときに、胸に名札やバッジをつけているなら、そこに手を添えて軽く上に上げるようにし、名前が書いてあることをさりげなく伝えるのもよいでしょう。

　日常生活の会話では、自分の名前を早口で紹介してしまう人も少なくありません。しかし、相談員は、ゆっくりと明瞭な発音で、名前を伝えることが大切です。名前を覚えてもらうこともちろんですが、わかりやすく相手に伝える意思を明確に示すことで、安心してもらうためです。

　自己紹介では、自分（あるいは家族）がどのような難病を体験したのか、簡単に伝えるとよいでしょう。例えば「○○病になって、いま6年目になりました」という具合です。

（3）座り方・視線

　よりよいコミュニケーションのために話しやすい雰囲気をつくりましょう。相談支援では、相談者が話しやすい環境と雰囲気をつくることが大切です。1対1で話をする場合、向かい合って座ると、心理的に緊張しやすいとされています。机や椅子を自由に動かすことができる場所なら、席を少しずらしたり、向きを変えたりして、相手を斜めから見る形にすると、お互いにリラックスして話ができます。机や椅子を動かせない場合は、角を利用して座るなどの工夫をするとよいでしょう。相手の顔を見て、視線を合わせ、真剣に話を聴いているという姿勢を示すことができます。しかし、日本人の場合、じっと目を見て話をすることが苦手な人も少なくありません。そこで、適度に顔を見たり、視線を合わせたりする程度にとどめ、お互いにリラックスして話せるように工夫しましょう。

　相談員は、相談者の表情やしぐさからも気持ちを読み取り、本当に伝えたいことは何かを考える必要があります。

（4）言葉以外のメッセージにも配慮しましょう

　言葉にならなくても、伝えたい気持ちはあるものです。

　伝えたいことがあっても、すべてが言葉の形で発せられるわけではありません。言葉と言葉の間、抑揚、表情、しぐさなど、あらゆることが相談者の気持ちを表しています。相談員は、相談者の様子をよく観察して、気持ちを読み取る努力をする必要があります。

　例えば、相談者が腕組みをしていた場合、これ以上深く話したくないと考えている可能性があります。このような場合は、無理に話題を掘り下げず、違う話題に移るような配慮が必要でしょう。信頼関係が深まれば、同じ話題でも自然に話をしてくれるかもしれません。その時まで待てばよいのです。

　一方、相談員の表情やしぐさも相談者に伝わります。例えば、足を組んだ姿勢では、相手にごうまんな印象を与えかねません。椅子にはやや浅めに腰かけ、上体を少しだけ前に倒す姿勢を取ると、熱心に話を聴いている印象を与えることができます。

（5）よりよいコミュニケーションのために

　適度に「あいづち」と「くりかえし」をはさみましょう。

　「あいづち」と「くりかえし」（＊）は相談者に安心感を与えるもので、会話のなかに適度にはさむとよいでしょう。

　「あいづち」は「はい」とか「そうですね」など、いろいろありますが、日常会話でもスムーズに話を進めるために役立つものです。相談支援の場では、会話を円滑にするだけでなく、「しっかりあなたの話を聴いていますよ」と相談者に伝える役割もあります。意識して適度に「あいづち」をはさむようにしましょう。

　「くりかえし」は、相手の言った言葉の一部をそのまま口にして返すことです。例えば「心配で眠れなかったのです」と相談者が言ったとします。そこで、「眠れなかったのですね」とあなたが言うような場合のことです。「くりかえし」も「しっかりあなたの話を聴いていますよ」と相談者に伝える効果があります。不自然にならない程度に「くりかえし」を会話のなかにはさむとよいでしょう。

> （＊）「あいづち」と「くりかえし」
> 　日常会話でも「あいづち」と「くりかえし」は、よく使われています。その場合、「あいづち」や「くりかえし」を使うことによって、相手への「共感」を示しているつもりの人も多いかもしれません。しかし、「共感」を示すことや、相手の話を本当に「傾聴」することは、じつは簡単なことはありませんので、基本的な事項を学んでいただくことを目的とする本テキストでは、詳しくは触れません。医療従事者がカウンセリングで「共感」という言葉を使う場合は、「自分が相手の立場に立って、どのように感じているかを思いはかること」を意味します。

2．相談支援に役立つ会話のヒント

よく聴いていることを伝える

　「共感」するためには、相談者の人生経験や生活背景を深く知る必要があります。相談支援でそこまで深く相手のことを理解することはなかなか難しいでしょう。ここでは、「あいづち」や「くりかえし」は、会話をスムーズに展開し、相談者の話を十分に聴くための工夫の一つと捉えておきましょう。相談者の考えを引き出す工夫をしましょう。

　答え方や内容を限定せず、相談者が自由に答えられるような質問のしかたをして、相談者の考えを引き出す工夫をしましょう。答えをイエス・ノーのどちらかに限定したり、簡単な事実だけを聴き出したりするような質問のしかたがあります。例えば「あなたは結婚をしていますか」とか「あなたは何歳ですか」といった質問です。最低限必要な情報を聴き出すために、こうした質問をしなければならないときもありま

すが、こうした質問が多すぎると相談者が自分の伝えたいことを話すチャンスが少なくなってしまいます。

　一方、「それについてあなたはどう感じましたか」とか「あなたのご家族について、もう少し詳しく教えてもらえませんか」といった質問をすると、相談者は自由に話を組み立てることができます。相談支援では、なるべく相談者が自由に答えられる質問を多くして、じっくり話を聴くようにしましょう。

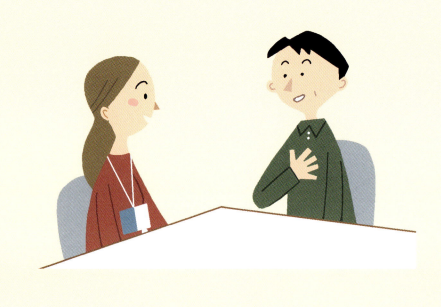

Column No.10　医療に関する相談支援
医療コミュニケーション（医師患者間コミュニケーション）

「医師や医療スタッフに聞きたいことが聞けない」「自分の希望とは違った治療だが、伝えられない」といった『医師とのコミュニケーション』に関連した悩みを患者から相談されることも多いでしょう。

日常生活でもコミュニケーションが大切とよくいわれますが、それは医療においても同じです。医療におけるコミュニケーションについて考えてみましょう**(図1)**。

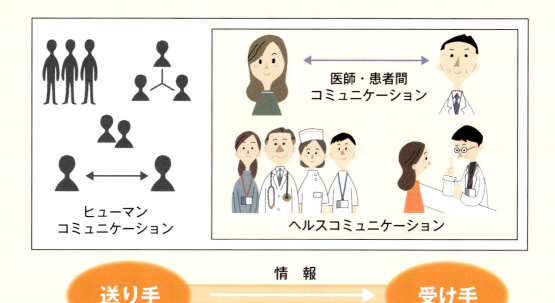

図1　ヘルスコミュニケーションとは

『コミュニケーション』とは、ラテン語の communicare（共有する）を語源とし、1940年代からさまざまな説明が行われてきましたが、「送り手と受け手の間で情報の移動をともなうこと」であることについては一致しています。

共通の記号や言語によって、個人間で情報が共有される場合に、そのプロセスが『ヒューマンコミュニケーション』と呼ばれます。これは相互交流的で内容面や人間関係面などを含む多面的なものを指します。

その中でも、特に健康に関連したあらゆる種類のヒューマンコミュニケーションが、『ヘルスコミュニケーション』と呼ばれます。医療者同士、医療者と患者などの医療における人間関係で、あらゆるコミュニケーションが成立します（例…医師同士、看護師同士、医師と看護師、医師と患者、医師と患者と家族といった3者間のコミュニケーションの場合もあります）。

特に、医療者と患者との間のコミュニケーションは、両者の間で、メッセージを交換し、共有する作業であり、そのよし悪しが医療行為や治療アウトカムに大きな影響を及ぼすことが明らかになっています。

例えば、医師と患者のコミュニケーションをみてみましょう。コミュニケーションに影響する医師側の要因として、性別や年齢、性格、態度などが含まれます。医師の話す速度、声の大きさ、高さ、沈黙、いいよどみなどの準言語的な要因の影響や、特に日本では表情、微笑み、アイコンタクト、うなずき、ジェスチャー、姿勢などのノンバーバル（非言語的）な情報の影響も大きいといわれています。患者側の要因としては、年齢、性別、文化、健康状態、ヘルスリテラシー、希望などがあります。

近年では、医学部のなかでも医師と患者とのコミュニケーションの重要性が注目され、それに特化した医学教育が行われており、比較的、医師の側からも、患者とのコミュニケーションを積極的にとりながら診療が行われるようになってきました。

あわせて、患者側も少し心がけてみると、コミュニケーションがより円滑に進むことが期待できます。もし、医師とのコミュニケーションに関する悩みを相談された場合には、次のようなポイントに気をつけるようにアドバイスしてみましょう。

〈コミュニケーションのポイント〉
①伝えたいことはメモして準備
②対話の始まりはあいさつから
③よりよい関係づくりはあなたにも責任が
④自覚症状と病歴はあなたの伝える大切な情報
⑤これからの見通しを聞きましょう
⑥その後の変化も伝える努力を
⑦大事なことはメモをとって確認を
⑧納得できないときは何度も質問を
⑨医療にも不確実なことや限界がある
⑩治療方法を決めるのはあなたです

参考文献
新・医者にかかる10箇条（認定NPO法人ささえあい医療人権センターCOML）

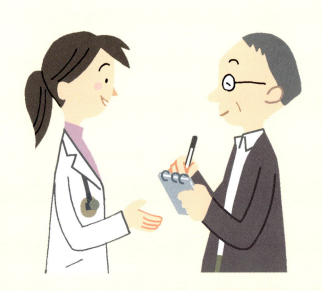

第7章　就労支援

- 難病のある人の就労支援の特徴
- 難病のある人の就労支援の実際

難病のある人の就労支援の特徴

1. 社会の追い風

　医学や薬学、医療工学などの進歩に伴い、難治性疾患（以下、難病）を治療しながら生活することができるようになってきました。少子高齢化やグローバル化、情報化等、価値観が多様化し、慢性疾患や障害、子育て、介護など様々な事情をもちながらも、持ちつ持たれつの関係で、誰もが社会を構成する一員として社会、経済、文化等あらゆる分野の活動に参加できる社会づくりが始まっています。

　2006（平成18）年12月に国連総会で採択された『障害者の権利に関する条約』（以下「障害者権利条約」という）に、日本も署名し（2007年）、障害者基本法の一部が改訂されました（2011年）。改定の主な内容は、障害者の定義に「その他の心身の機能の障害」と追記され、難病がそこに含まれたことです。さらに、地域社会との共生や差別の禁止、教育環境の整備、療養支援等が盛り込まれ、職業相談や雇用の促進なども踏み込んだ改定となっています。

　このような障害者基本法の一部改定を受け、2015年に難病の患者に対する医療等に関する法律（難病法）が施行され、医療費助成、医療提供体制・人材育成、医学研究による難病の根治・克服を目指すとともに、長期におよぶ治療を踏まえ、療養環境の整備、社会参加への支援、啓発等、社会全体で幅広く取り組むことが明記されました。さらに、2016年には、障害者雇用促進法の改正により、雇用における障害者の差別禁止及び合理的配慮の提供がすべての事業主の法的義務となりました。

　上記のような法整備に加え、子育てや介護と職業生活の両立問題や、バブル経済破綻以降続く経済の低迷による働くことの価値観の多様化、若者の非正規雇用者率の増加など、多様な働き方を肯定する社会へと変化しつつあります。これは、治療しながら働く難病のある労働者にとっては「追い風」の状況にあると捉えることができます。

2. 働くこと（就労）の意義

　就労は、生計を立て、生活の基盤を築くためにも重要ですが、就労支援者は、就労支援を行うにあたり、働くこと（就労）の意義を広く捉える必要があります。図1は米国の心理学者エイブラハム・マスロー（Abraham Maslow）により提唱された自己実現論とも称される人間の基本的欲求の階層図です。この理論（考え方）は実証面や理論構造において一部批判はあるものの、社会のなかで営まれる生活の質向上に重要な個人内要因を説明するには大変有用な理論です。つまり「就労」という社会的な行動により、規則正しい生活や健康管理をより重視するようになり（生理的欲求）、経済的な安定をもたらします（安全の欲求）。また社会の一員でありたい等の欲求をもち（社会欲求）、仕事仲間など他者との信頼関係や親密な関わることは、情緒的に満ちた感情がもたらされ（愛の欲求）、自己尊重観や生活満足度を高めます。反対に職を失うということは、身体健康、精神健康、人生満足度など健康状態だけでなく、生活の質（QOL：Quality of life）をも低下させてしまいます。このように働くことは、経済的な自立に留まらず、人間が生きる上で必要な行動と捉えることが大切です。

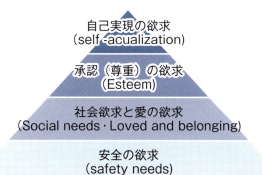

図1　Abraham Maslowによる人間の基本的欲求の階層

　世間一般には、「難病」と言うと、「働けない」「寝たきり」などの重症イメージがあります。しかし、難病のある人のうち障害者手帳を持たない人の就労率は、同性・同年齢の一般の人たちの就労率の80％を超え、障害者手帳を持つ人の50〜70％は働いています。したがって、「働けない」という認識は適切とは言えません。

　一方、難病を理由にした離職経験者は32％にのぼり、特に診断告知前後での自主退職が多く、就業継続の難しさがうかがえます。

　そのため難病のある人への就労支援は、職紹介だけでなく、職業準備、就職、職場定着、就業継続、キャリアアップのすべての場面において継続的な支援が大切となります。

　難病のある人は、症状や障害そのものによる苦痛や合併症に加え、治療の副作用により身体的、精神的苦痛が増すことも珍しくありません。

　また、病態によりこれまでできていた日常の当たり前のことや、学生生活や大黒柱または家事などの家庭内の役割ができなくなったり、助けが必要になることもあります。このように、難病のある人は、身体的、心理的にも、社会生活においても困難を抱えるといった具合に、幾重もの課題に直面し、困難の多い生活への適応（Psychosocial adjustment：心理社会的適応）が必要となります。その適応を支える柱の一つが就労です。働くこと（就労）は、病を受け止め、病とともに歩む生活／人生を支える上できわめて大切です。

3．難病のある人の就労生活の実態

　難病のある人に効果的な就労支援を行うためには、疾患の重症度や症状や障害の種類を把握し、同じ疾患でも経過や治療が異なることを理解した上で、疾患や治療による働き方への影響を確認する必要があります。どのような疾患が、「どのような職に就きやすいか」や、「どのような働き方をしているか」などの特徴や、就労を継続するために効果的な支援については、これまでの調査研究により明らかになっています（**図2**）。

■難病のある人を対象とした調査研究

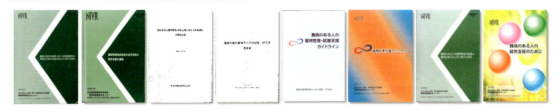

1. 障害者職業総合センター「難病の症状の程度に応じた就労困難性の実態及び就労支援のあり方に関する研究」調査研究報告書　No.126，2015.
2. 障害者職業総合センター「難病の雇用管理・就労支援に関する事態調査 調査結果」，No.30．1998.
3. 厚生労働省職業安定局「難病の雇用管理・就労支援に関する実態調査 調査結果」．2006.
4. 厚生労働省 難病の雇用のための調査・研究会「難病の雇用のための調査・研究報告書」．2007.
5. 厚生労働省 難病の雇用のための調査・研究会「難病のある方の雇用管理・就業支援ガイドライン」．2007.
6. 障害者職業総合センター「難病就労支援マニュアル」．2008.
7. 障害者職業総合センター「難病のある人の雇用管理の課題と雇用支援のあり方に関する研究」．調査研究報告書 No.103．2011.
8. 障害者職業総合センター「難病のある人の就労支援のために」．2011.

■地域支援機関を対象とした調査研究

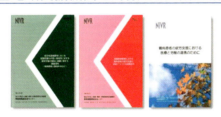

全て無料でダウンロード可能
障害者職業総合センター 成果物検索
http://www.nivr.jeed.or.jp/search/index.php
「難病」を選択して検索 ⇒ 現在25件

1. 障害者職業総合センター「就労支援機関等における就職困難性の高い障害者に対する就労支援の現状と課題に関する調査研究～精神障害と難病を中心に～」調査研究報告書　No.122，2014.
2. 障害者職業総合センター「保健医療機関における難病患者の就労支援の実態についての調査研究」資料シリーズ79．2014.
3. 障害者職業総合センター「難病患者の就労支援における医療と労働の連携のために」．2014.

図2　難病就労支援に関する調査報告書

　厚生労働省は2018年2月、少子高齢化による労働力不足への対策として治療と職業生活の両立支援を掲げ、「事業場における治療と職業生活の両立支援のためのガイドライン」を公表しました（厚生労働省HPよりダウンロードできます）。このガイドラインでは、事業所が労働者の治療と職業生活の両立を支えるための職場環境の改善方法やその進め方、留意点などが分かりやすくまとめられており、治療後に障害が残る場合、経過が不良である場合、がん、脳卒中、肝疾患など疾患群別に留意点が示されています。

　さらに、厚生労働行政推進調査事業費補助金（難治性疾患等政策研究事業（難治性疾患政策研究事業））「難病患者の地域支援体制に関する研究」班は、『健康管理と職業生活の両立 ワークブック－難病編－』（難病のある人の就労のためのワークブックの改訂版）を作成しました。このワークブックにより、難病のある人が地域の多様な支援機関とつながりながら、必要な支援を得ることでセルフマネジメント力を高め、職場と話し合いながら無理せずに働く方法を学ぶことができます（難病情報センターHPよりダウンロードできます）。

4．難病のある人の就労支援の捉え方

難病のある人への就労支援は、支援の対象となる難病のある人や事業者、職場の状況の理解や把握、支援の枠組みについての認識が基盤となります。

具体的には、
- 「難病のある人も働ける」という認識をもつこと
- 障害ではなく社会生活を起点にして（生活機能モデルを用いて）考えること
- 地域の支援機関/支援者とつながること

が大切となります。

(1) 一貫した「難病のある人も働ける」という認識

「難病のある人は働けないから支援をする」という捉え方は、適切とはいえません。わが国の難病のある人の就労率は、疾患にもよりますが、30〜89％です。一般の就労率93〜95％と比較すると低いですが、多くの方々が働いている現実があります。

①就労を困難にするもの

「難病」は、体調が簡単には安定しない、継続的に治療を受ける、体力が低下してしまうなどの共通点があるように、就労を困難にする要因にも共通点があり、これが支援のポイントになります。

それは、「日内・週単位・長期の体調変動による全身のスタミナ低下や疲れやすさ」「集中力や活力の低下」「体調変動が予測できても対応できないこと」「肢体不自由、視覚障害、内部障害等、障害認定される機能障害」「障害認定されない疾患群に特徴的な機能障害（視野狭窄、夜盲、弱視、皮膚や外見の変化等）」です。

②働き続けられる職種の特徴

多くの難病のある人は身体的労働負荷の少ないデスクワークの事務職や、自己裁量で休憩をとることのできる専門職・技術職に就いています。一方、離職率の高い職業は工場の生産ラインや販売業など、立ち仕事や休憩の取りにくい仕事です。

③無理のない働き方の工夫

障害者手帳を持たない難病のある人の40〜70％がフルタイムで就労しています。女性に多い疾患（膠原病など）や、神経系の疾患のある人は、20時間以内の短時間勤務や非正規就労で働く割合が高い傾向にあります。このようにパートやアルバイト、短時間勤務、在宅就労等、健康状態や体力、職業能力に無理のない働き方に調整して、仕事と健康管理を両立させて働いています。

最近では、テレワークという働き方も注目されています。テレワークとは、ICT（Information and Communication Technology：情報通信技術）を活用し、時間や場所にとらわれない働き方のことです。

テレワークは働く場所により、自宅利用型テレワーク（在宅勤務）、モバイルワーク、施設利用型テレワーク（サテライトオフィス勤務など）の3つがあり、さらに完全テレワーク勤務と部分テレワーク勤務があります。移動困難、通院や検査入院、天候により通勤が難しい場合に利用することで、業務を休まずに遂行できるという利点があり、職場の人たちへの負担を減らすことにもつながります。

最近はWeb会議やメッセンジャー等のコミュニケーションツールを用いることで、職場とつながりながら作業ができます。

また、難病のある人の多くは、「働きたい」「貢献したい」という気持ちと共に「身体は大丈夫だろうか」「悪化してしまうかもしれない」「職場に迷惑をかけてしまうのではないか」という不安も抱いています。支援者は、どのような時でも寄り添い、折れそうな気持ちを受け止め、支え、時には気持ちをけん引することが必要です。そ

して「難病のある人も働ける」という肯定的認識を一貫して持ち続けることが大切です。

(2) 社会生活を起点にして (生活機能モデルを用いて) 捉える (図3、4、5、6、7)
①安定しない症状を前提とした支援 (図3、4)

　医療における就労支援は、リハビリテーション医学の職業リハビリテーションに位置付けられています。リハビリテーション (rehabilitation) はラテン語のre (再び)、habilis (人間らしい/できる) から生まれた言葉で、「再び人間らしく」「再びできるようにする」という意味を持ちます。

　医療には、疾患や障害のある方を対象とした職業リハビリテーションも含まれます。そのため、これまでのリハビリテーションでは、まず治療に専念し、症状が落ち着いたり完治してから機能回復訓練を始め、社会参加や職場復帰に向けた準備が進められてきました。このような医療を発祥とする職業リハビリテーションは、感染症など、急性に経過し治療により完治が可能な疾患、または脳梗塞や脳内出血のように障害は残りますが、その障害が固定する場合において有効な取り組みとされ、一定の成果を得てきました (医学モデル)。

　しかし、残念なことに「完治」という概念がなく、症状や障害の再燃や進行がある難病の場合は、病態が落ち着き、職場 (社会) 復帰を考え始めた矢先に症状が悪化し再入院となることもあります。さらに、病気の進行だけでなく、治療により仕事ができなくなることを幾度となく経験します。これまでの「よくなってからの復職／社会復帰」という考えでは、社会参加／職場復帰を期待することはできません。そのため、症状が不安定、再燃する、進行する、完治できないという特徴をもつ難病の場合は、医学モデルのみで捉えると、社会参加／職場復帰は難しいということになります。

　難病のある人の就労支援では、このようなことを前提とし、その時々の症状や病態に無理のない働き方を編みだすことが大切になります。そして、社会参加 (就労) のために何が必要かを、個人の生活/職業能力等の個人因子と、職場の理解や配慮などの環境因子から考え、労働と健康の調和を図る支援が必要となるのです (社会モデル)。

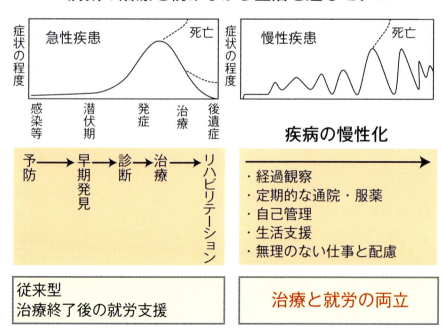

図3　疾患の慢性化に伴う就労支援の捉え方

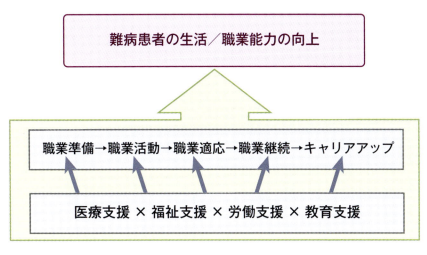

図4　多様な支援が生活／職業能力を高める

②社会参加に焦点をおき、支援を受けることを前提にした働き方の検討（図5）

　支援の際には、相談者はどのような病気、症状、障害があるかを確認しますが、それは就労支援の焦点ではありません。支援の焦点は、どのように働く生活を送りたいと考えているかという【社会参加】におきます。そして、「どのような支援があればよいか（環境因子）」、「どのような能力（職業能力、健康管理能力など）があれば実現できそうか」を考えます。

　「難病により○○ができないからこうしよう」と、できなくなった部分のみに支援の焦点を当てるのではなく、「この仕事をするために健康管理はどうすればよいか、どのような職業能力や生活能力が必要か、作業の進め方をどう工夫すればよいか（個人因子）」と、「どのような理解や配慮をお願いすればよいか（環境因子）」を本人や職場の担当者と一緒に検討することが大切です。それにより労働者としての強みも浮かび上がり、事業者の期待に応える働きを見出すことにつながります。

　以上のように、焦点を【社会参加】におく捉え方の枠組みを【生活機能モデル】といいます（**図5**）。

　生活機能モデルは、WHO（世界保健機構）国際分類の一つで、世界共通の考え方です。

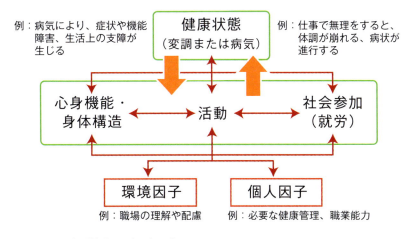

図5　WHOの生活機能モデル（ICF）：International Classification of Functioning. disability and Health

(3) 医療、労働、福祉、教育など多様な支援をつなぐ（図6）

支援者から「難病就労支援は難しい」「特殊」という言葉をよく聞きます。その難しさの1つに、症状や障害が多岐にわたり多分野の専門的支援を必要とすることが挙げられます。

①多様な症状／障害をもつ場合は就労率が低い

例えば、パーキンソン病の人は、「全身のスタミナ・疲れやすさ」、「音声言語機能、全身／部分的な痛み」、「精神機能障害」、「運動機能障害」、「消化器機能障害」、「関節・骨の機能障害」を半数以上が有し、「代謝・ホルモン・体温調整機能障害」、「外見や容姿の変化」、「腎・排尿機能障害」、「性・生殖機能」、「視覚機能障害」、「聴覚・平衡機能障害」、「味・嗅・触覚障害」、「温度感覚等の障害」を30％以上が有しており、就労率は21.6％です。

一方、クローン病の人は、「全身のスタミナ・疲れやすさ」と「消化器機能障害」を80％以上の人たちが有しており、「全身や体の部分的な痛み」を50％、「皮膚障害」を31.7％が有し、その就労率は67.8％です。

このように多様な症状や障害が、就労とその支援を難しくしています。

②多様な症状／障害に応じた支援があれば働ける

医療（治療を含む健康管理）、福祉（生活を支援する補助・福祉用具、経済的な行政サービスなど）、労働（職紹介やキャリア支援、職業能力の向上、職場開拓、事業者支援など）、教育などの多領域における専門的な支援を職業準備、就職活動、職場定着、就業継続、キャリアアップのすべての期で実践することで、生活機能、職業能力双方が向上し、社会や事業者の期待に応えられる社会参加（労働）が可能となります。

【医療従事者による就労支援】

難病の就労支援では、医療支援との連携が不可欠です。特に、定期的に通院する病院やクリニックなどの担当医との連携が大切です。他にも看護師、医療ソーシャルワーカー、理学療法士、栄養士などや保健所の保健師との連携も大切です。

医師による、無理のない働き方についての意見は、事業者や労務管理の担当者にとって大変参考になります。

【労働分野の専門的支援】

地域には、労働局、ハローワーク、地域障害者職業センター、障害者職業総合支援センター、公共職業訓練施設、障害者職業能力開発校などがあり、障害者手帳の有無に関わらず専門的支援を受けることができます。特にハローワークでは、障害者手帳の有無に関わらず病気やけがにより働くことに支援を要す方への相談窓口があり、障害者支援専門員が配置されています。また、各都道府県には１か所以上のハローワークに難病患者就職サポーターが配置されています。

【福祉分野による就労生活支援】

福祉分野においても就労は生活の重要な部分として支援が行われています。

その拠点として、福祉事務所、難病相談支援センター、障害者就業・生活支援センター、就労継続支援A型作業所/B型作業所、移行支援作業所などがあります。

【事業所による支援】

事業所の規模にもよりますが、事業所内にも支援者（事業者、職場の上司、産業医、産業看護職、組合、衛生管理者、産業カウンセラー、栄養士など）がいます。

従業員50人未満の中小規模の事業場の場合は、産業医や産業看護職がいないこともあります。そのような場合には、産業保健総合支援センターや地域産業保健推進センターの産業医、産業看護職、カウンセラーが、

無料で事業所や労働者の相談にのってくれます。

【教育分野による就労支援】

特別支援学級では、障害に応じた教育を行い、就労につなげています。

【情報支援】

難病情報センターは、疾患や治療の概要、難病診療連携拠点病院、難病に関する国の研究成果など、難病に関係する情報提供を行っています。

研究班で作成した『健康管理と職業生活の両立支援ワークブック－難病編－』は、難病センターHP→研究班からのお知らせ→PDFからダウンロードできます。

【ピア・サポート】

家族会や患者会は、病気のある当事者と、その家族の経験から貴重な情報を得ることができます。

また、当事者同士でしか分かり合えないことも、安心して話すことができる場となっています。

以上のように地域には多様な支援機関（者）があります。支援者は必要な支援を明確にした上で、専門領域の支援機関とつながるコーディネーターの役割を担うことも大切です。

支援者は支援活動をひとりで抱えずに、自身もサポートを受けられる体制と支援ネットワークを創ることが大切となります。

支援ネットワーク創りは、最初は大変かもしれませんが、相談者一人ひとりの支援を丁寧に進めることで、ネットワークを創ることができます。最初は1対1のネットワークでも、支援事例を重ねることで、そのネットワークの先から新たなネットワークが創りだされ、広がっていきます。

また、このようなネットワークは、就労支援に効果的なだけでなく、支援者も情報提供や、助言などのサポートを受けることができます。難病の就労支援は、1カ所で支援が完了するケースは少なく、多分野の支援者が関与して成功します。

第7章　就労支援

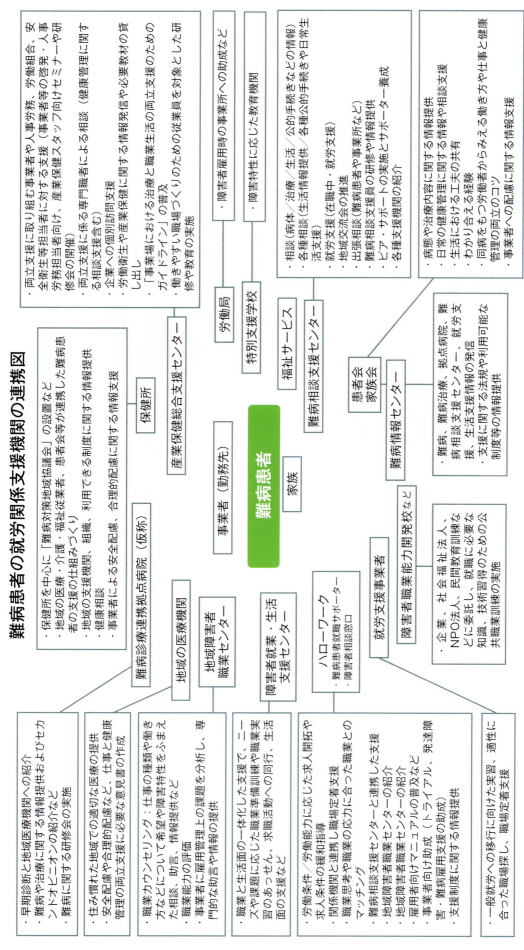

図6　地域における難病患者の多様な就労支援機関・支援者

(4) ヘルスプロモーションを支える（図7）

WHO（世界保健機関）が1986年のオタワ憲章で提唱したヘルスプロモーションは「人々が自ら健康とその決定要因をコントロールし、改善することができるようにするプロセス」という考え方（概念）です。日本における多くの健康施策は、この考え方で進められています。

このヘルスプロモーションという考え方にもとづき、相談者が自ら課題に気づき、解決方法を見出し、取り組み、その結果を評価できるように支援します。

支援者は、この過程をただ見守るのではなく、①相談者の主体的な取り組み能力を高め、②取り組みやすいように環境を整えます。

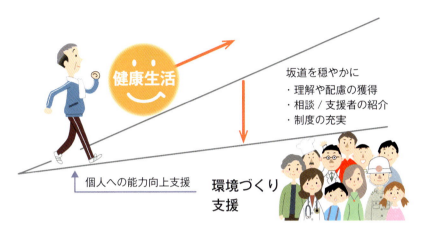

図7　ヘルスプロモーションの考え方

(5) セルフマネジメント能力の向上を促す（図8）

セルフマネジメント（自己管理）とは、医療、教育、心理、経済分野等で広く、それぞれ独自の意味をもち、用いられている概念です。本章では、日本を含む世界中で実践され効果がみとめられている「慢性疾患セルフマネジメントプログラム」を開発したKate Lorig氏による定義を用います。

セルフマネジメントとは、①症状管理　②社会生活の管理　③感情の管理　の3つの管理（以下、マネジメント）のことをいいます。

①症状管理

症状管理とは、定期的通院や、服薬、必要とされる食事管理（油／カロリー／塩分／タンパクなどの制限、1回摂取量の制限、摂取回数など）、運動／行動制限、睡眠／休養などを適切に行うことです。障害や疾患の種類、治療内容、体力などそれぞれの条件により必要となる管理は異なりますが、それらを確実に行う能力が必要です。分からない場合は担当医に確認したり、支援者、同病者仲間などから情報を得たりします。支援者は症状管理について理解し、確実に実践するためにどうしたらよいかを相談者と一緒に考えます。

②社会生活の管理

症状管理を職場で実践するためには、職場の理解や配慮が必要になります。支援者は、症状管理の必要性を雇用者、職場の上司、仕事関係者などにどう伝えるかを相談者と一緒に考え、相談者自らが働きかけることができるように支援します。必要な支援者と手を取り合い進めるイメージで支援を展開しましょう。

③感情の管理

心が弱っている状態では、能力を十分に発揮することはできません。仕事をこなすことも重要ですが、休むことも同じくらい大切です。イライラしていたり落ち込んでいたりする状況では、初歩的なミスが増えてしま

いがちですし、病状にも影響します。体と心を適度に休ませてあげることで、感情のコントロールもうまくできるようになり、それが仕事にも活きるのです。

　心を休めるということは、単に寝る時間を増やしたり、活動量を減らすことで身体を安静に保つことを指すのではありません。これは人それぞれ異なるため、自分自身で自分の心が休まる方法を探す必要があります。例えば、普段とは違う行動をとる、静かな場所でのんびり読書をする、友達や支援者に話を聴いてもらうなどです。心身が疲れきってしまう前に強制的に定期的に休むことも大切です。1日休みをとって何もやるべきことが無い状態を作り、やりたいことをする、という方法もあります。

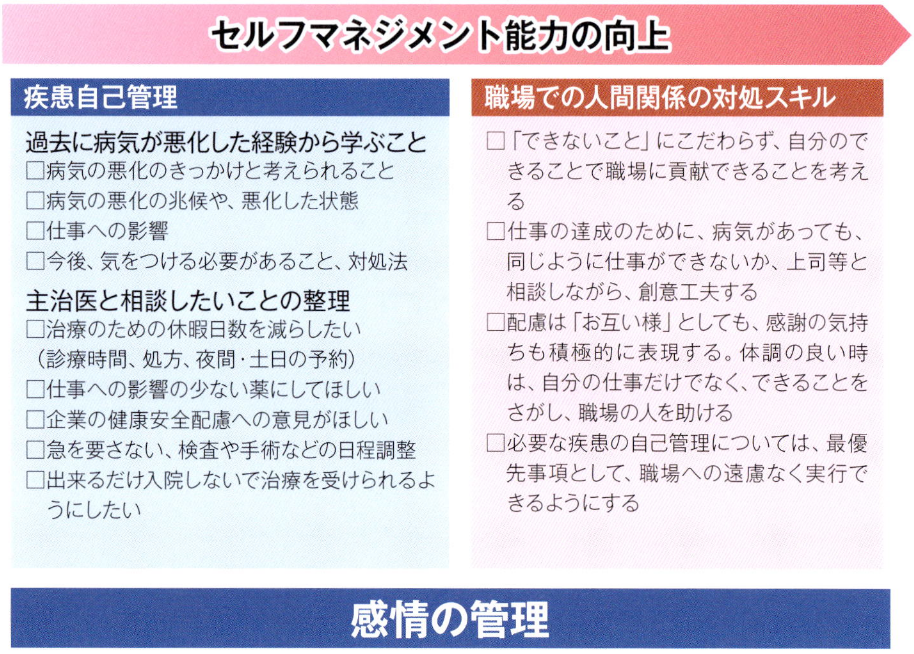

セルフマネジメント能力の向上

疾患自己管理

過去に病気が悪化した経験から学ぶこと
- □病気の悪化のきっかけと考えられること
- □病気の悪化の兆候や、悪化した状態
- □仕事への影響
- □今後、気をつける必要があること、対処法

主治医と相談したいことの整理
- □治療のための休暇日数を減らしたい（診療時間、処方、夜間・土日の予約）
- □仕事への影響の少ない薬にしてほしい
- □企業の健康安全配慮への意見がほしい
- □急を要さない、検査や手術などの日程調整
- □出来るだけ入院しないで治療を受けられるようにしたい

職場での人間関係の対処スキル
- □「できないこと」にこだわらず、自分のできることで職場に貢献できることを考える
- □仕事の達成のために、病気があっても、同じように仕事ができないか、上司等と相談しながら、創意工夫する
- □配慮は「お互い様」としても、感謝の気持ちも積極的に表現する。体調の良い時は、自分の仕事だけでなく、できることをさがし、職場の人を助ける
- □必要な疾患の自己管理については、最優先事項として、職場への遠慮なく実行できるようにする

感情の管理

図8　セルフマネジメント能力の向上

難病のある人の就労支援の実際

健康管理と職業生活の両立支援とはどのようなものでしょうか(図9、10)。

難病のある人は、「繁忙期には休んでほしくない」「辞めないでほしい」「忙しいときには少しは無理をしてほしい」など、職場や事業者から労働者として期待される一方、「無理しないでほしい」「体調悪化につながる仕事はしないでほしい」など、医療者から期待されます(図9)。

支援者は、この状況を理解した上で、両者のバランスをとる方法を一緒に考えます(図10)。事業者や職場は利益を追求しています。その中で、難病のある労働者もまたキャリアを築き社会貢献をしたい、会社に寄与したいと考えています。就労年齢に多く発症するクローン病や潰瘍性大腸炎のある人(平均年齢42歳)の調査では、平均転職回数は3回以上におよび、その理由の第1位がキャリアアップのためでした。支援者は、難病のある人が無理なく働くという健康管理の側面と、労働者としてキャリアアップし、勤め先や社会に貢献するという生産性や社会性の側面を考慮することが大切です。

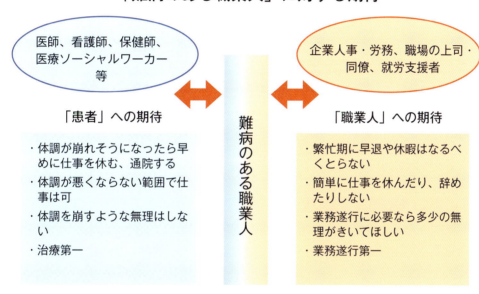

図9 「難病のある職業人」に対する期待

支援者が、保健医療分野と労働分野それぞれの視点から①仕事内容の検討、②職場での配慮の確保、③本人の対処スキルの向上の3点を検討し、健康管理と労働者としての生産活動とのバランスをとることで、就労の可能性を高めることにつながります。

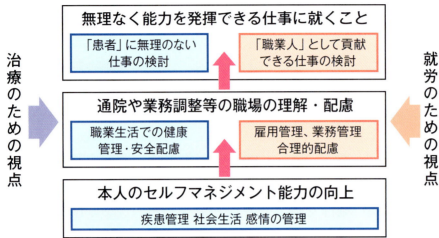

図10 難病のある人の健康管理と職業生活の両立支援の視点とポイント

1. 課題を職業プロセス全体で捉える

　難病のある人の生活調査では、健康管理と職業生活を両立する上で、多くの人が何らかの問題や困りごとを抱えていることが分かりました。

　相談者に以下の1〜5のチェック項目をチェックしてもらい、就職準備、就職活動、職場復帰、仕事の継続の一連の流れにおける問題や困りごとを整理し、課題を確認します。

　この課題確認は、働くことを考え始めたら、できるだけ早い時点で行うことが望ましいです。すべてのチェック項目について目を通し、課題を確認することで、就労生活全体のイメージづくりに繋がり、そのポイントを確認することができます。さらに、今は大丈夫でも将来課題となってくることの予測にも役立ちます。働いた経験のない相談者も最後の項目までチェックし、就労生活およびキャリアの全体を見渡し、課題を一緒に考えてみることが大切です。

　表の左のチェック欄で、今どのような状況にあるかを確認し、右欄でその状況に応じて相談者が取り組むべき課題を確認します。

　相談者がひととおりチェックを終えたら、支援者は、相談者に「何が今の自分の困りごとになっているか」「今は大丈夫でも将来的にどのようなことが課題となる可能性があるか」を説明してもらいます。支援者が「あなたの課題は○○ですね」などとまとめず、相談者が考え、自分の課題や取り組むべきことを説明できるようにします。口をはさまずに傾聴し、支援者としての意見を伝え、必要な情報を提供しながら、相談者と共に課題とその優先順位について考えます。

	相談者にチェックしてもらう	相談者の課題（一緒に取り組むべきこと）
1	□これから就職を希望している	**生活や人生の全体的目標を考える** ・健康管理と職業生活を両立するためには、何が必要かを考える。 ・制度を使って無理をしない働き方を考える。 ・仕事を通じた社会貢献や自分にとって仕事とは何かを考える。 ・自分のアピールにつながる強みを見つける。
	□治療方針や通院について主治医に相談できない	**健康管理と職業生活の不安を他者の支援を得ながらでも解消する** ・通院や服薬、検査のタイミング、治療方針について医師に相談できるようにする。
2	□無理をしてでも収入を得るために仕事をしたい（している） □働きたいが、仕事は無理だとあきらめている □失業により経済的に困っている □生活（経済）について今は問題ないが就職がなかなかうまくいかない	**働きたい理由と得たい収入から希望する雇用形態を考える** ・働きたい理由と収入、制度（傷病手当金、失業保険、障害年金など）の利用などの状況から、希望する雇用形態を相談者が考える。 **病気や障害による仕事への影響を考えて仕事を選択するために、制度を利用して収入を補う** ・職業訓練給付金、障害年金、生活保護等の制度を利用し、治療・生活・働くことについて見直すことができる。 ・傷病手当金については、職場の労務・人事担当者に確認する。 障害年金については、年金事務所または労務・人事担当者に確認する。
3	□休職中で職場復帰を目指している □病気により、これまでの仕事を続けることができない	**仕事をするために必要な職場の配慮と対応を考える** ・慣れている仕事や職場であっても、少しずつ仕事量や身体への負担を増やすなど、無理をしないで働くことができる復職プログラムについて、人事課担当や上司と相談する。 ・復職前に、関係者間で健康管理や配慮してほしいこと等を話し合う場を設けてもらう。 ・これまでの経験やスキルを使い仕事を続けるために、まずは今の職場内での業務調整ができないか、労務・人事課担当や上司に相談する。 ・配置転換による負担軽減が可能かどうか、労務・人事課担当や上司に相談する。 ・職場内での調整が不可能な場合には、転職を考える。 ・人工透析、人工肛門、肢体不自由、内部障害等があっても職業人として活躍するための支援を受ける方法を考える。
	□病気が悪化し就職と退職を繰り返している	**働くために必要な職場の理解や個別調整・配慮について考え、伝える方法を見出す** ・自分の病気の特性（症状の変化や進行、再燃等）について、主治医に確認して正しく理解する。 ・適切な健康管理について、主治医や看護師、保健師等に確認して実行できるようにする。 ・職場の理解を得られず、無理をして働き、体調が悪化している状況があれば、職場へ必要な配慮を申し出る方法を支を考える。

	相談者にチェックしてもらう	相談者の課題（一緒に取り組むべきこと）
3	☐職場の理解や配慮がない（不十分である）ため、体調悪化が心配である ☐職場に病気の説明をすべきか迷っている	**職場で「お互い様」の人間関係をつくるスキルを身につける** ・相談者の病気や健康管理のための配慮について、同僚が「お互い様」としてとらえ、理解を得られるようにするためのスキルを身につける。 ・健康管理（通院や内服、食事療法、休憩等）をしっかりと行うために職場の理解や協力を得る方法を考える。
	☐職場に気兼ねして、健康管理ができない ☐病気を隠して働くことにストレスを感じている	**健康管理をしながら、無理なく安全に働くために必要なこと考える** ・雇用主や職場の人たちの心配や疑問への答え方と職場での理解や配慮について考える。 ・職場の人たちの先入観や偏見、特別扱い、差別などについては、上司、産業保健スタッフ（産業医、産業看護職等）、ハローワーク、難病相談支援センターに相談し、病気の説明を含めた対応について話し合う。
	☐病気を理由に不採用になったことや、退職を勧められたことがある	**職業人として「あなたが期待されている」ことと、「あなたがとるべき対応」について考える** ・職業人としてのあなたへの期待にこたえるために、あなたがとるべき行動を考える。 ・病気や障害が仕事へ及ぼす影響を軽減して仕事をやり遂げるためのアイデアについて考える。 ・同僚から「お互い様」の配慮が得られるように、日頃からコミュニケーションをとることも大切。
	☐病気について開示したくない。（職場の理解や支援は必要ないと考えている）	**特に支援は活用しないで、自分で就職活動をする** ・今は症状が落ち着いていても、体調が安定するように健康管理をしながら働く。 ・仕事内容や働き方に無理がないように修正する。 ・将来、体調が悪化する可能性を考えて準備する。 ・就職前の場合は、健康管理に気をつけ、病気が悪化しない働き方を考える。
4	☐就職試験や面接で不採用が続いている自分に合った就職活動の方法を考える ☐障害者手帳の対象にならないため必要な支援を受けられない	**自分に合った就職活動の方法を考える** ・書類選考や面接における病気や必要な配慮の伝え方を主治医に確認したり、支援者と一緒に考えたりして見直す。 ・自分の強みを、より効果的に伝えることができるようにする。 ・履歴書…・職務経歴書の作成や就職面接における説明の準備をする。 ・障害者手帳がなくても利用できる制度やサービスを支援者と一緒に考える。 ・ハローワークでは障害者手帳がなくても、障害者雇用の窓口で相談できる。 ・各都道府県のハローワーク内に配置されている難病患者就職サポーターや難病相談支援センターの就労支援員が相談を受けている。

	相談者にチェックしてもらう	相談者の課題（一緒に取り組むべきこと）
5	□仕事を続けると体調を悪化させる不安がある	**職場との協力で健康管理しながら働き続ける** ・病気のことを職場へ上手に伝え、協力を得ることができる方法を考える。 ・雇用主の「難病患者の就労」への理解不足、健康安全配慮上の責任問題、配慮する職場の負担への心配を軽減するための方法を相談する。 ・労働者としての権利を守るために専門の相談窓口へ相談する。

＊治療と職業生活の両立ワークブックー難病編　平成29年度厚生労働行政推進調査事業費補助金（難治性疾患等政策研究事業（難治性疾患政策研究事業））「難病患者の地域支援体制に関する研究」班 研究代表者 西澤正豊．を一部改変

2. 相談者の生活／人生の全体的目標

　相談者は、何らかの困りごとを抱え、多くの場合、直面している困難で精いっぱいという状況です。

　例えば、中年期以降に多く発症するメタボリックシンドロームで、肥満解消に向けた保健指導や健康教育の時にも、大目標（自分はどのような人生／生活を送りたいと考えているか）、中目標（そのために健康状態としてはどうありたいか）、小目標（ありたい健康状態に近づくために、日常生活で何をどう変化させていくと良いか）を対象者と一緒に考えます。それにより辛い減量を行う動機づけを強めることができます。難病の場合も同様に、目標をはっきりとさせることで働くことの動機づけをすることが大切です。

①どんな人生を送りたいと考えているか
②①の人生を送るために必要な健康状態はどのような状態か
③自分を②の健康状態にするために必要なことは何か

3. 基本的な確認事項

(1) 就労支援の緊急性の確認

具体的な就労支援に入る前に、就労支援の緊急性と病気や治療について確認します。

①診断告知前後か、休職中か

難病のある人は、難病診断告知の前後に実際よりも重症だと思いこみ、退職する場合があります。支援者は、まずは、自己判断による退職を防ぐ必要があります。支援者は診断前後であるかどうかを確認し、担当医に復職までの見通しを尋ねるよう促します。病気の経過や治療の効果などは個人差が大きいため、担当医も確実なことは言えない可能性がありますが、疾患の一般的な経過を知ることも参考になります。

また、たとえ、「この治療が上手くいった場合の退院の目途」程度しか分からなかったとしても、それは療養生活の一つの指標にもなり、分からないことは担当医に尋ねるというセルフマネジメント能力の向上にもつながります。

休職中の場合は、勤め先の休暇制度や診断書提出などの諸手続きについて確認するよう助言します。

事業者や職場も、入院期間がある程度分かれば、滞った仕事をどう処理するかなどの対策をとることができます。職場の負担を軽減させるためにも、療養生活の見通しを伝えることは大切です。

②経済的状態はどうか

失業による経済的な困窮状態にある場合は、障害年金、生活保護など利用できるサービスを紹介するために福祉支援につなぎます。また、職業訓練給付金等の労働分野のサービスは、ハローワークや障害者職業センター、障害者就業・生活支援センターを紹介します。

障害者基本法の改定（平成23年）により「障害者」の定義が「心身機能の障害だけでなく、社会的障壁により継続的に日常生活、社会生活に相当の制限を受ける状態にあるもの」と改正され、広く生活上困難を抱える者と解釈するようになりました。障害者雇用率制度や一部の職業訓練では障害者手帳が必要ですが手帳がなくても多くの行政サービスを利用することができます。

③就職活動で孤軍奮闘していないか

就職活動を相談者一人で頑張っていることも少なくありません。就職活動で失敗が続いている場合などには、各都道府県に1か所以上のハローワークに配置された難病患者就職サポーターや、最寄りのハローワーク障害者支援窓口、障害者就業・生活支援センターなど労働側の専門支援者（機関）につなぎます。

Mini Column：難病患者就職サポーターとは

各都道府県1カ所以上のハローワーク障害者援助窓口に配置されています。難病患者就職サポーターは、難病相談支援センターと連携しながら、就職を希望する難病のある人に対する症状の特性を踏まえたきめ細やかな就労支援や、在職中に難病を発症した労働者の雇用継続等の総合的な就労支援を行っています。

> **Mini Column：病気を理由にした不採用や嫌味を言われた場合の気持ちのもっていき方**
>
> 　就職活動、とりわけ採用面接での不採用は、病気の有無に関わらず、人格を否定されたように感じることもあり、心理的につらい状況に陥ります。寄り添い、心の痛みを受け止める支援も必要になります。
>
> 　難病のある人が働き続けている職種や働き方に特徴があります。支援者は、難病のある人が抱える症状や障害、治療内容について確認し、それらを疾患管理を確実に行える職場／事業所であるかどうかを検討するための情報収集も必要です。
>
> 　安全配慮義務や合理的配慮義務などの法的整備は進められてはいますが、残念ながら採用面接で差別的な発言を受けたという報告もあります。このような時は、事業者に対し理解を求めることも大切ですが、難病のある人が「断られた」「差別された」と捉えるのではなく、気持ちを切り替え、「自分には合っていない会社だ」「就職前に分かって良かった」等、肯定的に捉えるよう支援することも大切です。
>
> ＊「病気の割には体格いいね」と言われた場合
> →このような偏見のある会社には入らないほうがよかった、断わられてよかった、助かった、と考えましょう。
>
> ＊採用面接で病気の話ばかり質問された場合
> →労働者として自分の強みをいかに伝えるかの練習不足だった。「健康管理は自分で責任をもって行います。そのために月1回半日の通院時間が必要です。それがあれば、○○できると思います。これまでも△△していました」と伝える練習をしましょう。

④病気による離転職を繰り返していないか

　相談者には、症状の悪化や病態の進行により、離転職を繰り返している場合があります。病気を開示しないで就職するため、症状悪化時の通院や休養、定期的通院ができていなかったり心理的ストレスを抱えていることもあります。

　病気を開示しなくても健康管理がきちんとできる場合はよいかもしれませんが、病気を隠して無理な労働条件、環境で働くことにより体調悪化や病気の進行をまねく可能性がある場合は、非開示を考え直した方がよい場合もあります。支援者は、病気の開示や適切な健康管理の方策を相談者と一緒に考えます。

(2) 病気や治療、抱えている不安の理解と、それを説明できるよう促す

①病気や治療の理解の促進

　難病の多くが希少疾患であるため、相談者自身が、正式な疾患名や病態の特徴を理解できていないこともあります。

　難病の治療は専門性が高く、聞いたことのない薬剤や治療方法であったり、同じ疾患でも担当医の治療方針により治療方法が異なったり、治療による副作用や合併症をともなうこともあります。疾患による症状、合併症、治療による副作用等、以下の項目について確認し、十分に理解していない場合は、相談者に担当医へ確認するよう促します。

病名 □ 病名を正確に言うことができる □ 担当医に確認できる
今後の病気の経過 □ 病気の経過を知っている 　**以下に関して説明できるか** 　　□ 進行すること 　　□ 悪化と回復を繰り返すこと 　　□ 当面の症状の経過について □ 病気の経過について担当医に聞くことができる
身体と心に現れる症状 □ 身体と心に現れる症状を知っている □ 治療による副作用を知っている □ 心に現れる症状や副作用、合併症を知っている □ 担当医に副作用や合併症について分からないことを聞くことができる
必要な治療 □ 受けている治療が、どうして必要なのかが分かっている □ 治療の必要性を担当医に聞くことができる
通院について □ 定期的・適時、通院できる □ 特別な検査以外は近隣の医療機関に通院できる □ 通院に関する希望を相談できる
服薬の必要性 □ 服薬や健康管理の必要性を理解している □ 服薬や健康管理の悩みや不満がない □ 服薬や健康管理について担当医に聞くことができる
入院／手術の可能性 □ 今後の入院／手術の可能性を知っている □ 今後の入院／手術の可能性を担当医に聞くことができる

　支援者は、難病のある相談者に一人では分からないこと、できないこと、自信のないことは、遠慮せず他者に尋ねる（頼る）ことを提案します。病とともにある生活（人生）では、できないことは他者に頼ることも大切なセルフマネジメント能力の一つになります。

②病気・治療を伝える力の向上

　職業生活において、就職時のエントリーシートや履歴書、採用面接、採用後の配属先、仕事仲間、取引先など、配慮を必要とした時に、病気や治療について伝えます。伝える目的、場面、どのような立場の人に伝えるかによっても伝え方は異なります。日頃から相手に分かりやすく伝える準備をしておく必要があります。

【職業場面であることを忘れず、必要なことを伝え、不必要なことは控える】

　職業生活場面で病気や治療に関することの理解や配慮を申し出る時に留意しておきたいことは、職場は営利を目的としている組織またはその組織の活動場所であるということです。

　事業者や職場の上司などは、仕事上の配慮を行うために疾患や治療のことを知りたいと思っています。また、労務管理の具体的な方法や必要な情報を知りたいと思っています。

　採用面接の時、自分の病気がどれほど大変かを詳細に語ると採用担当者が「大変である」「働くことは難しい」という印象を持ち、逆効果になる場合もあります。本章「5. 職場の理解や配慮の促進」を参考にしてください。

③不安なことの整理

　難病のある人は、病状や治療のこと、生活費のこと、仕事のこと、家族のこと等、多くの不安をかかえています。問題の解決を図るためには、かかえている不安についての整理をすることが大切です。

　支援者は、治療や家庭生活、職業生活など、生活全般について、相談者がどのような不安を感じているかを確認し、課題の整理に役立てます。

	相談者の不安	不安はない	やや不安	とても不安
治療	□ 病気の症状の安定			
	□ 回復の可能性が低い後遺症や機能障害			
	□ 治療費			
	□ 通院日・時間の確保			
家庭生活	□ 住まいや家族関係			
	□ 友人など親しい人との関係			
	□ 暮らしむき（家庭の経済的状況）			
	□ 将来の人生設計			
	□ 学校生活			
働くこと	□ 仕事内容（働き方）			
	□ 通勤（方法・時間など）			
	□ 職場の人間関係・ストレス			
	□ 安定した就業継続			
	□ 休職からの職場復帰			
	□ 初めての就職／再就職			

④将来の希望や目標に目を向ける

難病のある人は、これからの人生をあきらめ、限られた人生を送るしかないと思い込んでいる場合があります。

「将来、あなたはどのような仕事に就き、どのような生活を送ってみたいですか」と尋ね、短期的、中期的、長期的に治療・生活・経済・職業面における目標を立ててみます。

いつ頃までに何をどうしたいか	
短期的（すぐに）	☐ 治療面でどうしたいですか
	☐ 生活面で、どのような生活を送りたいですか
	☐ 経済面で、どの程度の収入や暮らしをしたいですか
	☐ 職業面で、どのような仕事に就き、どのように働きたいですか
中期的（少し先に）	☐ 治療面でどうしたいですか
	☐ 生活面で、どのような生活を送りたいですか
	☐ 経済面で、どの程度の収入や暮らしをしたいですか
	☐ 職業面で、どのような仕事に就き、どのように働きたいですか
長期的（できたら）	☐ 治療面でどうしたいですか
	☐ 生活面で、どのような生活を送りたいですか
	☐ 経済面で、どの程度の収入や暮らしをしたいですか
	☐ 職業面で、どのような仕事に就き、どのように働きたいですか

4. 無理なく能力を発揮できる仕事内容の検討

(1) 病気や治療による働き方への影響を明確にする

難病のある人は、「難病や障害があると普通の仕事はできない」「障害者雇用の仕事はあるが、難病は障害者ではないから特別な仕事は用意されていない」と思っているかもしれません。

働ける可能性を、以下の手順で考えます。
①疾患や治療による身体面、精神面における症状の有無と、その程度について確認する。
②症状や治療が仕事の内容、仕事のしかた、勤務時間や休暇日数、作業環境、通勤などの労働生活にどのように影響するかを具体的に考える。
③定期的な通院や検査の頻度、健康管理のために業務に及ぶ影響と、再燃や進行を予防するための業務制限についても説明できるよう準備します。

上記①〜③を次の表を参考に、病気や障害（左欄）と、仕事や働き方の工夫（右欄）について相談者と一緒に考えます。

病気や障害 （担当医に確認してもらいます）	仕事や働き方の工夫
主な身体・心の症状を確認します □ 疲れやすい □ 痛みがある □ 体調をくずしやすい □ 感染しやすい □ 身体の症状・障害 　（　　　　　　　　　　　　　） □ 心の症状・障害 □ その他（　　　　　　　　　　） **服薬や治療による副作用を確認します** ・ ・ ・ ・	**無理なく働ける労働条件を考えます** **・仕事の負荷レベル** □ デスクワーク　□ 軽作業　□ 重量物取扱 □ 運転業務　　　□ PC作業　□ 制限なし □ その他（　　　　　　　　　　　　　　　） **・休憩や休日のとりやすさ** □ 自分のペースでできる仕事 □ 納期（締め切り）がある仕事 □ 流れ作業や接待など他者のペースでする仕事 □ その他（　　　　　　　　　　　　　　　）
通院の頻度を確認します □ 不定期の通院 □ 定期の通院　　回／月 □ その他（　　　　　　　　　　）	**・1週間の休日数** □ 1日　　　□ 1.5日　　　□ 2日 □ 3日　　　□ 4日以上　　□ その他（　　） **・1日の労働時間** □ フルタイム □ 労働時間（　　　時間程度／日）
日常の健康管理を確認します □ 疲れすぎない □ 感染予防 □ 症状が悪化したら早期対応 □ 食事制限 □ 保温（冷気を避ける） □ 高温になる環境を避ける □ 紫外線を避ける □ 長時間の同じ作業を避ける □ 定時の服薬 □ その他（　　　　　　　　　　）	**・時間帯** □ 午前・午後（　　　）時 〜 　 午前・午後（　　　）時 □ 交代勤務　　　□日中のみ勤務 □ その他（　　　　　　　　　　　　　　　） **・通勤条件** □ 徒歩通勤　　　□ 自家用車を利用 □ 在宅勤務　　　□ 公共交通機関を利用 □ その他（　　　　　　　　　　　　　　　）
病気の進行や治療の見通しを確認します □ 病状の安定・改善が期待できる □ 症状の再発・再燃・進行の可能性がある □ 治療や健康管理の継続が有効	**・作業場の環境で気をつけること** □ 室温　□ 湿度　□ 明るさ　□ ほこり □ 人の出入り　　□ バリアフリー □ トイレ　　　　□ 休憩室 **・業務で制限が必要なこと** □ 安全上の業務制限（　　　　　　　　　　） □ 通院に必要な休暇 　（　　　回／月、　　　　時間） □ 健康管理・症状悪化を予防するための業務制限 　（　　　　　　　　　　　　　　　　　　）
	・仕事への影響の見通し □（休職中の場合） 　 休職期間・復職時期の予定 **休職期間　　　年　　　月　　　日まで** **復職時期　　　年　　　月頃** □ 業務調整の必要性がある 　（具体的に：　　　　　　　　　　　　　　） □ 将来、職種を変える必要性がある □ 退職予定　　　年　　　月頃

難病のある労働者の多くは、働き方を工夫しながらさまざまな仕事で活躍しています。例えば、疲労をためないように、仕事の時間（勤務時間・休憩時間・休日・通院時間の確保）や仕事内容（体力的に無理のないデスクワークやパート等の短時間労働）を調整して働いています。

しかし、仕事は、企業と労働者、それぞれのニーズで成り立ちます。希望する仕事に就きたい、働きたいと思うと同時に、職場にどのような貢献ができるか考えることも大切です。

(2) 働きたい理由と必要な収入を確認する

働きたい理由と必要な収入を確認することは、支援の方向性を決めるために必要です。

働きたい理由	必要な収入
□ 必要な収入を得るため □ 経済的自立・自由のため □ 家族の負担を減らすため □ 生活を支えるため □ 子どもの教育費のため □ 医療費のため □ 自分の成長や夢の実現にため □ 社会貢献のため □ 居場所や友人を得るため □ 親として子どもに生き様を示したいため □ 家族を安心させたいため □ その他（　　　　　　　）	**収入の状況** 現在の収入　　　　　　　　　円／月 収入源（　　　　　　　　　　　） 　　　　　　＊　年　月　日時点
	家族人数　　　人／扶養家族　　　人 現在の世帯年収　　　　　　　円／月
	勤労外収入 □ 不労所得　　　　　　　　　円／月 □ 傷病手当金　　　　　　　　円／月 □ 失業保険　　　　　　　　　円／月 □ 障害年金　　　　　　　　　円／月 □ 障害年金申請を予定・相談希望 □ 障害年金の申請中 □ 障害年金は受給しない・できない
	仕事による収入＋勤労外収入 □ 希望する収入　　　　　　　円／月 □ 実際の収入　　　　　　　　円／月 □ 不足する収入　　　　　　　円／月

上記を参考に相談者にあった働き方を一緒に考えます。

最初は福祉的就労で仕事をしながら健康管理をすることに慣れるようにして、少しずつ作業時間を増やし、セルフマネジメント能力を向上させて、正規雇用で働くことができたケースもあります。

希望する雇用・就業形態
□ 一般雇用（健康管理と両立できる一般の仕事、職場の配慮あり） □ 障害者雇用（障害者手帳が必要） □ 福祉的就労 　・就労移行支援事業所 　・就労継続支援A型事業所（雇用契約有） 　・就労継続支援B型事業所（雇用契約無） □ 在宅就労・テレワーク □ 自営（起業・家族経営・業務委託など）

(3) 強みを発揮し、意欲的に取り組める仕事を検討する

　相談者が何に興味や関心を持っているか、本当は何をやりたいと考えているかに着目し、就いてみたい仕事を一緒に考えます。

　「できそうな仕事は何か」という視点で働くことをイメージしている場合もありますが、働くことは生き甲斐にもつながりますから、仕事選びは慎重に行ったほうがよいでしょう。米国では、できそうな仕事とのマッチングで職に就く障害者の半数以上が職を離れていくともいわれており、職業選択において、その人の興味や関心を中心にして検討することの重要性が指摘されています。

　まずは求人情報などを参考に、相談者の強みが発揮でき、意欲的に取り組めそうな仕事を考えます。ハローワーク等に相談し、職場体験・実習をすることも一つの方法です。

　次の表の項目を相談者に尋ね、考えてもらいます。その後、やりたいこと、興味や関心について話すことで、相談者が自分の強みに気づき、意欲的に取り組める仕事を一緒に考えます。

強みと弱みの確認	
□ どのようなことならよい結果を出せそうですか □ 興味があること／集中して楽しめることは何ですか □ 達成感、自分らしさを感じることは何をしている時ですか	□ 失敗しそうなこと／やりたくないことはどのようなことですか □ 我慢しないとできないことはどのようなこと／時ですか □ どのようなことで自己嫌悪や空しさを感じますか

興味・関心（楽しいと感じること）の確認
□ 人と接すること □ 物を作ること □ 知識やデータを扱うこと □ 話すこと □ 機械などの仕組みを考えること □ 乗り物 □ 音楽 □ スポーツ □ その他（　　　　　　　　　　　　　　　　　　）
□ 興味や意欲を持っていることをアピールしてみてください
□ 働き甲斐を感じるなど意欲を持てる仕事は何ですか

職業に活かせるスキル（知識や技能）・資格
□ 発病前の職歴 □ 発病後の職歴 □ 資格 □ 特技 □ 趣味 □ 学歴（専攻） □ これまでの人生経験 □ 自分の人柄・個性 □ その他（　　　　　　　　　　　　　　　　　　）

強みを発揮して意欲的に取り組める仕事
□ あなたが就いてみたいと思う仕事とその理由を具体的に教えてください

仕事内容の検討

病気や治療による仕事への影響

- 身体面、精神面の症状
- 感染性
- 副作用

　→　負荷の限界
- 仕事の強度、労働時間、勤務形態、週勤務日数、通勤方法
- 作業環境　危険業務、業務制限
- 自分自身、同僚、一般公衆の安全

- 治療や疾患管理の必要性　→　仕事上の制約条件
- 治療の見通し　→　今後の仕事への影響の見通し

個性や能力を発揮できる仕事

- 働きたい理由　→　様々な就労の選択肢（福祉的就労、障害者雇用、配慮ある一般雇用、自営、等）
  就労の選択肢の説明
- あなたの「強み」と「弱み」
- 職業上の知識、スキル、経験　→　能力のアピール点　アピールできる仕事
- 興味分野　→　意欲のアピール点　アピールできる仕事

→ **無理なく能力を発揮できそうな仕事内容** ←
- □現在可能と思える仕事、その条件
- □現在は無理でも将来は可能かもしれない仕事、その条件

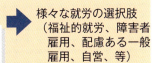難病患者が実際に就いている仕事の例

図11　無理なくできる仕事内容の検討

仕事内容の検討（**図11**）には、ハローワークの難病患者就職サポーターや障害者部門による職業紹介、地域障害者職業センター、職業能力開発・職業訓練校等による豊富な情報と専門的支援が役立ちます。さらに、患者会などで知ることができる同病の人の例も参考になります。

5. 職場の理解や配慮の促進

職場の理解や配慮の促進

健康安全配慮についてのコミュニケーションの課題

- 職場で感染する危険があるか
- 就職・復職すると病態は著しく悪化するおそれがあるか
  - 仕事内容や職場状況からおそれはない
  - 配慮があれば病態は悪化しない
  - ほぼ確実に病態が悪化する
- 具体的に必要な職場の配慮内容
- 疾患管理のために自ら取組む必要のあること
- 雇用主や産業医に求めたいこと（休職、配置転換、配慮の提供　等）

能力を発揮し雇用主の事業に貢献するための配慮の検討

	例
求めたい合理的配慮（設備改善、人的支援、雇用管理）	・定期的通院や体調悪化時の通院のための休暇・早退の許可 ・通院スケジュールを考慮した業務調整
それによって、解決できる職業的困難	・日々の体調管理がしやすくなる ・体調悪化による長期の休職や退職の危険性を軽減できる
企業側のメリット	・中途退職防止（効果的人材育成） ・計画的業務遂行 ・安全配慮義務の履行
企業負担の軽減案	・本人からの早めで正確なコミュニケーション

→ **職場での配慮を確保するための方策** ←

- □自分自身で雇用主や職場に説明できるようになりたい　⇒　職場に説明する内容、説明の仕方やタイミング、説明時に注意すること　⇒　練習で他者からの助言を受ける
- □専門的支援を受けたい（職業紹介、職場体験、トライアル雇用等）
- □職場の配慮は必要ないので説明は不要と納得した　⇒　他者の意見も聞いてみる

図12　職場の理解や配慮の促進

難病のある人が職業生活を送るためには、職場での理解・配慮を得ることが必要です。

(1) 説明不足による誤解や退職勧告への支援

病気を理由にした退職勧告は法律上できませんが、自主退職を前提に相談されるケースは少なくありません。また、職場への負担を気にして自主退職するケースもあります。事業者は営利を目的としており、雇用契約を結んでいる労働者として、期待に応える義務はあるにしても、自分一人の判断で退職を決意することがないようにします。そのために、事業者や職場の上司と必要であればハローワークなどの支援者も同席して話し合います。

難病は症状が安定している時には病気のない人と同様に働けるため、雇用主や職場の上司は「もう良くなった」「治った」と考えます。しかし、体調が悪くなり、職業能力が低下し、仕事ができなくなった場合、外見からは「さぼっている」「やる気がない」と誤解されたり、うつ病などの精神障害と誤解されることもあります。

まずは、関係者が理解し合えるように話し合うことが大切です。

(2) 病気を理由にした不採用が続いている場合の支援

病気を理由にした不採用が続くと、心理的にもかなり辛くなります。このような経験から、採用試験で病気を開示することを躊躇することがあります。受け入れる側の雇用主や職場にも事情があります。難病＝働けない／寝たきりという難病の重症イメージを持っていたり、必要な配慮が分からない状況では、簡単には受け入れることができないのです。

採用面接で、事業者や人事担当者が確認したいことは、どのような仕事ができるか／したいと考えているか、会社の人たちと上手くやっていけるか、この会社にどれだけ入りたいと思い準備をしているか等です。「無理をしたくない」という気持ちから病気のことのみを丁寧に伝える必要はありません。必要な配慮があれば働けることをアピールすることが大切です。

病気により一定期間働いていない場合は、採用担当者は「採用した後すぐに働けるだろうか」「長く働くことは可能か」「安全に通勤できるか」などの不安を持つかもしれません。このような場合は、通院の頻度、可能な労働範囲などが記載されている担当医の意見書を提示することも一つの方法です【参考資料4】。

採用面接で最も大切なことは、「自分はこの会社に貢献できる」とアピールすることです。

※医師の意見書は費用が掛かりますが、事業者の安全配慮義務および合理的配慮を行うために必要な場合、事業者負担となりますので所属組織の担当者に相談するよう伝えます。

(3) 病気開示／説明に迷いをもっている場合の支援

雇用主や職場に病気のことを話すと、キャリアアップが遅くなる／見込めなくなる、責任のある仕事は任せてもらえなくなる、他の部署へ異動させられるなど、差別的な扱いを受けるのではないかと心配するのは当然のことです。

適切な配慮を求めるためには病気の開示が必要となり、担当医の意見書（**参考資料4**）が客観的な資料として役立ちます。

勤務先の担当者（人事や労務管理者）が、職場や仕事内容の状況を伝えるために作成した職場情報提供書（**参考資料5**）を参考にして、担当医はより具体的な意見書を作成することができます。

(4) 無理による体調悪化への対応

難病は症状の悪化や障害の進行は外見からは分からない（不可視性）という特徴があります。また、同じ作業であってもその時の体調の変化によりできないこともあります。

このような特徴や変化と対策について、以下のことを参考に職場の上司などに伝えることが大切になります。

①体調変化の予兆を感じ取る
- 病気が悪化したきっかけを振り返る
  例）寒い季節になると、残業が1日2時間以上になると、睡眠時間が7時間未満になると、この治療が始まると等
- 悪化の兆候やその時の状態を振り返る
  例）トイレが長くなる、熱っぽくなる、手足がこわばる、喉の調子が悪くなる
  　　作業に時間がかかる、立った時にふらつく等
- 悪化した時の仕事への影響
  例）2週間は入院で仕事ができなくなる、発熱が3〜5日以上続き仕事を休まざる得なくなる等
- 事前に留意すること（どんな時に、どのような症状や予兆に、どう気をつけるか）
  例）寒い季節は腹痛や下痢症状に気をつける
  　　睡眠時間が7時間未満になったら、検温をする

②配慮をお願いしやすい環境をつくる

職場へ何らかの配慮をお願いするために、日頃から職場の上司や同僚との信頼関係を築き、お互い様の関係をつくっておくことが大切です。

難病だけでなく、子どもの発熱、親の介護、趣味による早退や休暇などは日常的に誰にもあるものです。持ちつ持たれつで協力し合う関係がある職場では、困った時はお互い様という意識を自然に持つことができます。

定期的に上司と面談したり、職場内で仕事の情報を共有することが大切です。

(5) 合理的配慮を得るために必要なコミュニケーション

合理的配慮とは、日常生活や社会生活で受けるさまざまな制限をもたらす原因となっている社会的障壁を取り除くために、障害のある人に対して、行われる配慮をいいます。

2016年4月に障害を理由とする差別解消の促進に関する法律（以下、障害者差別解消法）と、改正障害者雇用促進法が施行され、企業の雇用現場において、事業主が雇用する障害者へ合理的配慮の提供を行うことが義務化されました。

合理的配慮は事業者負担もあるため、一方的に配慮をお願いしても、難しい場合もあります。そのため、当然の権利として申し出るのではなく、以下のコミュニケーションのポイントに留意することが大切です。

職場での効果的なコミュニケーションのポイント
①相手の立場を考える
②感情的にならない
③笑顔
④伝えることは大切
⑤「すみません」より「ありがとう」

簡単なことのように感じるかもしれませんが、意識しなければ実行できないものでもあります。

例えば、支援者が「相談に来てくださってありがとうございます」「連絡をいただいてうれしかったです」「治療が始まりましたが大丈夫ですか？」「忙しいですよね」などの言葉を相談者に示すことで良い手本になります。

(6) 能力を発揮できる働き方・配慮に関する事業主／職場との検討

事業主や上司の多くは、従業員が最も能力を発揮して活躍できるような働き方や配慮を考えようとしています。

①事業者や職場のことを考えて配慮を申し出る

　難病のある人が職業能力を発揮できる働き方や、それに必要な配慮を伝える際には、事業所の立場も考えてみることが大切です。次の項目を参考に、相談者が準備できるように支援します。

	仕事をするために必要な配慮（合理的配慮）設備改善、人的支援雇用管理等	配慮によって解決できる問題	事業所（企業）側の考え	企業の負担を軽減するための方法
例	・通院（定期・随時）のための休暇や早退の許可 ・通院予定を考慮した業務調整	・健康管理しやすくなり、病状が安定する ・長期休暇や退職の危険性が軽減する	・中途退職の防止（効果的な人材育成） ・計画的な業務遂行 ・安全配慮義務の履行	・自ら通院の予定を早めに上司に伝える（日頃からコミュニケーションをとる）

②支援機器や設備改善は助成制度の利用を勧める

　障害認定を受けている人の場合は、以下のような助成制度を利用して支援機器や設備改善などができます。これらの支援は、職場生活や健康管理に役立ち、より職業能力を発揮する基盤となります。

支援機器等の設備改善や配慮	対象となる病気の例
ドア、スロープ、駐車場、非常口等の施設改善	強皮症、皮膚筋炎／多発性筋炎、もやもや病、網膜色素変性症、パーキンソン病、後縦靭帯骨化症、混合性結合組織病等
手すり、通路、床面、案内等の施設改善	多発性硬化症／視神経脊髄炎、全身性エリテマトーデス、強皮症、皮膚筋炎／多発性筋炎、パーキンソン病、後縦靭帯骨化症、慢性炎症性脱髄性多発神経炎／多巣性運動ニューロパチー等
トイレ、休憩所等の施設改善	ベーチェット病、重症筋無力症、潰瘍性大腸炎、クローン病、もやもや病、パーキンソン病、後縦靭帯骨化症、神経線維腫症等
支援機器や道具作業机等の個別的な環境の整備や改造	多発性硬化症／視神経脊髄炎、全身性エリテマトーデス、クローン病、もやもや病、混合性結合組織病等
コミュニケーション支援やパソコン利用のための支援機器（ソフトウェアを含む）	筋萎縮性側索硬化症、脊髄小脳変性症、もやもや病、網膜色素変性症、パーキンソン病等
誰もが使いやすいユニバーサルデザイン等の機器	筋萎縮性側索硬化症、脊髄小脳変性症、もやもや病等
職場介助者等の専門的支援者	筋萎縮性側索硬化症、脊髄小脳変性症、もやもや病等

2018年4月現在で事業者が利用できるサービス例

・特定求職者雇用開発助成金（発達障害者・難治性疾患患者雇用開発コース）」
・障害者トライアル雇用
・ジョブコーチ支援
・産業保健総合支援センター（産業医、産業保健師他による相談）
・地域産業保健支援センター（産業医、産業保健師による相談および実質的支援）

③業務の進め方／労務管理で有効な配慮を見出す

　大規模な施設改善や支援機器の導入以外にも、職業能力をより発揮できる配慮があります。支援者は次の配慮のヒントを参考にし、相談者と一緒に検討して雇用主や職場に相談者自身が提案できるように支援します。

雇用管理上の課題	配慮のヒント
健康管理が困難 （休職などのきっかけを作ってしまう）	・定期的通院のための休暇や早退等の許可 ・体調悪化の兆しがある場合の早めの通院許可 ・通院スケジュールに合わせた業務内容の調整 ・フレックス勤務制度の適用 ・職場の上司や同僚等からの健康管理に必要な通院への理解促進 ・職場の上司の健康安全配慮、健康状態の確認 ・こまめに報告することを前提とした仕事における裁量の拡大
発症、急な再発／再燃により、入院した際、休暇の制度や職場の配慮に関する十分な情報を知らない状態で、本人が退職を決めてしまう	・本人の同意を得た上で、復職までに要する期間、治療の見通しを担当医に確認し、休職中の業務調整、復職後の業務の検討等 ・休職期間、病気休暇の延長 ・人事担当者と産業保健スタッフを交えた休職・復職の支援
職場から「辞めて欲しい」等の退職勧奨等により、就業継続が困難 膠原病等により疲れやすさ、関節の痛み等の症状がある場合、立ち作業、運搬作業、職場内外への移動が多い仕事が困難	・正確な情報に基づいて必要な配慮を行った上で、就業が可能になるように担当医や産業医、産業看護職を含めて検討 ・デスクワークなど身体的な負担の少ない業務へ配置換えを検討 ・本人の疲労や痛みの状態によって短時間勤務や途中休憩の検討 ・職場内の頻繁な移動、階段での移動等、負荷の多い業務の免除 ・運搬等、負荷になる作業が一部ある場合、同僚等に交代・補助を依頼 ・立ち作業の場合、腰掛椅子の利用を検討 ・移動の負担軽減のため電動車椅子の利用許可や通路の整備
疲れやすさを特徴とする疾患（重症筋無力症等）の場合、業務内容により週5日、8時間勤務が困難など	・効果的に疲労回復できるよう、横になって休める休憩場所の確保 ・疲労回復のための休憩を取得することについて、職場の上司、同僚等の理解を促す ・デスクワークなど、身体的な負担の少ない業務の検討 ・通常休憩以外の休憩の許可 ・フレックス勤務制度の適用
進行性の疾患（パーキンソン病、網膜色素変性症、脊髄小脳変性症、筋萎縮性側索硬化症等）の場合、健康管理や作業遂行面の留意事項の変化	・症状進行の見通しを踏まえ、長期的な視点で職務転換の可能性、継続雇用や退職のソフトランディングの対策をとる ・産業医や産業看護職等の産業保健スタッフが配置されていない場合は、地域産業保健支援センターの産業医、産業看護職と上司を交えて定期面談を実施 ・症状進行の見通しを踏まえ、長期的な視点で支援機器の整備や職業訓練、職場環境の整備
炎症性腸疾患の症状により外回りの仕事、時間に縛られた勤務が困難	・トイレ休憩がしやすいよう本人の意見も取り入れた勤務調整 ・職場の上司や同僚へトイレ休憩について理解促進 ・身体への負担を軽減するために、おしり洗浄付きトイレを設置する
過労で症状悪化や障害進行の可能性が高まる疾患（多発性硬化症、もやもや病等）の場合、重労働や残業制限がある	・担当医や産業医からの意見を踏まえ、身体への負荷を軽減する業務へ変更、残業が少ない業務の検討 ・無理していることが外見からは分からないことがあるため、障害進行を予防するために業務制限の必要性に関する職場の上司や同僚の理解促進
認知機能の障害（もやもや病、パーキンソン病等）により職務への集中が困難	・作業内容の単純化や構造化、マニュアル化の促進 ・継続した業務による負荷を軽減するための休憩の許可 ・集中力の低下を軽減するためのついたての設置や防音対策の整備
脳血管の障害（もやもや病等）がある場合、一時的な脳虚血による脱力発作で作業に危険が生じる	・脱力による事故のリスクがある業務（高所作業、機械操作等）の回避 ・脱力発作の原因となり得る重労働や、いきみ動作のある業務の回避 ・単独作業の禁止
免疫機能障害のある疾患の場合、職業生活でさまざまな病気に感染する危険性が高まる	・公共交通機関の利用による感染リスク軽減のため、自宅近く、または通勤に便利な職場への異動や、自家用車通勤の推奨 ・職場での手洗い等、感染防止策の徹底 ・空気清浄機等の設置 ・多くの人たちが集まる場所に行くことや身を置くことの回避

合理的配慮の具体的な内容事例については、内閣府のHPよりダウンロードできます。支援者は雇用主の負担も考慮しながら、合理的配慮について相談者が申し出ることができるように支援します。場合によっては、話し合いに同席し、説明を補足します。

＊内閣府HP合理的配慮指針事例集
　http://www.mhlw.go.jp/file/06-Seisakujouhou-11600000-Shokugyouanteikyoku/ 0000093954.pdf

④産業保健スタッフ（産業医／産業看護職）とつながる

　業種にもよりますが、従業員が50人以上の事業所には、産業医がいます。また、従業員数に関係なく、産業看護職（保健師、看護師）のいる事業所（企業）もあります。

【産業保健スタッフの役割・活動】
　産業保健スタッフは従業員の健康と安全を守る専門職で、労働による健康障害の予防や、快適に働くことができる職場環境づくりを行っています。産業医や産業看護職が勤務先にいない場合には、職場の上司や人事・労務担当者がその役割を担っています。従業員からの相談を受け、医療機関の担当医とコンタクトをとり、無理のない作業や働き方などを検討し、必要に応じて事業者や職場の上司に、就業上配慮すべき事項（業務量の調整や勤務形態の変更等）に関する助言や提案を行います。
　支援者は、産業保健スタッフと連携し、相談者が無理なく能力を発揮できる働き方を一緒に検討します。
　また、各都道府県には、産業保健総合支援センターや地域産業保健センターがあります。
　産業保健総合支援センターは、従業員50人未満の産業医の設置義務のない事業者が相談できる支援機関です。事業者が難病のある労働者にどのような配慮を行えばよいのかなどを相談することができます。
　また、地域産業保健センターは、従業員50人未満の事業場で働く従業員および事業者の両者が利用できます。どちらの支援機関にも産業医、産業看護職、カウンセラー、作業環境測定士などがおり、無料で相談ができます。地域産業保健センターでは、必要に応じて事業所などに個別訪問し、話し合いや会議などにも参加し、専門的な立場で意見を提供することもできます。

⑤定期的に／必要に応じて話し合いの場をもつ

　必要な配慮については、定期的または随時（体調に変化またはその予兆があった時、新しい業務や機器導入による作業工程の変更が生じた時、上司や同僚の人事異動時等）本人を含めた関係者で、現状と問題点の有無を確認し、再検討を行うことが大切です。

(7) 労働者としての責任の確認

①仕事遂行のために確実に健康管理を実践する

健康管理は、本人が行うもので、事業者や職場の上司は、その健康管理を行いやすいように業務を調整し、環境を整えます。

忙しさのあまり服薬を後回しにしたり、職場の同僚への負担を気にかけ、配慮を申し出ることを控えたり、無理な仕事を我慢して行って体調を崩したりすることは、セルフマネジメントが十分でないともいえます。

②お互い様の関係をつくり体調安定時には職場を助ける

体調が安定している時には、日ごろお世話になっている職場の同僚の手伝いをすることも大切です。

お互い様の人間関係をつくる

自分の立場を分かってもらおうとするだけではなく、体調不良時に仕事のカバーをする職場の人たちの気持ちや、それをお願いする上司の立場なども考えるようにします。「やってもらって当たり前」ではなく、同僚としてお互い様の人間関係をつくるために、相談者自身が必要なスキルを身につけることが大切です。

相談者のお互い様の関係づくりスキル	相談者と一緒に検討すること 1. 関係づくりへの取り組みと 2. これから取り組みたいこと
□ 相談者は職場から支援や配慮をしてもらうだけではなく職場に貢献できると考えている	例）職場で「患者」「障害者」でなく、健康管理をする労働者としてふるまう
□ 相談者は、上司や同僚と相談し、職場の理解や協力を得ながら、より自分の力を発揮できる方法を考えている	例）体調が比較的安定しているときには少しでも頑張る
□ 相談者は、産休、子育て介護等、病気に限らずお互い様の人間関係を大事にできる □ 相談者は、お世話になったら感謝の気持ちを伝えたり、職場の人が困っているときには助けたりできる	例）「いつも申し訳ありません。お先に失礼します」「ありがとうございます」などの声かけ、仲間が困っていたら声をかける
□ 相談者は、同僚が忙しそうな時に「自分だけ休みにくい」と感じても、「健康管理を最優先にすることが職場のためになる」と考えることができている	例）健康管理のための服薬や食事制限、休養等は、無理をして病気を悪化させ、職場に負担をかけないためでもあるので、遠慮せずに行う

③仕事を果たす努力をする

時には、体調悪化や治療による仕事遂行の遅れが避けられないこともあります。日ごろから健康管理を行い、不測の体調悪化に備え仕事の進捗状況を朝のミーティングや何気ない会話時にこまめに上司や同僚に伝えるなどの工夫をすることが大切です。

また、上司に相談し、会議や相談できる機会を定期的にもつことや、体調悪化の兆候を感じた時や忙しい日が続いた時には早めに休養を取ったり、仕事量を調整するなどの必要な配慮を申し出ることが大切です。

【参考資料4】医師の意見書に関する様式例

(様式案)

担当医／主治医の就業に関する意見書
(診断書と兼用)

患者氏名		生年月日	年　　月　　日
住所			
病名			
治療経過	(発症日、治療経過、現在の状態) (通勤や業務遂行に影響を及ぼし得る症状や薬の副作用等)		
今後の治療予定	(定期的通院頻度、入院／通院治療の必要性、これから半年間の治療スケジュールなど)		
退院後／治療中の就業継続の可否 職場で配慮したほうがよいこと (望ましい就業上の措置)	**現在の就業可能性** □ 就業可能（職務の健康への悪影響は見込まれない） □ 条件付きで就業可能（就業上の望ましい措置があれば可能） □ 現時点では困難（療養中心の生活を継続することが望ましい） 　　　　ヶ月後に再度診察して判断する **就業上の望ましい措置（配慮する事）** 勤務時間、通勤方法と時間帯、一連続作業時間、作業体勢、重量物取り扱い、高所作業、自動車運転など		
その他配慮事項			
上記の措置期間	年　　月　　日　〜　年　　月　　日		

上記内容を確認しました。
　　　　　　　　　　年　　月　　日　　　（本人署名）

上記のとおり、職場復帰の可否等に関する意見を提出します。
　　　年　　月　　日　　　（主治医署名）　　　　　　　　　　　　㊞

（注）この様式は、患者が病状を悪化させることなく治療と就労を両立できるよう、職場での対応を検討するために使用するものです。この書類は、患者本人から会社に提供され、プライバシーに十分配慮して管理されます。

厚生労働省　事業場における治療と職業生活の両立支援のためのガイドラインより改変

【参考資料5】職場情報提供書の様式例（表面）

＿＿＿＿＿＿＿＿＿＿＿＿氏の就業、職場環境に関する情報提供書

上記従業員の労働生活に関する医師の意見書の作成時に参考にして頂きたい、就業、労働環境の情報です。
なお、ご不明な点などがありましたら、当該従業員または、担当＿＿＿＿＿＿＿＿＿＿にご連絡をお願い申し上げます。

従業員氏名		生年月日	

最終学歴	□ 大学院卒　□ 大学卒　□ 短大／専門学校卒　□ 高等学校卒　□ その他（　　　）

現在の職場について（退職している場合は直前の職場について）

関係者連絡先他	事業所名
	事業所住所
	TEL：　　　（　　）　　　　　　E-mail：　　　　　＠
	従業員数　（約　　　　　人）　職場の従業員数　（約　　　　　人）
	産業医　□ いない　□ いる（産業医氏名　　　　　　　　　　　）
	保健師／看護師　□ いない　□ いる
	復職／就職に向けた相談窓口 　担当部署／担当者： 　連絡先：
現在／直近の勤務形態他	勤務形態 □ 正社員 □ 非正規社員（□ 契約社員　□ 嘱託社員　□ 出向社員　□ 派遣労働者　□ 臨時的雇用者　□ パート／アルバイト）
	勤務日数　　　　　　日／週
	勤務時間　　：　　　～　　：　　（　　　時間／日）
	超過勤務時間（残業）　□ なし　□ あり（約　　　時間／週）
	役割（役職）
	勤務年数　　　　　年
	勤めた年齢　　　　歳　～　　　　歳

仕事内容について

組織の業種	産業分類 □ 農業、林業　□ 漁業　□ 鉱業、採石、砂利採取業　□ 建設業　□ 製造業　□ 電気・ガス・熱供給・水道業 □ 情報通信業　□ 運輸業、郵便業　□ 卸売・小売業　□ 金融・保険業　□ 不動産、物品賃貸業　□ 医療、福祉 □ 教育、学習支援業　□ 生活関連サービス、娯楽業　□ 学術研究、専門技術サービス業　□ 宿泊、飲食サービス業 □ 複合サービス事業　□ サービス業（他に分類されないもの）　□ その他（主婦等　　　　　　）
就いている職業分類	職業分類 □ 管理的職業従事者　□ 専門的・技術的職業従事者　□ 事務従事者　□ 販売従事者　□ サービス職業従事者 □ 保安職業従事者　□ 運搬・清掃・包装等従事者　□ 生産工程従事者　□ 輸送・機械運転従事者　□ 農林漁業従事者 □ 建設・採掘従事者　□ 分類不能の職業（主婦等）　□ その他（　　　　　　）
必要な職業能力	職務に必要な具体的能力・動作（複数回答可） □ 資格を必要とする業務（具体的な資格　　　　　　　　　　　　　　　） □ デスクワーク　□ 座位での活動　□ 立位での活動　□ 中腰での作業　□ しゃがんで行う作業　□ 外を歩く（平地） □ 外を歩く（足場の悪い所）　□ 走る　□ 階段昇り降り　□ ハシゴ昇り降り　□ 物の運搬（方法：　　　　　） □ 物を持ち上げる（　　）kg　□ 重量のあるものを押す　□ 重量のあるものを引く　□ 精密作業（細かい手作業） □ 機械操作（内容：　　　　　）　□ 車両・重機等の運転　□ パソコン作業（文字・文書入力）　□ パソコン作業（数値入力） □ パソコン作業（表・グラフ作成）　□ パソコン作業（特定のソフト）　□ パソコン作業（その他）　□ 電卓計算 □ 電話対応　□ 接客　□ 書字　□ その他（　　　　　　）

難病相談支援マニュアル 229

【参考資料5】職場情報提供書の様式例（裏面）

職場環境について	
物理的作業環境	作業場所：　　□ 屋外　□ 屋内　□ 屋外・屋内両方　□ 高所　□ その他 階段：　　　　□ あり　□ なし エレベーター：□ あり　□ なし 段差：　　　　□ 少ない　□ 多い トイレ内手すり：□ あり　□ なし　□ 必要に応じ設置可　□ 設置不可能 温度管理：　　□ 一定（　　　℃）　□ 変動　※温度調整（□ 可　□ 不可） 休憩の取り方：□ 各自でとれる　□ 時間が決まっている　□ その他（　　　　） 休憩場所： トイレ：　　　□ 洋式あり　□ 洋式なし　□ 近くにある　□ 近くになし 食事場所：　　□ 利用できる社員食堂あり　□ 社員食堂なし　□ 食堂は無いが食べる場所あり　□ 食べる場所なし （社員食堂の特徴　　　　　　　　　　　　　　　　　　　　　　　　　　　） インスリン注射などできる場所：□ あり　□ なし　□ 必要に応じ設置可　□ 設置不可能 横になれる場所：□ あり　□ なし　□ 必要に応じ設置可　□ 設置不可能
職務に伴う危険性	□ 有害業務あり　（作業内容　　　　　　　　　　　　　　　　　　　　　　　　） □ 転落可能性　□ 転倒可能性　□ 機械に巻き込まれる可能性　□ 火傷可能性（薬品取り扱い含む）　□ 感電可能性 □ 情報漏洩可能性　□ 対人トラブル可能性　□ その他（　　　　　　　　　　）
通勤手段	認めている（必要に応じて考慮できる可能性のある）通勤方法 □ 公共交通機関（□ 電車　□ バス　□ 船　）　□ 自家用車　□ 徒歩　□ 自転車　□ バイク □ その他（　　　　　　　　　） 現在の通勤時間：片道　　　　分
利用できる休暇制度	有給休暇：□ なし　□ あり（残日数　　　日間（　　月　　日算定）） 有給休暇後、病欠残日数　　　　　日間 私傷病休暇制度：□ なし　□ あり（　　　　　　　日間） その他（　　　　　　　　　　　　　　　　　　　　　　　　　　）
労務管理担当者などからの意見（職場復帰、業務再開に関することで、医師に伝えたいこと。）	
仕事に関する本人のご意見（復職／就職に関するご質問、ご相談事項、心配事を自由に記入ください。）	
本人同意欄（上記内容を確認しました。担当医にお知らせください。） 　　本人署名 　　　年　　月　　日　　会社名	

厚生労働省　事業場における治療と職業生活の両立支援のためのガイドラインより改変

第8章　ピア・サポーターを養成し、ともに活動するために

- ピア・サポーターについて
- ピア・サポーター養成研修
- 難病ピア・サポーター養成研修実施要項
  （大学病院内に設置された難病相談支援センターの実施例）
- 演習の進め方
- ピア・サポーターの活動の場

ピア・サポーターについて

難病患者に対する支援では、医療者などによる専門的なサポートが大きな位置を占めますが、ピア同士が体験や感情を共有することによるサポートもまた、大きな手助けとなります。

1. ピア・サポートとは

ピア・サポートとは、「体験を共有し、ともに考える」ことです。難病ピア・サポーター養成研修では、難病を体験した人が、「体験を共有し、ともに考える」ことで、難病患者を支援していく活動をいいます。ピア・サポーターとは、ピア・サポートをする人のことです。ピア・サポートのピアは「仲間」、サポートは「支援」という意味です。したがって、ピア・サポーターは「同じ体験をした人」、すなわち、難病と診断されたことがある人のことです。難病と診断されて、治癒したと考えられている人はもちろん、現在治療中の人でも、体調が良好で精神的に余裕がある状態でしたら、ピア・サポーターになることができます。

なお、ピア・サポーターは資格や職種を示す名称ではありません。ピア・サポートは、ピア（仲間）ならではの支援ができるところに大きな意味があります。ピア・サポーターは、医療者や福祉関係者、あるいは行政などの専門家とは違った役割があります。

2. ピアならではの支援とは

ピアならではの支援とは、具体的にどのようなことでしょうか。

難病と診断された人は、しばしば「何をどうしたらいいのかわからない」状態になります。医師から、難病の診断根拠、治療法の選択肢などを説明されても理解できないことも多く、病気や治療の不安をもちます。さらに、日々の生活、仕事、家族、経済的なことも心配になります。そうした不安が一度に押し寄せ、気持ちの整理がつかなくなります。

ピア・サポーターに話を聴いてもらうことで、相談者は大きな安心感を得ることができます。病気に限らず、人は話すことで自分の問題と向き合い、気持ちが落ち着きます。

一方、話を聴くピア・サポーターはそうしたことをすでに体験しているので、相談者と気持ちを共有できます。例えば、「私も診断直後はずいぶん頭が混乱しました」という言葉は、経験者であるピア・サポーターだからこそ言えるものです。そのひと言で、相談者は「自分一人ではないのだ」と知り、孤独感が和らぐかもしれません。これが「体験を共有する」ことの一例です。

難病患者は、難病と診断された人でなければわからない、さまざまな体験をしています。ピア・サポーターは同じような体験があるからこそ、相談者と「体験を共有し、ともに考える」ことができるのです。

①治療のこと

　難病は治療法が確立されていないものが多く、専門的治療が受けられる医療機関や医師の情報を得にくいことがあります。同じ病気でも、症状や進行はさまざまで、治療効果や副作用が異なります。また、自宅療養の場合にも、通院の交通手段の確保、介護の手配、復学や復職の準備など多くの支障が生じます。

　ピア・サポーターは、こうした生活上の問題を「ともに考える」ことで、サポートします。自らの体験からの助言とともに、相談窓口や専門家を紹介することも大切です。

　相談者から治療への想いや不安を聴く場合、ピア・サポーターは、同じ体験があるので、その想いを理解しやすく価値があります。治療を受ける相談者を理解し、治療を受ける勇気と、乗り越える知恵を与えることができます。

②気持ちのこと

　難病と診断を受けると、多くの場合、精神的に大きな衝撃を受けます。

　漠然とした大きな不安感を覚えたり、「これから何をどうすればいいのかわからない」と感じることもあるかもしれません。

　さらに、病気がどのように進行していくのか、どの治療法がよいのか、どこの医療機関がよいのか、といった具体的な悩みも脳裏に駆けめぐるでしょう。気分が落ち込んで、うつ状態になる人もいます。家族や友人の何気ないひと言に反発を感じたり、自暴自棄になったりする人もいます。「難病」と診断されたことで「どうして自分が」と思う人も少なくありません。

　ピア・サポーターは、このような難病患者の気持ちを理解できる存在として期待されています。相談者の話をじっくり聴きながら、「自分はこんな気持ちだった」とかつての体験を語り、相談者を精神的に支えることができるでしょう。

③生活のこと

　治療に取り組むためには、多くの場合、それまでの生活スタイルを変える必要があります。患者本人だけでなく家族の負担も増えるかもしれません。職場や学校への説明や手続き、生活費や医療費、入院の場合は準備や手続きなど、あらゆる生活上の問題に対応しなければなりません。

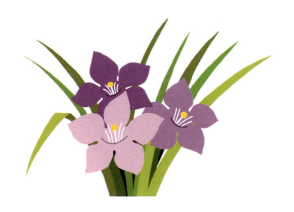

④自尊心を取り戻す

　漠然とした不安を感じていた相談者も、実際に治療に取り組んだピア・サポーターや多くの仲間との交流を通じて、自尊心を取り戻すことができる場合があります。不安は誰でも感じるもので、恥じることでも落ち込むことでもないと気づき、自分を肯定できるのです。

　難病は、進行性（病気が進行し、違った症状が出たりすること）、再燃性（いったんはおさまったかのようにみえる病状が再び悪くなること）といった特徴があります。そのため、不安を感じたり、自信を取り戻したりする過程を繰り返します。

　治療の効果がなかなか出なかったりして心が折れそうになったり、以前の自分と比べて落ち込んだりすることもあります。「誰だって、自分の希望や期待が現実と違って当然でしょう」といわれても、「全部、難病のせいだ」と思うこともあるでしょう。

　しかし、「人は病気という新しい状況に適応する存在」といわれています。たとえ難病になっても、その人なりの目標設定をして、達成できればよいのです。そのために、ときには心置きなく嘆き悲しみ、感情を素直に出して、自分の物語を語りましょう。人は、言葉に出すことで自分の問題と客観的に向き合うことができます。

3．支えあいとしてのピア・サポート（ピア・サポートの定義）

　「ピア（peer）」は「仲間」、「サポート」は「援助」を指します。したがって、「ピア・サポート」は直訳的には「仲間による援助」ということになります。

　ただし、ここでは難病のピア・サポートを念頭におき、そのもっとも基本的な部分として、次のように捉えたいと思います。ピア・サポートとは、「ある人が同じような苦しみをもっていると思う人を支える行為、あるいは、そのように思う人同士による支えあいの相互行為」を指します。

　ここでの「苦しみ」は、もとどおりの（健康だったころの）身体に戻ることができないことをはっきりと、あるいは暗黙裡に感づいた人の絶望感や虚無感を含んでいます。ピア・サポートは、そうした状態から立ち上がっていくのを手助けする行為であり、例えば医療的知識や福祉に関する情報の提供も、それ自体が目標というよりも、あくまでもその人がもつ苦しみから立ち上がる力に資することで初めて意味をもつ、と捉えるべきです。

　また、この定義では、「支える行為」というだけでなく「支えあいの相互行為」という表現を、あえてつけ足しています。これは、一見「相談にのっている」側にいると思われる人（いわゆる「ピア・サポーター」と呼ばれる人）も、自らの物語を語りなおすことなどによって何か新しいことに気づいたり、再確認をしたりするような恩恵を受けていること（互恵性）を強調するためです。しばしばピア・サポーターは、自分のもっとも苦しかった時期から時間がたちすぎてしまうと、苦しみに対する新鮮な感覚を失い、「教えてあげる」という感覚に陥りがちです。そのようなときにこそ、敢えて「支えあい」を強調する意義があります。

　このように「ピア・サポート」の定義を踏まえた上で、ピア・サポートを行う人のことを「ピア・サポーター」と呼ぶことにします。

4．ピア・サポートは「自分の物語」を模索するプロセス

ここでピア・サポートを捉えるために、「物語」という言葉を導入してみます。

私たちは、何か苦しいことや困難なことにあったとき、「物語」の形で考えたり語ったりすることがしばしばあります。例えば、苦しいことを乗り越えようと「成長する自分」をイメージしたり、「自分らしさ」を思い出したりする、といったことがそれにあたります。そして、そのようなイメージや想像は、自分一人の力でゼロから創造するわけではありません。これまで読んで感動した本や映画、テレビドラマ、尊敬する人から聞いたその人の人生物語等々、さまざまなものの影響を私たちは受けています。

このように考えると、「病に遭遇する」という体験も、「苦しいことや困難なこと」の典型例として、しばしば物語が産み出されうる場面となります。患者にせよ、患者の家族にせよ、自分の物語をつくることをとおして苦境に立ち向かったり、やり過ごしたりできるといえます。

もちろん、すべての人が容易に自分の物語を見出すわけではありません。むしろ、沈黙したり、泣き出したり、語ろうとしても混乱した内容になってしまったりすることが多いでしょう。だからこそ、そうした混乱した物語たち、あるいは、物語にならないような語りでも許容されるような聴き手の存在が重要になってくるのです。なぜなら、そのような聴き手に対して語れる経験をとおして、物語は語り直され、やがて生きる力としたたかさを備えたその人の物語が現れるチャンスにつながっていくと考えられるからです。

5．聴き手としてのピア・サポーター

ピア・サポーターを物語の聴き手として捉えると、医療者や福祉関係者、あるいは行政などの専門家とも違った特徴や役割が浮かび上がります。

ピアならではの支援とは、具体的にどのようなことでしょうか。難病と診断された人は、しばしば「何をどうしたらいいのかわからない」状態になります。医師からは、難病と診断した根拠、治療法の選択肢などの説明を受けることになりますが、その場では理解できないことも多いようです。病気や治療についての不安に加え、日々の生活のこと、仕事のこと、家族のこと、経済的なことなども心配になります。そうした不安が一度に押し寄せてくるので、気持ちの整理がつかなくなるのです。

難病は、進行性（病気が進行し、違った症状が出たりすること）、再燃性（いったんはおさまったかのようにみえる病状が再び悪くなること）といった特徴があります。そのため、不安を感じたり、自信を取り戻したりする過程を繰り返すことも少なくありません。

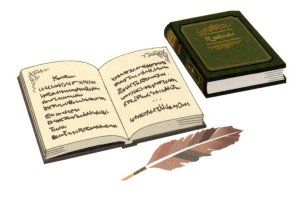

そのような語りを聴くには、一般的には難しさがともないます。私たちは、医療技術によって文字どおり「治される」という筋道をもった物語であれば心地よく聴けるけれども、そのような筋道をもたない語りに対しては、「暗い」「聴いている方がつらい」といった印象を抱きがちです。また実際に、そうした話は長い時間をかけて行ったり来たり、あるいはとりとめもなく展開されるので、聴く側の精神的な疲労も起こりやすいと考えられます。

その点、ピア・サポーターの場合、自らの病の経験を想起することができます。自分にもそのような時期があったという感覚は、相手と自分を重ね合わせて一定の時間相手の語りを妨げずに聴き続ける共感的な態度に結びつけられる可能性があります。また、タイミングをみて「自分も似たような感じだったよ」と声をかけてあげることもできるでしょう。

さらに、ピア・サポーター自身の体験をふりかえるなかで、その人がどのようにしてつらい時期を乗り切って（あるいは、やり過ごして）きたのかという姿や、よりどころになった出来事や言葉などが、ピア・サポーターの物語として語られることになります。それらは相手の印象に残り、後々の支えになっていく可能性をもっています。

このように、物語の聴き手として難病の体験に耳を傾けられる潜在性と、物語の語り手として難病から立ち上がるヒントを与え得る可能性、という二つの点において、ピア・サポートは特徴と役割をもつと考えられます。

6．物語を語る／聴く場を育む

ピア・サポートを物語という観点から捉えると、難病相談支援センターが果たす役割と機能の一つとして、物語を語る／聴く場の確保および側面的支援が考えられます。

患者会は、ピア・サポートが生じ得る主要な場の一つと考えられます。なぜなら、ここでいう、患者の体験に耳を傾け、立ち上がるきっかけをつかんでいく過程は、これまで患者会という舞台で数多く発生してきたことだと考えられるからです。したがって、今後ピア・サポートを促進・展開していくにあたっては、患者会で実際に発生してきた（あるいは、発生している）ことを踏まえ、それを実質的に活かしていくという発想が重要になります。

ただし、他方で、患者会において常にピア・サポートが発生しているとは限らないという点にも注意が必要です。例えば、いくら患者会が組織として存在していても、その内部で体験を語ったり聞いたりする場が乏しくなっている場合、そこでは実質的にはピア・サポートが営まれているとはいえないかもしれません。ピア・サポートは、あくまでも人間同士のやりとりにおいて発生するものです。したがって、難病相談支援センターは、アクティブな患者会と友好的な連携を図りつつ、しかし、ピア・サポートを患者会にただ任せてよしとするのではなく、状況に応じて、患者会を側面的に支援したり、意欲的な個人をピア・サポーターとして養成したりすることも視野に入れるべきでしょう。

7．ピア・サポートの重要性と意義

　　　　　　ピア・サポーターには、医療者や福祉関係者、あるいは行政などの専門家とは違った役割があります。

　　　　　　ピアならではの支援とは、具体的にどのようなことでしょうか。難病と診断された人は、しばしば「何をどうしたらいいのかわからない」状態になります。医師からは、難病と診断した根拠、治療法の選択肢などの説明を受けることになりますが、その場では理解できないことも多いようです。病気や治療についての不安に加え、日々の生活のこと、仕事のこと、家族のこと、経済的なことなども心配になります。そうした不安が一度に押し寄せてくるので、気持ちの整理がつかなくなるのです。

　　　　　　難病は、進行性（病気が進行し、違った症状が出たりすること）、再燃性（いったんはおさまったかのようにみえる病状が再び悪くなること）といった特徴があります。そのため、不安を感じたり、自信を取り戻したりする過程を繰り返すことも少なくありません。

　　　　　　したがって、混乱期にあったり、また一時期の混乱を脱してもなお不安定に動いたりする気持ちを受け止めるためには、話を聴くということがまず重要になります。しかし、それには難しさもともないます。先述のとおり「暗い」「聴いている方がつらい」といった印象を抱きがちで、あるいはとりとめもなく展開されたりするので、聴く側の精神的な疲労も起こりやすいと考えられます。

　　　　　　その点、ピア・サポーターの場合、自らの病の経験を想起することができ、相手の語りを妨げずに聴き続ける共感的な態度に結びつけられる可能性があります。

　　　　　　さらに、ピア・サポーター自身の体験を振り返る中で、後々の支えになっていく可能性があります。

　　　　　　このように考えると、難病の体験に耳を傾けられる潜在性と、難病から立ち上がるヒントを与えうる可能性、という点でピア・サポートは独特の役割と意義を持っている、と考えられます。

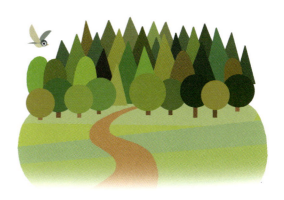

ピア・サポーター養成研修

　難病相談支援センターは、ピア・サポートの重要性を踏まえて、その活性化に寄与する研修を催すのが望ましいと考えられます。具体的なやり方については、地域ごとの状況にあわせた工夫と改善を重ねていくべきですが、ここではそのための一般的な留意事項を述べた上で、ヒントとなるスケジュールの具体例をあげます。

　まず、先に「ピア・サポートについて」で述べた内容は、ピア・サポートの基礎として重要です。例えば、傾聴に関する臨床心理学的な技法を学ぶ場合でも、「これを身につけなければならないのだ」「これを理解して実践できないとピア・サポーターとして失格だ」といった捉え方をされないようにしなければなりません。そのためには、まず、混乱期にある語りを聴ける存在としてのピア・サポーターについて理解を深めた上で、その潜在性を活かすための手段(知的資源)として傾聴の技法を捉えられるようにするべきでしょう。

　次に、ピア・サポーター自身にとっても承認と勇気づけが必要なことを忘れないようにしましょう。彼・彼女たちは病とともに生きている途上にあり、人によっては少なからぬ症状の変化や進行を体験しなければなりません。つまり、彼・彼女たち自身も自分の物語を模索している過程にいるということです。また、ピア・サポート活動のなかで、時には傷ついたり打ちのめされたりすることもあります。それに対して、同じように病がありながらピア・サポート活動を行う人たちとの交流から、自己への基本的な信頼を取り戻し、明日への活力を補給していくガソリンスタンドのような場として、ピア・サポーター養成研修を位置づけることができます。具体的には、グループ・ワークや座談会の機会を設けたり、休憩を少し長めにしたりするなど時間的な余裕をもたせるよう心がけ、知識を詰め込む場としてだけでなく、一人ひとりが参加をとおして気づきやリフレッシュを得られる可能性を担保しましょう。

　次頁より実施要項例とプログラム例を説明します。これをもとにさまざまな応用が考えられるでしょう。

難病ピア・サポーター養成研修実施要項
（大学病院内に設置された難病相談支援センターの実施例）

　ここでは、ある大学医学部附属病院内に設置された難病相談支援センターにおいて実施された難病ピア・サポーター養成研修を元に作成した実施要項を紹介します。

　本研修はピア・サポートに関する基礎的な学習に加え、語りや聴くことを中心とした演習や実習を行います。開催期間は、基礎課程、応用課程の研修をそれぞれ1年と想定し、年度末に修了証を交付します。2年間の研修修了者のプログラムは個々の事情に応じて自由参加とします。参加人数は、1グループ6名に対し、相談支援員2人としますが、研修を開催する際に携わることができる担当者の人数により、人数を調整してもかまいません。ただし、参加者への丁寧な対応や体調に配慮できる範囲内であるよう留意しましょう。

1．開催目的

　難病療養者が、ピア・サポートに関する基礎知識や傾聴、情報提供の方法などを学び、難病ピア・サポーターとして活動できるよう養成する。

2．募集人数

参加者6名につき職員2名が目安（例：担当職員4名の場合は参加者12名）
理由：主催者が参加者の体調などを気遣える範囲、グループワーク構成に適切な人数

3．募集方法

参加条件：難病当事者であること、研修参加により療養に支障が生じないこと。
　　　　　場合によっては介助者の同伴が必要になる。
選考方法：選考あり。原稿用紙（400字）1枚程度に「研修参加への動機と難病ピア・サポーターになってやってみたいこと」を書いて応募する。選考は主催者が決めた基準による。
募集　　：病院内掲示板、ホームページ、保健所などを通じて前年度の1月に募集開始し、2月中旬までに募集終了する。2月中旬に選考し、結果を2月末までに通知。

4．会場・準備

会場　　：病院内カンファレンスルームなど、参加者の体調の変化に備えることができる環境が望ましいが、緊急時の対応を考慮した上で福祉センターなどバリアフリーの施設を利用してもよい。
物品準備：資料、名簿、アンケート用紙、パソコン、プロジェクター、ポインター、延長コード、文房具、会場案内、マスク、ティッシュペーパー、ゴミ袋など。必要に応じて飲み物、横になれる長椅子、毛布、クッション、タオルなど。

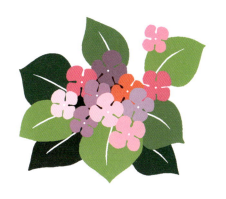

5．基礎研修プログラム

基礎研修	内容	（分）	講師
基礎研修Ⅰ	オリエンテーション、自己紹介	60	相談支援員
	1　傾聴とは	60	臨床心理士、相談支援員
	2　相談の受け方	120	臨床心理士、相談支援員
	3　難病に関する基礎知識	60	看護教員、相談支援員
	4　神経難病患者の療養生活	60	看護教員、相談支援員
	5　国や都道府県の難病対策	60	難病対策担当者
	6　難病になったときに役立つ制度	60	難病対策担当者
	7　病気になったときに役立つ社会保障（傷病手当金、失業保険、障害年金など）	120	社会保険労務士
基礎研修Ⅱ	8　ピア・サポートの社会学	120	社会学者
	9　ピアとしての相談の受け方	120	臨床心理士、相談支援員
基礎研修Ⅲ	10　語り手と聞き手の体験（1人60分×参加者数）	60×人	相談支援員
	反省会、今後の予定	60	相談支援員
	修了式	60	難病対策担当者・相談支援員

6．基礎研修プログラムの目的

1．傾聴とは：傾聴の方法と効果を知る。
2．相談の受け方：基本的な相談の受け方を知る。
3．難病に関する基礎知識：難病に関する基礎知識を身につける。
4．神経難病患者の療養生活：もっとも重い神経難病患者の療養生活を通して難病患者への支援体制や制度、課題などを知る。
5．国や都道府県の難病対策：難病療養者の現状、難病対策について知る。
6．難病になったときに役立つ制度：難病療養者が利用できる制度について知る。
7．病気になったときに役立つ社会保障：社会保障の仕組み、傷病手当金、失業保険や障害年金の手続きについて知る。
8．ピア・サポートの社会学：自分の物語、語り手としての自分など、ピア・サポートを社会学の立場から考える。
9．ピアとしての相談の受け方：共感をキーワードにしたピア相談の基本を理解し、より効果的かつ安全にピア・サポートを行うための基礎知識を身に付ける。
10．語り手と聴き手の体験：参加者が順番に語り手となり聴き手となる、語るための準備には相談支援員が個々に対応する。

7. 応用研修プログラム

応用研修	内容	（分）	講師
応用研修 Ⅰ	オリエンテーション、近況報告 メンバーの今年の目標	60 60	相談支援員 相談支援員
	1　演習：グループワーク（演習1、2）	120	社会学者、臨床心理士など
	2　演習：グループワーク（演習3、4）	120	社会学者、臨床心理士など
	3　演習：グループワーク（演習5、6）	120	社会学者、臨床心理士など
	4　演習：グループワーク（演習7、8）	120	社会学者、臨床心理士など
応用研修 Ⅱ	5　実習：グループワークの進め方① 　　　（ファシリテーターの役割について）	120	相談支援員
	6　実習：グループワークの進め方② 　　　（実践：患者交流会などでファシリテーターになる）	120	相談支援員
	7　実習：活動報告 　　　（難病ピア・サポートの有効性を考える）	20×人	相談支援員
	反省会、今後の予定	60	相談支援員
	修了式	60	難病対策担当者・相談支援員

＊演習の内容は「演習の進め方」を参照

8. 応用研修プログラムの目的

1〜4. 2演習グループワーク（6名前後が望ましい）を行う。社会学者や臨床心理士などの専門的な立場で意見を述べることができる講師とともに、主にピア相談における難病ピア・サポートの果たす役割や対応方法について演習する。具体的な事例で受け答えの演習をするなど、より実践的な内容を学び合う。

5. グループワークの進め方①：ファシリテーターの役割、具体的な方法を学ぶ。

6. グループワークの進め方②：難病サロンの進行役や交流会のグループワークでファシリテーターを務める実習を行い、ファシリテーターとしての心得を学ぶ。

7. 活動報告：1年間をそれぞれが取り組んだ難病ピア・サポートについて発表する。難病におけるピア・サポートの有効性について意見交換し、最終的には「私のピア・サポート」をその人なりに語ることができるようにする。

＊参加者の発表内容は、報告書を作成して関係者に配布できると良い。

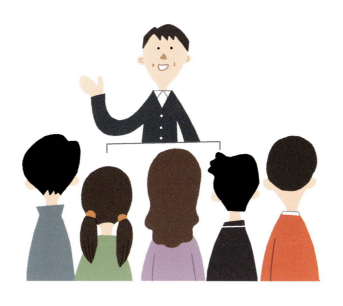

9. 修了後研修プログラム

修了後	内容	（分）	講師
フォローアップ	1　研修修了者交流会（活動報告、近況報告）を毎年開催	20×人	相談支援員
研修等への協力	2　研修会（基礎・応用）のオリエンテーションで体験談を語る	30	相談支援員
研修等への協力	3　研修会や医療講演会後の交流会などのグループワークでファシリテーターを務める	60	相談支援員
実践	4　患者会や難病サロンで参加者の話を聴いたり、自分の体験を話したりする機会を持つ		相談支援員が相談を受ける

10. 修了後研修プログラムの留意事項

1. 研修修了者交流会（活動報告、近況報告）を毎年開催：研修修了者に声をかけて、交流会を毎年1回程度開催する。参加人数により、グループワーク中心にするか、発表形式にするかを決める。
2. 研修会（基礎・応用）で体験談を語る：研修会（基礎・応用）にて、研修会で得たものや、実際にピア・サポート活動を行った体験談を通して感想や課題などを語ってもらう。
3. 研修会や医療講演会後の交流会などのグループワークでファシリテーターを務める：実際のピア・サポーターとして活動する。難病相談支援センターはピア・サポーターの活動の場を広げるために、地域の支援者に対して難病におけるピア・サポートの有効性を周知する。ピア・サポーターが活動する際には難病相談支援センターの相談員は相談役となる。

＜参加者の感想から＞
- 難病を支える社会システムを知ることができて心強く感じた。まだ知らない人に教えたい。
- ピア相談の受け方を学び、講師に「悩んでいて当たり前」と言われてとても気持ちが楽になった。
- ずっと病気と闘ってきた自分の姿が、他の難病の方に勇気を与えるかもしれないと思った。
- ピア・サポーター養成研修の募集は、一筋の光に見えた。
- 試練を超えて使命が待っていた。
- 話して分かってくれる人がいるありがたさを感じた。
- 聴くことの大切さ、聴いてもらえることの心地よさを知った。
- 分かってもらえる、通じる、一人じゃないと思えた。
- 振り返りを聴いてみて、自分たちに何ができるのか考えるきっかけになった。
- 学ぶだけでなく、これから学んだことをどう活かしていくかが大切。
- 研修後は参加者が変わってきた。
- 講師ともっと話をしたかった。

11. 研修会での個人情報の保護

研修会の参加者には次のような書類で個人情報の保護を訴えるようにしましょう。

ピア・サポーター養成研修会参加者様

個人情報保護に関するお願い

〇〇県難病相談支援センター
管理者　〇〇〇〇

　当センターは個人情報保護法に従い、利用者の個人情報を適性に取り扱い、利用者の権利利益を保護します。

　当センターが主催する研修会で、参加者がお互い知り得た情報については、本人の許可無く第三者に提供すること、宗教等への勧誘および商業的目的のために利用しないことをお約束ください。

上記について説明を受け、同意します。

　　　年　　月　　日　署名＿＿＿＿＿＿＿＿＿＿＿＿＿＿＿＿

Mini Column：ファシリテーターの役割

〈ファシリテーターの役割〉
1. 司会進行、グループワークの目的を説明、時間の管理
2. 議論の順序やコミュニケーションの調整、話題の転換を行う
3. 話をまとめる

POINT
1. 全員が発言できるように配慮する
    - 参加者の話を引き出すことを重視する
    - ファシリテーター自身は話し過ぎない
    - 発言回数の少ない人にも発言を促す
    - 発言回数・時間をできるだけ均等にする
    - 「考える」時間を大切にする
2. 全体を見渡し、参加者になげかける
    - 全体の進行や参加者の表情、会の雰囲気をくみとる
    - 議論に入り込まない
3. 自由で共感的な雰囲気をつくる

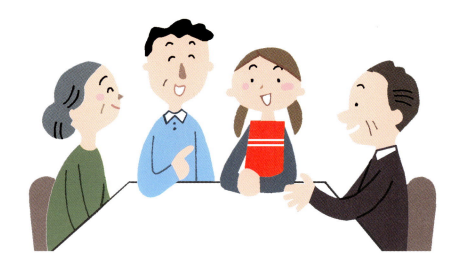

ファシリテーター用の資料

グループワークの進行について

管理者　〇〇〇〇

1. 自己紹介と話し合いの進め方を説明する
   「私はこのグループの進行役をつとめます、〇〇の〇〇です。よろしくお願いいたします。今日のグループワークは、〇〇を目的としています」

   「いくつかお約束していただきたいことがありますのでお伝えいたします。
   ・誰かが話しているときには言葉をはさまずに最後まで聞いてください。
   ・ここで参加者の方が個人的なお話をされたとしても、そのお話は会場を出てから他の人に話さないようにしてください。
   ・記録して最後のまとめで発表しますが、個人が特定されるような情報については記録いたしませんのでご安心ください」

2. 自己紹介とひとこと（1分×人数）
   「まず始めに、こちらの方から自己紹介とひとことを1分くらいでお願いいたします」

3. 自分でテーマを選んで話す
   「次に〇〇についてお話ください」
   「ではこちらの方から」
   ファシリテーターは、一人一人の話が終わった時にはひとこと声をかける。

   （もし時間が残っていたら …）
   「皆さんの話を聞いて、ぜひご発言したいと思っている方がいらっしゃいましたらどうぞ」

4. ファシリテーターは記録をとって、最後のまとめの時にどのような話があったかを指定された時間内で発表する。ファシリテーターがまとめた発表内容については、時間に余裕あったら、グループの参加者に確認する。

5. すべてが終わったときには、「ご協力いただきありがとうございました」と参加者へ伝える。

演習の進め方

　ここまで示したピア・サポーター養成研修のスケジュール例および開催事例は、各地域の状況に応じてアレンジされるべきでしょう。その際、各地域において知識や経験をもつ専門家を講師またはファシリテーター（話し合いを進行し活性化する役割）として招く場合には、講師の専門性や経験を活かした内容にするのが当然でしょう。しかし、ある程度は研修それ自体を自主的に行えるようにしておいた方が望ましいと考えられます。そのような場合に役に立つ「演習課題」、「手引き」、「Mini Column」を以下に掲載します。

演習の進め方

1. 司会者選出

　全体の司会進行を1人選出します。ただし、この場合の司会は、進行を時間的に管理し、最低限のまとめ、あるいは感想を述べるといった簡単な役割だけを果たします。

2. グループ分けと各グループ内での司会兼報告者（ファシリテーター）の選出

　参加者は、だいたい4～6人程度のグループに分けます。参加者がおおむね10名程度以下である場合は、グループに分けず、はじめから参加者全員で議論しても問題ないでしょう。グループに分ける場合は、グループ・ワーク・セッションを開始するにあたって各グループ内での司会兼報告者（ファシリテーター）を選出してもらいます。

3. グループ・ワーク・セッション

　各グループ内でその課題について20～30分前後の時間をとり、議論してもらいます（グループ・ワーク・セッション）。セッション終了後、報告者は全参加者に向かって、自分たちのグループではおおよそこのような話や意見が出た、と報告します。これを共有（シェアリング）と呼びます。報告の際、グループ内で出た意見をもれなく報告しようと考える必要はありません。むしろ、自分が重要だと思った意見や話を2、3点に絞り、ある程度具体的に報告した方が効果的です。

※グループ・ワークの進め方については、「手引き」に説明されています。司会者向けですが、必要に応じて参加者全員で読み合わせてもかまいません。また、必要に応じて「Mini Column」を読み合わせるのもよいでしょう。

ワークシート：演習課題1

病気を説明する難しさを改めて認識しよう

1) グループ内の他の人に、自分（または自分の家族）の病気・障害について2分間で説明してください（患者・家族以外の方は適宜自己紹介）。

2) グループのメンバーが知り合いだったとしても、初対面で病気・障害についてよく知らない人だとイメージしてください。

3) 全員が説明（または自己紹介）を終えた後、この課題について（特に「2分間で」話すという点について）感想を交換しましょう。

メモ・話を聞いて気づいた点

_____
_____
_____
_____
_____
_____

この課題についての感想

_____
_____
_____
_____
_____
_____

Check
- ☐ 自分の病気について相手が理解できるように説明することは意外と難しい。
- ☐ 病気の説明をするときには、相手の共感を得られやすいように、短くわかりやすく話すことが大切である。

手引き：演習課題1

　この演習課題は、内容的に自己紹介を含むため、アイス・ブレイキング（ice-breaking：（氷のように）固い雰囲気を砕くこと）を兼ねて、研修会の最初の方で行うのも効果的です。全体もしくは各グループでタイムキーパーをあらかじめ選出しておきましょう。

　おそらく、決められた時間内に話を収められる人はまれで、ほとんどの人は「説明するのに時間が足りない」「あっという間だった」という感想を持つと予想されます。「自分（もしくは自分の家族）の病を、短時間で説明するのは、難しいことなのだ」という実感を共有しましょう。

　その上で、気づいたことを意見として出し合います。

　生活のなかで、このような場面がしばしば発生することに気づく人がいるかもしれません。病気になってから、それまで親交のあった人に「過不足なく説明する」ことの難しさは、多くの疾患に共通しています。相手に「それぐらいの悩みは皆あるよ」と過小評価されてしまったり、逆に必要以上に悲観的に受け取られて戸惑いや同情の色を見せられたり…それらを避けようとすれば、できるだけ言わずに済ます寡黙な態度になりやすく、またそれは孤独感にもつながりやすいと想像できます。

　他方、病気に関してオープンになろうとすれば、たとえ完璧でなくとも、ある程度コンパクトに自分の病気を説明することも必要なのだ、と考えることもできます。「全部わかってもらおう」「正確にわかってもらおう」とするよりも、とりあえず相手が飲み込みやすい言い方はどのようなものか、後々のために必ず押さえてもらいたい基本的な情報は何か、このようなことを考えておく必要があるかもしれません。

　相談を受ける状況を想像すると、相談者が自分の病気をうまく説明できなかったり、つい説明が雑然と長くなったりしても、「それは無理もないことだ」「誰しもそうなるものだ」と共感できるかもしれません。すると、少々「わかりにくい」「まとまりがない」と思っても、少なくとも当初は相手が話すのを辛抱して待つことが大切だと気づくでしょう。

　以上のことは、この演習課題に参加した人のなかから、自発的に感想として提出されるのが望ましいと思われますが、そうでない場合は、ファシリテーターがどれか一点を感想として言うことで、議論に刺激を与えられるかもしれません。

Mini Column：相談の開始、発言時間の配分、相談の終了について

　相談の開始は、緊張する場面です。相談者によっては、相談が始まるや否や話し始める人もいれば、何を話せばよいのか迷って口数が少なくなる人もいるでしょう。後者の場合は、例えば「お会いできてうれしいです」「今日は少し寒いですね」などと相談者の緊張をほぐしてあげましょう。気分が落ち着くよう室内空間をアレンジすることも効果的です。その上で、相談の本題に入るきっかけとなる質問としては、例えば「今どんなことに悩んでおられますか」「今日はどんなことを考えてこられましたか」など、相談者が自由に答えられる質問がよいでしょう。

　相談が進行する間は、発言時間の配分が課題となります。マン・ツー・マンもしくはそれに近い面談の場合、少なくとも面談の前半は、相談者が主に話し、聞き手は、うなづきやあいづちを中心にするようにしましょう。5人を超えるグループでの話し合いを行う場合は、発言時間の偏りがしばしば問題となります。あまりに発言が長い人に対しては、司会者が「もうそろそろ、他の方の話も」などと言って発言を中断させることもできますが、気まずい雰囲気になる可能性もあります。

　そこで、話し合いを開始する時点で、まず「グラウンド・ルール」を参加者全員で考えることがあげられます。グラウンド・ルールとは、もともとは競技場のルールという意味ですが、ここでは「議論の場」に関する、例えば「他人の話を最後まで聞く」「批判しない」といった基盤的なルールを指します。このグラウンド・ルールは参加者が思いつくものを募ってリスト化するのですが、そのなかに「一人の人が長く話しすぎないようにする」というルールを入れるようにします。ポイントは、リスト化されたグラウンド・ルールに対して参加者全員の承認をとり、見えるところに掲示しておくことです。こうすることで実際に発言が長すぎる人が出た場合は、掲示したグラウンド・ルールを指しながら「すみません、こちらを確認願います」と言うだけで済みます。また、言われた側も「そうでした」と、自分が承認したルールを思い出すという体裁をとることができますので、いきなり発言を止められる不快感は軽減されます。

　相談の終了は、さらに悩ましい場面です。いつ会話を切り上げてよいか、多くの人が困った経験を持っているようです。筆者の経験では、マン・ツー・マンもしくはそれに近い人数による面談の場合、おおよそ1時間前後を越える頃から会話の内容に繰り返しが多くなるようです。また、その頃になれば、相談者も、相談を受ける側も、疲労を感じ始めると同時に、十分に話せた満足感も得ている可能性が高いと思われます。したがって、例えば「今日はこれぐらいにして、また次の機会にもお話ししましょう」などと切り上げても弊害は少ないと考えられます。人数が多いグループの場合は、1時間を超えても会話が活発であることが多いですが、さきほど述べた発言時間の配分に注意しながら、話し足りないと思われる人には「何かお話ししてみたいことはありますか」などと言って、一度発言のチャンスを回してあげるようにするとよいでしょう（ただし発言を強制はしない）。

ワークシート：演習課題2

苦しみに寄り添える自分の原点を振り返ろう

　難病と診断された人は、混乱したり、ひどく落ち込んだりします。また、そのなかでさまざまな気持ちを体験すると考えられます。次の例を読みましょう。

認めたくない気持ち

　「悪いニュースをもたらすものは撃ってしまえ」ではないが、ぼくは最初に診断を下した神経科医に引き続きかかることに抵抗があった。事実、あの医者のところには二度と行かなかった。筋違いなのはわかっているが、ぼくはこんなひどい運命（＝パーキンソン病であること）がぼくのものだと言える度胸のある男に腹を立てていたのだ。つまり、セカンド・オピニオンを訊いてやろう、それでももしこのばかばかしいことに終止符が打てないというのなら、サード・オピニオンを訊きにいけばいい、と思ったのだ。

　マイケル・J・フォックス（入江真佐子訳）『ラッキーマン』、
　ソフトバンクパブリッシング、2003年（原著2002年）、227ページ

社会関係の断絶

　化学療法が終わって少したったクリスマスの時のことだった。私は自宅でちょっとしたパーティを開いた。まだ衰弱がひどかったので、私は立ち上がって客たちのあいだをまわることができなかった。私が病気のときには顔をまったく出さなかった友人が遅れて到着した。彼は部屋の端にすわっていた私のところにはやってこず、私のいる方には目を向けないようにしていた。私は衰弱が激しくて彼のもとには行けなかった。あるいは私が今そう感じているように、彼のほうで私のところに来るべきだと思ったため、行かなかっただけなのかもしれない。

　アーサー・W・フランク（井上哲彰訳）『からだの知恵に聴く──人間尊重の医療を求めて』
　日本教文社、1996年（原著1991年）、148ページ

言葉で説明しがたい痛み

　もうあとは黙るしかない。言ってもなんにもならないから。時には言うだけ損をすることもあるから。言葉はいつも、つらさに遅れをとり、ぎこちなく、不釣合いだから。言葉はつらさの質を変える。曖昧な叫び声を、はっきりと区切られた音に変えてしまう。こんな風につかまえてしまおうとすることが、すでに何か違うのだ。（中略）私の腕の血管から火のように立ち上がるものがあり、私の指の先から逃げていくように思える。苦痛の閃光は私がはっきりとそれを認識するよりも前に私をとらえる。言葉はそのひらめきに対してどうしようもなく遅れてしまう。私をむしばむこの語りがたきものを、どうすればいいのだろう……。

　クレール・マラン（鈴木智之訳）『私の外で──自己免疫疾患を生きる』
　ゆみる出版、2015年（原著2008年）、23ページ

これらを読んで、次の点について考えましょう。

1）難病になった人が体験する気持ちには、どのようなものがあると考えられるでしょうか。グループ内で意見交換しましょう。

2）自分自身（あるいは、自分の家族）が発病して間もない時期、どのような気持ちを体験したでしょうか。差支えない範囲で述べてください。

1）難病になった人が体験する気持ちには、どのようなものがあると考えられるか

_____
_____
_____
_____
_____
_____

2）自分自身（あるいは自分の家族）が発病して間もない時期、どのような気持ちを体験したか

_____
_____
_____
_____
_____
_____

Check
- ☐ 病気の受け止め方は人によってさまざまであるが、発病・診断から間もない頃の混乱や落ち込みなどは共通性が高い。
- ☐ ピア・サポーターの共感力は、自分自身の混乱や落ち込んだ体験を振り返ることで新鮮なものになる。

手引き：演習課題2

　発病もしくは診断から間もない時期の混乱や落ち込みは、ピアだからこそ体感していることです。もちろん、疾患や個人によって多様性はありますが、ピア・サポーターの共感力の源泉であると同時に、支援における役割の根幹に位置する部分といえます。

　しかし、年月がたつにつれ、その頃の記憶は薄れがちになっていきます。また、多くの患者を見てきた人は、「またか」という既視感が出てくるかもしれません。その結果、相手の語りを待ちきれず、いち早く先のステージに導いてあげたいという意気込みが前面に出すぎて、傍目には「本来は相談にのるべきピア・サポーターのほうが、ずっとしゃべっている」と映ってしまうような事態になります。

　したがって、この演習課題は定期的に繰り返し行った方が望ましいと考えられます。また新しいグループ・メンバーと一緒に行うことで、新鮮な刺激となり、自分自身の原点を振り返る機会となるでしょう。

　グループ・ワークにおいて指摘される気持ちの例としては、ショック、絶望感、混乱、否認、先の見えない不安、やっと病名がわかった安心感、医療者への不信や怒り、家族への不信や怒り、家族への申し訳なさ、孤独感、等が考えられます。議論が進めにくいグループには、これらの例を示して、同じものでも異なるものでもよいとアドバイスしましょう。

　注意したいのは、この課題は、自分の過去をすべて思い出して語ることを求めてはいない点です（「差支えない範囲で述べてください」）。ピア・サポーターとしての活動に明確な興味を示すような人のなかではまれな例だとは思われますが、あらかじめ「話したくないことまで、無理に話さなくてもよい」とアナウンスしてもよいかもしれません。その上で、もし語り手が泣き出したり、語り続けられなくなったりしても、それは問題ありませんので、落ち着いて見守りましょう（演習課題3も参照）。

ワークシート：演習課題3

語れない人にどう対応するか

次に挙げるのは、あるがん患者グループの様子として報告されたものです。

> そのグループの会合は…(中略)…ひとつの儀式から始まる。参加者が一人ずつ、自分の名前と、どんな種類の癌にいつかかったのかを言っていく。時にはそこに、ちょっとした個人的な近況がつけ加えられることもある。そして、ほとんどの人は、最後に、声の調子を上げて、「今は元気です！(I'm fine!)」と締めくくる。そのグループのレギュラーメンバーの大半は、癌から立ち直って寛解の状態にあった。しかしその晩には、まだ治療を継続している一人の女性が参加していた。彼女は、自分自身の癌について話すうちに泣きだしてしまった。すると、これに対してグループは、彼女の話をそこで終わらせて、隣に座っている人、つまり次の話し手の自己紹介を始めるように促したのであった。その次の語り手は、非常に簡潔に自己紹介を済ませ、特に力を込めて「今は元気です」と言葉を継いだ。そして、そのあとはもう誰も、この話の中断について意見を言わなかったし、治療中の人の苦しみに触れるところへと話を戻す人もいなかった。
>
> *A.フランク著、鈴木智之訳『傷ついた物語の語り手——身体・病い・倫理』*
> *ゆみる出版、2002年（原著1995年）、115ページ*

もし、あなたがグループの司会をしているときに、この例の女性参加者のような人がいたら、どのようにするか、考えましょう。

_____
_____
_____
_____
_____
_____

Check
- [ ] 語りのなかで生まれる感情は、どのようなものでもそのまま受け入れる。
- [ ] 語ることができない人の存在を認める方法に工夫の余地があることを知る。

手引き：演習課題3

　相談者の混乱や落ち込みにどう対応するかというテーマは演習課題2と同様ですが、ここでは、実際に起こりそうな場面を想像しながら考えてもらいます。「このグループに問題があったとすれば、どの点にあると思いますか」という問いかけで始めてもかまいません。

　まず目につくのは、泣き出してしまった人に対して、彼女の話を打ち切って、次の人に発言を促した、というところです。そんなことをしないで、ずっと待っているのがよい、という意見が出るかもしれません。確かに、そうできる時間的な余裕がある場合、あるいはグループの参加者数が比較的少ない場合は、その通りでしょう。ただ、実際にどのくらい待てばよいのでしょうか。早々に話を打ち切ってしまうのは論外としても、逆にあまり長く待ちすぎるのも、気まずくなってしまうかもしれませんし、他に時間を割くべき参加者がいるかもしれません。

　そこで、「そのあとはもう誰も、この話の中断について意見を言わなかったし、治療中の人の苦しみに触れるところへと話を戻す人もいなかった」という部分にも注目してみましょう。仮に彼女の話を打ち切らざるをえなかったとしても、集会の後の方の時間に、例えば「今日は参加されてどうでしたか？」とか「いまどんなことを思っていらっしゃいますか？」と聞いてみたり、会合が終了した後に、個人的に同様の言葉を一声かけてあげたりすることはできるのではないでしょうか。あるいは、「今日は参加してくれてありがとうございました。とてもうれしいです」と、はっきり言葉にして伝えるだけでも意味があります。

　グループ・ワークでは、以上に述べたことと似た意見をもつ参加者も少なくないでしょう。その一方で、筆者の経験では「このグループは、泣き出した女性参加者に強くなってほしいがために、あえて厳しく接した」と考える人もいました。ここではむしろ、その女性参加者のような状態にある人が、「自分がどんなことを言っても、あるいは語らなくても受け入れられる場」だと感じてもらうことが肝心であるという理解を共有しましょう。

ワークシート：演習課題4

話を聴く自分に自信をもとう

相談場面をイメージしながら、相談に関する役柄を演じてみましょう（このように、役柄を演じるやり方を「ロール・プレイング」と呼びます）。

1）3～4人のグループを組み、一人は相談に来た役、別の一人は相談を受けて答える役、残りの人は観察者（「オブザーバー」）の役柄を演じます。一つのセッションを5分程度にして、終わったら役柄を交代していきます。

2）相談者の役を演じる人は、自分自身の疾患に関する悩みを相手に愚痴るようにイメージしてください。

3）相談を受ける役を演じる人は、セッションの間、話の主導権をできるだけ相手（相談者）に与えて、自分は「話をよく聴く」ことに徹してください。そのために適していると自分が思う姿勢や視線、うなずき、あいづち、簡単な質問の挿入（相手の話を理解するためのもの）等々を適宜行ってみてください。観察者役の人は、その様子を観察しましょう。

4）会話が続くようであれば、セッション終了時間まで続けましょう。逆に、終了時間まで会話が続かないようであれば、相談を受ける役の人が、自分なりのまとめ（「今日は、このようなことをお話しいただきました。それについて私は、このように思いました」）を行って、終了させてください。

5）セッション終了後、観察者の人は、相談を受ける役の人が、どのように話をよく聴こうとしているように見えたかをコメントしましょう。もし可能であれば、相談者役の人も、目の前で聴いてもらってどのような感情や気分をもったかをコメントしましょう。もし気になる点があった場合は、遠慮なく指摘しましょう。例えば、貧乏ゆすりや髪を触るといった落ち着きのない仕草、視線を合わせる回数の少なさ、「あの」「えーと」「やっぱり」など特定の言葉を頻回に使用することなどが考えられます。ただし、あら探しをする必要はありません。はっきり気になるレベルでなければ、「問題は感じなかった」とコメントしましょう。

Check
- ☐ 相談を受けるときは、まず話をよく聴くことに徹する。
- ☐ 相手の言葉を繰り返すことで、話の理解を深める。

手引き：演習課題4

　ロール・プレイングは、専門職の教育課程でもよく採り入れられる手法です。そのため、「研修でロール・プレイングをすれば、ピア・サポーターのスキルが向上するのではないか」と思われがちです。しかし、ここで注意してほしい点があります。専門職を養成する際のロール・プレイングは、経験したことのない立場を演じることによって想像力と共感力を高めるという機能・効果への期待が含まれています。しかし、ピア・サポーターの場合は、病気に関する経験自体は持っていると自認しています。むしろ、「自分のような訓練を受けていない者が、相談を受けて大丈夫なのだろうか」「自分の話の聞き方は、大丈夫なのだろうか」といった不安の方が強いと思われます。したがって、そうした不安を軽減しながら、同時に何のスキルに照準するのかというねらいをはっきりと定めることが重要になります。

　不安軽減に関しては、観察者や相談者役の人からの感想が役に立つでしょう。時には、気をつけるべき仕草や態度が指摘されるかもしれません。しかし、多くの場合は、特に修正を要するほどの問題はなく、「あなたの聞き方で十分大丈夫ですよ」とはっきり言ってあげることが自信につながります。

　この演習課題が照準するスキルは「一定の時間、話の主導権を相手（＝相談者）から奪わないスキル」です。すぐに発言を奪ってしまったり、自分の話を展開して長くしゃべってしまったり、急いで助言しようとしたりするように見えた場合は、そのように指摘して気づきを促しましょう。「では、どうすればいいのですか」という疑問が出るかもしれません。その場合は、相談者の言った内容を繰り返す応答をまず差しはさむことを提案してください。これは、例えば相談者が「それで私は〜したんですよ」と言ったとすると、「ああ、〜されたんですか」と相手が言った内容をそのまま繰り返すような応答です。これによって、まず自分自身が相手の話を理解できているのかを確認できます（違っていたら訂正されるでしょう）。それだけでなく、自分の緊張や焦りを抑える精神的なゆとりも生じますし、相談者の方も「ええ、そうなんですよ」などと返事をしながら、さらに話したいことを思いついて、話を続けるかもしれません。このように、すぐに相談を受けた側の見解を示す前に、ワン・ステップおくような質問を挿入する方法があることを理解しましょう。

Mini Column：記録をつける

　ピア・サポーターは、相談の記録を残すという作業に不慣れであることが多いと思われます。しかし、時間をおいて再び面談をしたり、あるいは、難病相談支援センターのスタッフと情報を共有して、さらなる支援をしたりする場合には、記録を残す必要性も高くなります。

　記録の様式は、できるだけシンプルにしましょう。事前に打ち合わせて、最低限の項目を選び出します。手が動きにくい症状があったり、文章作成が苦手な人には、できるだけ手伝う人がつくようにしましょう（何を書くかを話すこと自体が、よい情報共有につながります）。

　面談等の最中は、記録に残すことを念頭に、ある程度のメモをとるのは問題ありません。ただし、文章の形でメモをとるのではなく、後で思い出すための引き金になる言葉をメモするだけで十分です。あまりたくさんのメモをとろうとすると、相手に視線を送る頻度が落ちてしまうので、気をつけましょう。

ワークシート：演習課題5

「よい医者を教えてください」

次に挙げるのは、ある患者の様子として報告されたものです。

> 相談者が、次のように言いました。
>
> 昨年から体調を崩して、ちょっと普通じゃないと思ったので、いくつも病院を回りました。そうしたら「○○（病名）」だと言われました。その時に医師が「これ、治りませんから」って言い放ったんですよ、患者の目の前で。それで、もらった薬もなんか効かないような気がするし。こないだ遠方にいる上の兄に相談したら、「お前、それはもっといい医者にみてもらわなきゃだめだ」って言うんですよね。
> このあたりだと、どこの病院がいいんでしょうかね？

どんなふうに答えるのがよいか、グループ内で議論しましょう。

Check
- ☐ 相談者の相談にいたるまでの背景を考えることが大切、質問にはすぐに答えない。
- ☐ 医師とのコミュニケーションを良好にするための一定の努力を患者が行うよう支援する。

手引き：演習課題5

　相談者は、何か悶々と悩んでいる様子。話しぶりにはとりとめのないところがあり（課題の台本は、適当にアレンジしてもかまいません）、医療への不信感が強いようです。

　グループ・ワークでは、自由な意見を歓迎し、結論を一本化する必要はありません。ただし、もっといい医者や病院を紹介してもらえないかという質問を字義通りに受け取って、「ああ、私も知っているが、あれはダメな医者だ。こっちがいいよ」と勧めるべきではないという点だけは、参加者全員が理解できるようにしましょう。

　なぜそうなのでしょうか。まず、自分の病気それ自体に関する怒りや恨みが医師に転嫁されている部分があるかもしれません。その背景には、よい医者にかかりさえすれば劇的によくなるのではないか、あるいは、すっかり治ってしまうこともあるのではないかという幻想があります（場合によっては、言っている本人が半ばそれに自覚的であることさえあります）。これに対して、医療に関する情報を提供しても、実はピント外れということになります。

　もう一つの理由は、その回答は、医療者との関係を患者が自分で調整・改善していける可能性を頭から無視しているからです。この相談者は、医師に対して、自分が不安に思っていることなどを、本当にどの程度伝えられているでしょうか。それが十分でない場合は、例えば「その問題は主治医に質問されたんですか？」など、あくまでも相談者自身が気づき、医療者とのコミュニケーションを開始できるよう促す方が適切です。

　したがって、質問に対してすぐ答えようとするのではなく、まず「なぜそのように言うんだろう？」「そのようなことを思うまでにどのようなことがあったんだろう？」と考えることが重要になります。すぐにアドバイスを送るのではなく、むしろ「あなたは、〜のようにされてこられたんですね。しんどかったね」「それで、〜のところはどうなったんですか？」といった「あなたのことをもっとわかりたい」という反応をまずするようにしましょう。

　注意してほしいのですが、医療的な情報を一切提供してはいけない、というわけではありません。最終的に、自分の病気のパートナーである医師を本人が選べるように、必要な情報は提供してあげるべきでしょう。ただし、そこでは、「この医者がいい」「この薬がいい」といった言い方ではなく、「私の場合は、このようないきさつで現在の主治医と知り合い、問題なく関係が続いている」「私の場合は、このようないきさつで納得のいかないところがあったので、新しい医師を受診することにした」というふうに、一人称（「私は〜」）で語るべきです。その上で、コミュニケーション調整の模索と努力にもかかわらず、医師とのコミュニケーションの機能不全（相性の悪さ）が明らかであり、なおかつ固定的に続く場合には、相談者が主治医を替えることを支持できると考えられます。

Mini Column：自らの限界をわきまえること

　医療的な情報に限らず、福祉制度や社会保障に関する情報についても、相談者に求められることがあります。ピア・サポーターのなかには、それらにたいへん詳しい人もいます。

　ただし、留意しておきたいのは、ピア・サポーターは、あくまでも福祉制度や社会保障に関する専門家ではない、という点です。もちろん、それらについて勉強しておくことは重要です。しかし、その内容は複雑であり、自治体によって違いがあったり、時間が経つと変わっていたりすることもあります。誤解を招く危険を避けるため、例えば「自分が何年前にこのサービスを利用したときは、このような手続きと内容でしたよ」といった一人称での語りを積極的に採用しましょう。自分が体験した以外のことを言うときには、例えば「そのことについては、自分はこう理解しているんだけど、念のため〜で確認してもらったほうがよいと思います」などと伝えて、より専門的な相談機関につなぐことを意識しましょう。

　自らの限界をわきまえることは、決して劣っていることではなく、むしろ優れたピア・サポーターである証です。

ワークシート：演習課題6

自分の考えをどう提示するか

相談者が、次のようなことを言ったとします。
（4つの例のいずれを選ぶかは、グループ内もしくは全体で話し合って決めてください）

例A）「他人を家に上げたくない（訪問介護サービスを利用したくない）」
例B）「障害者手帳をとるのは恥だ」
例C）「自分の病気を近所に知られたくない」
例D）「就職活動を、自分の病気を言わずに続けている」

1）このことについて、あなたはどう思いますか。グループ内で話し合いましょう。

_____
_____
_____
_____
_____
_____

2）なお、時間がある場合は、ここで選んだ例について、自分が相談者と反対の意見を持っていると思うとき、どのような言い方をすればよいか、ロール・プレイングを行って試してみましょう。

_____
_____
_____
_____
_____
_____

Check
- ☐ 相手の状況に考慮しながら自分の意見を伝えるためには、一人称で語ることがポイント。
- ☐ 一人称で語るときは「私の場合は…」から始める。

手引き：演習課題6

　例A～Dのような考え方の背景には、病いや障害に関する否定的なイメージ、あるいは公的支援サービスを受けることに関する偏った見方があります。ピア・サポートに関わりたいと思うような人であれば、多くの場合、これらの考えに全面的には賛成しないでしょうが、部分的に賛成する人もいる可能性はあります（例えば、差別的な意識が強い地域に住んでいる、等）。また、賛成しない人のなかにも、過去にはそのような考えを強く持っていたという人もいるかもしれません。

　グループでの議論は、そうした複数の考えや思いが交わされることになるでしょう。したがって、グループ・ワークの後、参加者全体で共有するときには、単一の結論を導こうとするのではなく、むしろ意見の複数性、多様性を重視してください。

　ロール・プレイングは、相手の状況も配慮しながら自分の意見を呈示していく練習です。ここでも、一人称で語ることがポイントになります。例えば「私の場合は、最初は障害者手帳をとるのは恥だと思っていたけど、それがこのように変わった」「私の場合は、最初から病気をオープンにして就職活動をした。うまくいかない場面もあったけど、今ではこんなところがよかったと思う」などといった応答の仕方ができることを目指しましょう。

ワークシート：演習課題7

守秘義務の必要性を認識しよう

次の点について、グループ内で議論しましょう。

1) 相談者のプライバシーを保護することによって、どのようなメリットが発生するでしょうか。逆にプライバシーが守られないことによって、どのような問題が発生するでしょうか。

2) 難病ピア・サポーターが、プライバシーの保護に関して気を付けなければならない点（あるいは、うっかりしやすい場面）はあるでしょうか。もしある場合は、どのような場面が考えられるでしょうか。

Check
- [ ] プライバシーを保護することで、社会的な損害を防ぎ、相談者との信頼関係を築く。
- [ ] 相談者の秘密は洩らさないことが原則、情報共有は安全に行う。

手引き：演習課題7

　ピア・サポート活動で聴いた話は、誰にも話さないことが原則です。このことについて意識を高めるのが、この演習課題の目的です。

　1）について、プライバシーが守られることによるメリットとしては、もちろん相談者の社会的な損害を避けられることが挙げられますが、もう一つ重要なのは、信頼関係の構築です。相談者が安心できることで、いつ来て、どんな話をしてもここは大丈夫な場だ、という信頼感が芽生えます。つまり、守秘によって相談の場それ自体を守ることができるのです。逆に、プライバシーが守られないと、不信感が発生します。これによって、相談者にとっては、安心して何でも話せる場が消失してしまうことになります。グループ・ワークでは、これらの点について確認するようにしましょう。

　2）については、家族や友人との会話や、ブログ、ＳＮＳ（ソーシャル・ネットワーキング・サービス）などが考えられます。

　なお、誰にも話さないことが原則と述べましたが、例外となるのは次のような場合です。一つは、相談者本人からの許可が明示された場合です。相手の意思確認は丁寧に、誤解や圧力がないよう注意しましょう。もう一つは、難病相談支援センター内での記録と情報共有です。これについては、もともと難病相談支援センターがセッティングした場であれば、報告や記録保存が行われるのは自然なことですし、相談者にとっても、何度も同じことを話さなくてもよいというメリットもあります。もちろん、情報を共有する人は、守秘義務に関する教育や研修を受けた人であることが基本的には前提となります。

Mini Column：相談から発生する患者間ネットワークの作り方について

　初めて来談した人のことが心配で、「何かあったら、いつでも連絡して」と連絡先を交換したくなる―こんな場面があるかもしれません。しかし、一定の慎重さが必要です。なぜなら、個人間トラブル（長時間の電話や長文メールなどによる圧迫的な相談、金銭にかかわる依頼や誘い等々）のリスクもあるからです。

　ここで参考になる事例として、アルコール依存のセルフヘルプ・グループである「ＡＡ（Alcoholics Anonymous）」の場合を見てみましょう。ＡＡでは、新参者はまず一定の期間参加した後、個人的に集会外でも相談に乗ってほしいと思える人が発生した場合、その人に直接「スポンサーになってもらえませんか」と頼むことができることになっています。ここでいう「スポンサー」は「お金を出す」という意味ではなく、「相談役」「助言者」という意味です。依頼された側は、引き受けることもできるし（このとき連絡先を交換することになる）、「自分にはまだ自信がないから」と断ることもできます。

　これを参考にするならば、まず、初対面の場では、少なくともこちらから「いつでも連絡ください」などとは言わず、様子をみるべきでしょう。向こうから連絡先の交換を求めてきた場合は、「体調面でいま自信がないので、しばらく待って。センターとも相談してみます」などと返答するのも一つの方法です。その人と何度か会った結果、トラブルのリスクが比較的少なそうで、また自分の判断として集会外に関係を拡張してみたいと思える場合は、連絡先を交換してもよいかもしれません。

ワークシート：演習課題8

> ピア・サポートとソーシャル・メディア

　フェイス・トゥ・フェイスの（互いに顔を合わせて行う）コミュニケーション以外に、スピードのある双方向コミュニケーションが行われるメディアとして、次のようなものが挙げられます。

- ☐ 電話
- ☐ 携帯電話によるEメール
- ☐ パソコンによるEメール
- ☐ LINEの個人メッセージ
- ☐ LINEグループ
- ☐ ブログ
- ☐ ツイッター
- ☐ フェイスブック
- ☐ その他（　　　　　　　　）

　まず、自分がピア・サポートで用いているものがある場合は、チェックしてみてください。
　次に、できるだけ同じメディアを使っている人同士が同じグループになるようにして、以下の点についてグループ内で意見交換しましょう。

1）ピア・サポートでそのメディアを用いることは、自分にとってどのような恩恵をもたらしているか。

_____
_____
_____
_____
_____
_____

2）ピア・サポートでそのメディアを用いることに関して悩みや疑問はあるか。
　　もしある場合、それはどのようなものか。

_____
_____
_____
_____
_____
_____

Check
- ☐ ソーシャル・メディアの長所と短所を知り、自分に合った方法を選ぶ。
- ☐ ネットに情報を送信するときは慎重に、必要があれば専門家や相談員に相談する。

手引き：演習課題8

　1990年代から、「情報化社会」と呼ばれるメディア環境の変化が起こり、携帯電話や、ワープロに代わるパソコンの普及などによって、インターネットの活用が急速に進みました。さらに、21世紀に入ってからは、普及したインターネットをベースにして人々がつながりコミュニケートする（ツイッターやフェイスブックなどを含む）ソーシャル・ネットワーキング・サービス（SNS）が発達してきています。

　これらコミュニケーションの場は、遠隔地にいる人たちや、移動が困難な人たちを結びつけるという点で、ピア・サポートを促進していく可能性を秘めています。その一方で、それらメディアによるコミュニケーションにまつわる悩みについても、多様になっていくと思われます。したがって、それらの悩みについて意見交換できる場が、今後ますます必要になっていくでしょう（とはいえ、研修参加者の年齢層が全体的に高い場合などは、それらのメディアの使用が活発ではない場合もあります。その場合は、この演習課題はふさわしくないでしょう）。

　難しいのは、それらの悩みが、そのメディアがもともと持っている便利さと切り離せない点にあります。例えば、EメールやLINEの個人メッセージの場合、遠隔地にいる場合だけでなく、互いの生活時間を邪魔せずにコミュニケートでき、手紙のやりとりよりもはるかに素早く相手の意思を知ることができる、という便利さがあります。しかし、そうした便利さを知るにつれて、知らず知らずのうちに、そのメディアの性能に依存した、自分自身にとっても苦痛であるようなコミュニケーションのとり方をしてしまっていることがあります。次に挙げるような例です。

〈例1〉素早く相手の意思を知ることができることに慣れてしまった結果、相手の返事が遅いとイライラしてしまう。また、自分自身も相手にそう思わせてしまうのを恐れて「一刻も早く返信しなければ」と気持ちが焦ってしまう。

〈例2〉EメールやLINEは、本来、複数の論点について意見を交わすのには不向きであるにもかかわらず、ついすべてをメディア上で解決しようとして、論点が未整理なまま混在させた文章を作成・送信してしまう。あるいは、そのような文章を受け取って、困り果てる。

〈例3〉EメールやLINEは、本来、複雑な感情を伝えるのには必ずしも向いていない（伝えようとするほど長文になりがち）であるにもかかわらず、自分の思いを過度の長文で綴ったメッセージを作成してしまう。あるいは、そのような文章を受け取って、戸惑う。

　これらの例は、どのような人でも、大なり小なり陥る危険があるものです。人によっては、かなり大きなストレスを抱えることになります。先にも述べたように、こうした問題は、そのメディアの便利さの延長上に発生するものなので、悩ましい部分だけ除去することは難しいと考えられます。したがって、この演習課題での目標は、まずは、自分がどのメディアをどのように使っているのかを省みることにおくべきでしょう。その上で、メリットと悩みを天秤にかけること（もしメリットを捨てがたいと考えるならば、多少のことは我慢する）ができればよいでしょう。

　もちろん、グループ・ワークを通して、ストレスを少しでも軽減できる知恵を発見できるかもしれません。先ほどの例に関していえば、「全部答えようとしない」「一日おいてから返信する」「返信内容を相談できる人がいれば、まずその人に相談する」等々の意見がグループで出る可能性はあるでしょう。

ピア・サポーターの活動の場

難病の体験に耳を傾けられる潜在性と、難病から立ち上がるきっかけをつかんでいく場を提供することがピア・サポートの根本にあります。したがって、ピア・サポートの活動内容も、常にそうした観点から考えていく必要があります。

1．患者会とピア・サポート

患者会はピア・サポートが生じうる主要な場の一つといえます。なぜなら、ここでいう、患者の体験に耳を傾け、立ち上がるきっかけをつかんでいく過程は、これまで患者会という舞台で数多く発生してきたことだと考えられるからです。また、患者会が組織として継続していくことでピア・サポートの継続性・定期性を担保されてきたと考えられます。したがって、今後ピア・サポートを促進・展開していくにあたっては、患者会で実際に発生してきた（あるいは、発生している）ことを踏まえ、それを実質的に活かしていくという発想が重要になります。

ただし、他方で、患者会において常にピア・サポートが発生しているとは限らないという点にも注意が必要です。例えば、いくら患者会が組織として存在していても、その内部で体験を語ったり聞いたりする場が乏しくなっている場合、そこでは実質的にはピア・サポートが営まれているとはいえないかもしれません。ピア・サポートは、あくまでも人間同士のやりとりにおいて発生するものです。したがって、難病相談支援センターは、アクティブな患者会と友好的な連携を図りつつ、ピア・サポートを患者会にただ任せてよしとするのではなく、状況に応じて、患者会を側面的に支援したり、意欲的な個人をピア・サポーターとして養成したりすることも視野に入れるべきでしょう。

2．ピア・サポーターの活動の場づくりへの支援

ピア・サポーター養成研修会を、ただ開いて終わりにするのではなく、研修会に参加した後のことも意識するようにしましょう。

まず、難病相談支援センターに「同じ病気の人と会ってみたい」という相談が寄せられたときに、ピア・サポーターが対応する場を設定することが考えられます。具体的には、マン・ツー・マンの面談形式またはグループ形式で、相談者の話を聴くことになりますが、その際、次のことに配慮しましょう。

(1) 相談者がある程度「十分に語れた」という感覚をもてるだけの時間と、落ち着いた雰囲気の閉じた空間を確保する。
(2) 場合によっては、相談者が状況や考え方の異なる複数のピアに会ってみたいと思うことがある（あるいは、そうした方がよいと考えられることがある）ため、できれば複数の人と会うことも可能になるようにする。
(3) 苦しみから立ち上がっていくプロセスは一筋縄ではなく、時間がかかることから、一回だけではなく、継続的もしくは定期的な機会として構想する。

3．ピア・サポーターのフォローアップ

　　相談を受けたピア・サポーターが、相談を受けることでしばしば悩んだり、負担を抱え込むような心境になったりする点にも注意が必要です。可能であれば、難病相談支援センターのスタッフが、より冷静な視点からピア・サポーターの悩みを聞いてあげられるとよいでしょう。

　　研修に参加した人たちが、ピア・サポーターとしての学びと自信を得て、今後どのように活動していきたいと考えているか、話しあってみましょう。その際、今後の夢が具体的な形に結びつくよう意識しましょう。

　　例）医療からのニーズなどをきっかけとした交流の場を企画する
　　　・専門医のバックアップのもと希少難病の院内患者会を立ち上げる
　　　・交流会開催など希少難病の患者会運営のさらなる充実を図る

　　例）様々な領域からのニーズをキャッチして病に苦しむ人に役立つ機会を作る
　　　・がん患者へのケア帽子作成ボランティア

　　例）教育機関と連携する
　　　・看護系大学や専門学校への協力：「語り部」としての体験発表（講義）

　　例）個人の得意な部分を活かしたチャレンジを勧める
　　　・絵本セラピストの資格取得
　　　・障害体験エッセイコンテストへの応募
　　　・難病関連雑誌への投稿

　　こうした活動をともに考えていくことをとおして、ピア・サポーターは、物語の聴き手としても語り手としても活力を得ることができます。難病相談支援センターは、さまざまな当事者団体や個人と連携し、それぞれのピア・サポーターが、無理なく継続的に、より充実した活動を行えるよう支援しましょう。

第9章 全国の相談支援センターとのつながり
―全国難病相談支援センター間ネットワーク事業

- 難病相談支援センターにおけるネットワークシステム構築の目的
- 掲示板システム
- 相談票システム
- 全国難病相談支援センター間ネットワークシステムの課題と展望
  －相談票の全国共有と活用に向けて－（調査研究より）

難病相談支援センターにおけるネットワークシステム構築の目的

難病相談支援センター間ネットワークシステム（以下、「ネットワークシステム」という。）は、2014年度に厚生労働省補助金委託事業として開始された全国の難病相談支援センター（以下、相談支援センター）間での情報共有・情報交換を目的とした電子システムです。ネットワークシステムは、公益財団法人難病医学研究財団（難病情報センター）が運用しています。

ネットワークシステム開発の経緯は2008年度までさかのぼりますが、当初、インターネットを介しない相談票の電子管理システムと統計処理システムが構築され、全国の相談支援センターへの導入が進められてきました。その後、個人情報管理のための高度なセキュリティを備え、全国の相談支援センター間で情報共有が可能なソフトウェアと、入力された情報をインターネット上で取り扱うことができるネットワークシステムが開発されました。このネットワークシステムの主な目的として相談支援センター間の情報共有・情報交換の促進、相談業務記録の簡略化・効率化、個人情報管理のためのセキュリティ対策、統計処理の効率化が挙げられます。

厚生労働省告示第375号「難病の患者に対する医療等の総合的な推進を図るための基本的な方針」（平成27年9月15日）の、「難病患者の療養生活の環境整備に関する事項」のなかで「取り組みの方向性」として「難病相談支援センター間のネットワークの運営支援」が明言されています。また、改正療養生活環境整備事業実施要綱（平成28年3月30日）のなかでも『難病医学研究財団が運営する「難病相談支援センター間のネットワークシステム」を活用して、難病の患者およびその家族からの相談内容や対応について記録し保存するとともに、他のセンターとの連携強化・相互支援に努めること』と述べられています。

ネットワークシステムはインターネットに接続されたパソコンで指定のURLにアクセスし、あらかじめ登録されたIDとパスワードを入力してログインすることで利用することができます（**図1**）。同システムは次頁以降で説明する「掲示板システム」と「相談票システム」から構成されています。

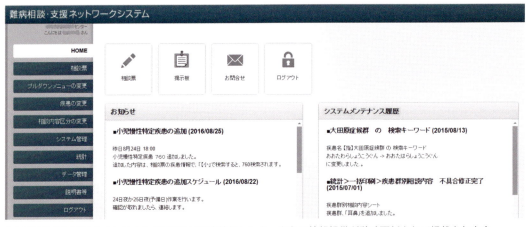

「お知らせ」「システムメンテナンス履歴」は難病情報センターからの情報提供が随時更新されて掲載されます。
右側の縦に並んだメニューからは相談票の入力、検索、項目のカスタマイズや統計処理が行えます。

図1　難病相談支援ネットワークシステムトップページ

掲示板システム

　掲示板システムでは、ネットワークシステムを利用している他の相談支援センターの相談員との情報交換や情報共有が可能です。困難対応事例や希少疾患患者の交流について他の相談員と情報交換を行っている例もあります。また、難病情報センターから最新の行政情報が提供されたり、ネットワークシステムの不具合やトラブルについて直接相談することも可能です(**図2**)。

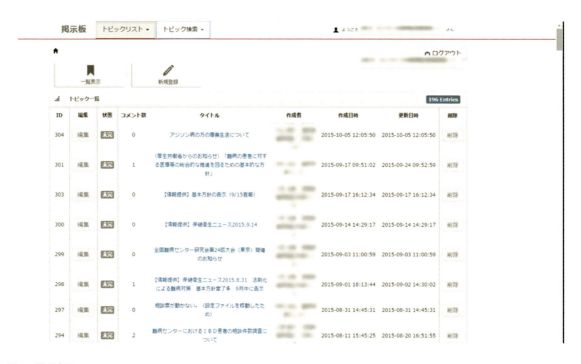

図2　掲示板システム

相談票システム

相談票システムには相談内容の記録のためのフォーマットが用意されており、入力した内容を保存するとそのデータはインターネット上のサーバ（データを保存する領域）に登録されます。登録された相談票は受付日、記入者、疾患名、相談者などで検索が可能です。また性別、年齢別、疾患群（名）別、相談内容別の集計や、都道府県へ提出する国への事業実績報告に必要な集計をワンクリックで行うことができます。

また相談記録には個人情報が含まれるため、相談票システムは高度なセキュリティシステムで管理されています。

相談票システムの使い方について以下で詳しく説明していきます。

1．相談内容記録のためのフォーマット

相談票システムには相談記録のためのフォーマットが準備されています(**図3**)。これは研究成果[1]-[3]をもとに作成されたものです。ほとんどの項目はプルダウンメニューから選択して入力できるようになっているため入力時間が短縮されることに加えて、標準化された相談記録を取ることが可能です。また、相談支援センターで独自に集計をとりたい項目を作成することも可能です。相談記録を登録（保存）すると、データは自動的にサーバに保存され最新の更新日時が記録されます。印刷機能を利用すれば連携機関への依頼書や報告書としても利用可能です。

2．相談票の検索

登録した相談票は受付日（受付期間）、記入者名、相談者名、疾患名などから検索可能で、継続相談の場合に以前の相談内容を容易に参照できます(**図4**)。相談員が複数いる場合にも相談内容の情報共有を効率よく行うことができます。

3．相談記録の統計処理

相談票システムには登録した相談記録の情報をもとに、性別、年齢別、疾患群別、相談内容別、月別などの集計を自動的に行う機能が備えられています(**図5**)。集計期間を指定して報告書を作成することもできます。相談票のデータはマイクロソフト・エクセルで編集可能なファイル（csvファイル）でダウンロードでき、相談支援センター独自の集計をとることができます。相談内容の分析を詳細に行うことで、相談ニーズの把握や研修会や講演会の計画立案、定員要求などの際に役立ちます。

4．高度なセキュリティシステム

相談票システムでは相談者や対象者の個人情報を取り扱いますので「SSL-VPN（暗号化-仮想化ネットワーク）」という高度なセキュリティ対策を備えています(**図6**)。SSLとは相談票データを暗号化するしくみのことで、VPNはその暗号化したデータを送るための専用通信のことです。VPNでデータを送るためにはあらかじめ認証が必要で、外部からのアクセスはできません。つまり、相談票システムは情報（SSL）と通信（VPN）の二重の暗号化システムを備えているといえます。データを暗号にするために使用する暗号化キー（パスワード）は、各センターごとに設定、管理されま

す。暗号化された相談記録データは難病医学研究財団（難病情報センター）が管理するサーバに蓄積されますが、データは暗号化されたままの状態で保存されます。暗号化された相談記録データを閲覧できるのは、そのデータを作成・保存した相談支援センターのみです。

インターネットを介して個人情報を取り扱う際に、多くの方が懸念されるのが情報漏洩や流出のリスクです。もちろん完璧な仕組みというものは存在しませんが、インターネットにつながない状態での電子管理システムでも紙媒体での管理システムと比べてネットワークシステムは上記に述べたようなセキュリティシステムを備えています。万が一情報漏洩が起こってしまった際、ネットワークシステムでは「いつ・どんな情報が漏洩したか」がわかるため、迅速かつ適切な対応をすることが可能となります。

また、相談票システムのセキュリティシステムはバックアップ機能としても非常に有用です。相談票データは外部のサーバに保存されていますので、万が一、相談支援センターが被災したり、相談票を保存しているパソコンが壊れたりしても、外部サーバから最新のデータを復元することができます。

さらに、相談票は公開することができ、相談票システムを利用している相談支援センターの利用者も閲覧できます。もちろん公開された相談票には相談者や対象者などの個人情報は含まれません。

5．個人情報の取り扱い

2017年度の難治性疾患等政策研究事業の研究班において、全国のセンターの相談員に相談対応時に関するアンケート調査を行い、そのなかで個人情報の取り扱いに関する質問をしたところ、個人情報を扱うことに負担を感じると答えたのは全体の88％にのぼりました。個人情報保護や漏洩防止のために行っている対策を尋ねたところ（複数回答）、相談記録が保存されているパソコンをパスワード保護しているのは39.5％にとどまり、パソコンのウイルス対策を講じているのは48.7％と約半数でした。各相談支援センターにおける個人情報取り扱いのルールにばらつきが大きいことや、十分な対策がとれている相談支援センターは少ないということが明らかとなりました。

ネットワークシステムのような全国一律的なセキュリティシステムを備えることが急務となっています。

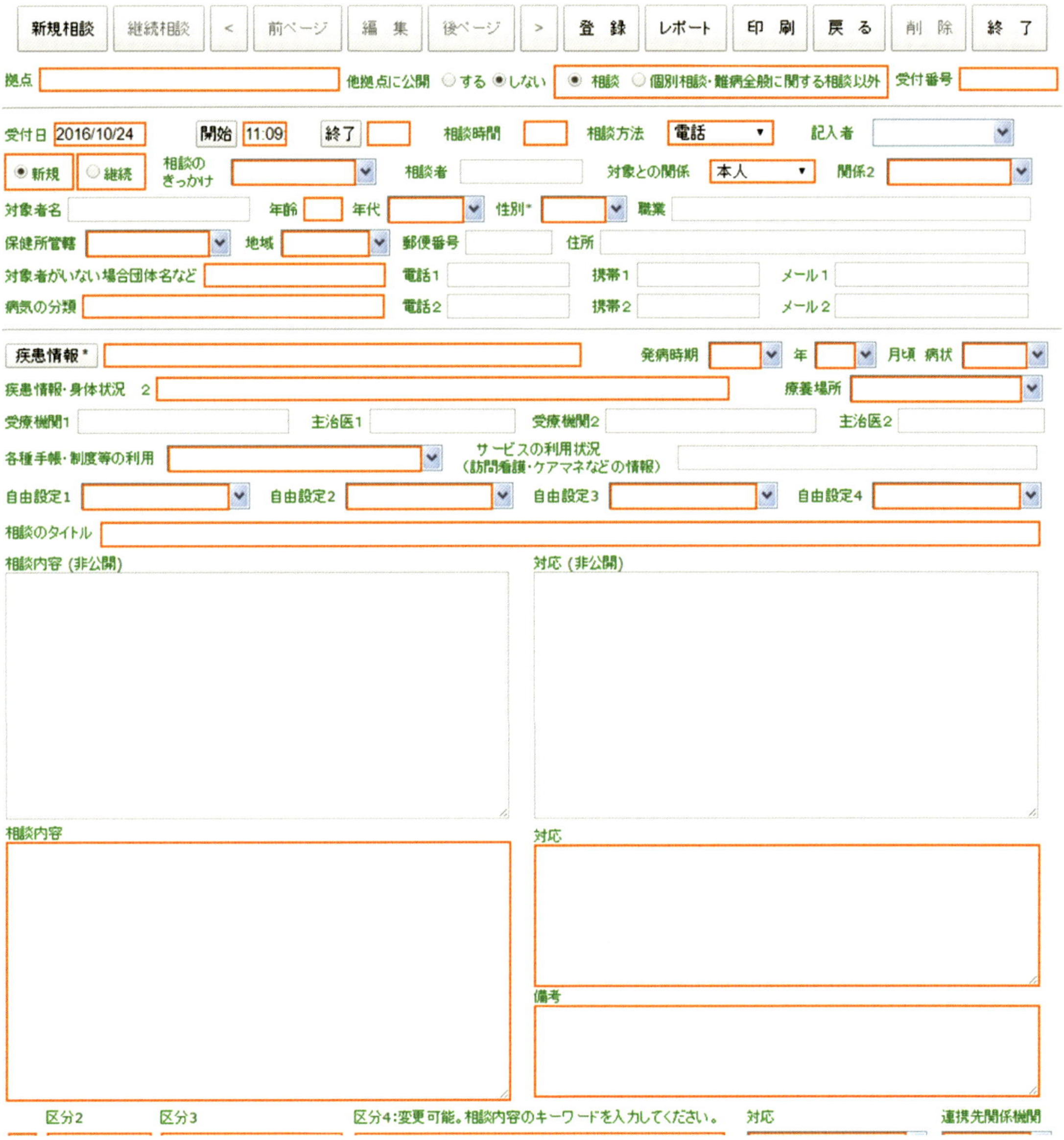

第9章　全国の相談支援センターとのつながり

図3　相談記録フォーマット

第9章　全国の相談支援センターとのつながり

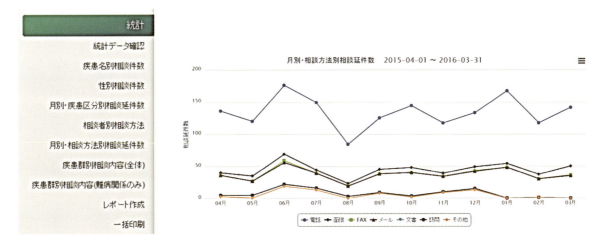

登録した相談票は受付日（受付期間）、記入者名、相談者名、疾患名などから検索可能です。

図4　相談票の検索

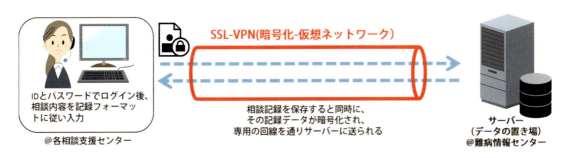

図5　月別・相談方法別相談票件数の統計処理の例

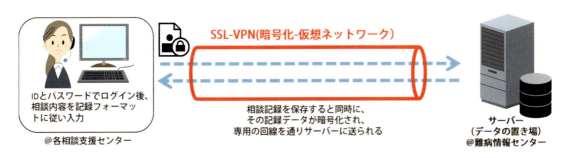

相談票システムでは「SSL-VPN（暗号化-仮想化ネットワーク）」というセキュリティシステムを採用しています。
SSLとは相談票データを暗号化するしくみ、VPNはその暗号化したデータを送るための専用通信を指します。

図6　相談票システムのセキュリティシステム

難病相談支援マニュアル　275

全国難病相談支援センター間ネットワークシステムの課題と展望
－相談票の全国共有と活用に向けて－（調査研究より）

2014年度厚生労働行政推進調査事業補助金（難治性疾患等政策研究事業（難治性疾患政策事業）『難病患者の地域支援体制に関する研究』において、ネットワークシステムの構築推進・利用推進と事業評価が行われました。構築推進・利用推進としてはネットワークシステム未導入の相談支援センターへの導入支援や、ネットワークシステム利用者から挙げられたシステムの不具合の解消や改良が進められました。事業評価としては、相談員を対象としたアンケート調査やインタビュー調査を行い、ネットワークシステムの利用効果を明らかにするとともに、相談票システムを用いた相談記録の書き方のハンドブックの作成や相談票の全国共有と活用に向けた取り組みが開始されています。

2017年度の難治性疾患等政策研究事業の研究班において、ネットワークシステムを利用している相談員の方を対象にアンケート調査とインタビュー調査を行いました。ネットワークシステムを利用している方の83％が相談票システムは相談票作成や管理に有効であると回答しました。有効であると考える理由を複数回答で尋ねたところ、上位3位は「センター内での情報共有が行える（68.1％）」「相談件数や相談実績が簡単に行える（66.0％）」「過去の相談内容や相談の経過を簡単に検索することができる（63.8％）」となりました**(表1)**。ネットワークシステムの導入前から相談業務に携わっている方に導入前後の違いを尋ねたところ、相談事例の管理がしやすくなったとの回答が64％に上り、約半数の人が相談記録や過去の事例の検索、個人情報の取り扱いにおける負担が減ったと回答しました。

このように相談票システムを利用することで相談業務の負担軽減や効率化が図られていることが明らかとなりました。一方で、マニュアルやフォローアップ不足が、今後の課題であることも明らかになりました。

相談票の全国共有は、このネットワークシステムの目的で一番目に述べた「相談支援センター間の情報共有・情報交換の促進」に関連するものです。平成27年に施行された「難病の患者に対する医療等に関する法律（難病法）」のもと、医療費助成の対象疾病が従来の56疾患から平成29年4月時点で330疾患となりました。これらには超希少疾患といわれるような、国内の患者数が100人に満たないものが含まれます。都道府県単位の相談支援センターではこれまで相談を受けたことのない疾患が増加することが予想され、相談記録の全国共有の重要性が高まっています。相談票システムで相談票を公開登録すると、相談票システムを利用している他の相談支援センターでも閲覧が可能になり、それをきっかけにより具体的な情報共有や連携体制の構築につながることが期待されています。先のインタビュー調査においても相談票の全国共有への期待が多く寄せられました。公開される相談票には個人情報を含まないしくみとなっていますが、全国共有に向けては相談票記録や個人情報取り扱いの一律化などの課題が残っており、まずは疾患名や相談区分に関する統計情報の共有から始めていくことも検討されています。

表1 相談票システムが有効であると考える理由

相談票システムが有効であると考える理由	%
センター内での情報共有が行える	68.1%
相談件数や実績集計が簡単に行える	66.0%
過去の相談内容や相談の経過を簡単に検索することができる	63.8%
入力項目が選択式になっているので入力が簡単	55.3%
相談内容を記録しやすい	46.8%
その他	4.3%

複数回答

参考文献
1) 岡本幸市、川尻洋美、金古さつき、他.「難病相談・支援センターの相談内容 相談内容 と対応 の実績記録の標準化－ ツールの開発－」厚生労働科学研究費補助金難治性疾患克服研究事業「特定疾患患者の自立支援体制の確立に関する研究」p45－48. 2009
2) 岡本幸市、川尻洋美、金古さつき、他.「難病相談・支援センターの相談内容 相談内容 と対応 の実績記録の標準化－ ツールの開発（第２報）－」厚生労働科学研究費補助金難治性疾患克服研究事業「特定疾患患者の自立支援体制の確立に関する研究」平成21年度総括・分担研究報告書 p34－41. 2010
3) 岡本幸市、川尻洋美、金古さつき、他.「難病相談・支援センターの相談内容 相談内容 と対応 の実績記録の標準化－ ツールの開発（第３報）特定疾患患者の自立支援体制の確立に関する研究」平成22年度総括・分担研究報告書 p56－57. 2011

著者一覧

氏名	所属
川尻 洋美	群馬県難病相談支援センター (3, 4, 5, 6, 8章)
池田 佳生	群馬大学大学院医学系研究科 脳神経内科学 (2章)
石川 治	群馬大学大学院医学系研究科 皮膚科学 (2章)
伊藤 智樹	富山大学 人文学部 (8章)
伊藤 美千代	東京医療保健大学 千葉看護学部 (7章)
植竹 日奈	中信松本病院 地域医療連携室 (1, 4, 5, 6章)
小倉 朗子	東京都医学総合研究所 難病ケア看護研究 (4章)
金城 福則	浦添総合病院 消化器病センター (2章)
後藤 清恵	国立病院機構 新潟病院 (5, 6章)
小森 哲夫	国立病院機構 箱根病院 (2章)
佐々木 峯子	茨城県難病相談支援センター (6章)
佐藤 洋子	防衛医科大学校 防衛医学研究センター 医療工学研究部門 (9章)
照喜名 通	沖縄県難病相談支援センター (2章)
長嶋 和明	群馬大学医学部附属病院 脳神経内科学 (2章)
松繁 卓哉	国立保健医療科学院 医療・福祉サービス研究部 (5章)
宮地 隆史	国立病院機構 柳井医療センター (2章)
森 幸子	日本難病・疾病団体協議会 (4章)
桃井 里美	群馬県難病相談支援センター (ぐんま難病ピア・サポーター) (8章)
両角 由里	長野県難病相談支援センター (6章)
湯川 慶子	国立保健医療科学院 政策技術評価研究部 (2, 4, 5, 6, 8章)

難病相談支援マニュアル

定価はカバーに表示しています

平成30年6月26日 初版発行

発行者 髙本哲史
発行所 株式会社 社会保険出版社
　本社　〒101-0064　東京都千代田区神田猿楽町1-5-18
　　　　電話03 (3291) 9841 (代)
　大阪支局　〒541-0059　大阪府大阪市中央区博労町4-7-5
　　　　電話06 (6245) 0806
　九州支局　〒812-0011　福岡県福岡市博多区博多駅前3-27-24
　　　　電話092 (413) 7407

© (株) 社会保険出版社 2018　不許可複製・禁無断転載